国家级精品课程配套教材
高等院校数字化融媒体特色教材

NURSING PSYCHOLOGY

护理心理学

（第三版）

主　审　姜乾金
主　编　吴志霞　缪群芳
副主编　谢　琳　王佳珺
　　　　王　瑞　王撬撬

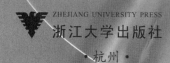
ZHEJIANG UNIVERSITY PRESS
浙江大学出版社
·杭州·

图书在版编目(CIP)数据

护理心理学/吴志霞,缪群芳主编. —3 版. —杭州:
浙江大学出版社,2023.1

ISBN 978-7-308-23286-9

Ⅰ.①护… Ⅱ.①吴… ②缪… Ⅲ.①护理学—医学
心理学 Ⅳ.①R471

中国版本图书馆 CIP 数据核字(2022)第 221652 号

护理心理学(第三版)

HULI XINLIXUE

吴志霞　缪群芳　主编

策划组稿	阮海潮(1020497465@qq.com)	
责任编辑	阮海潮	
责任校对	王元新	
封面设计	周　灵	
出版发行	浙江大学出版社	
	(杭州市天目山路 148 号　邮政编码 310007)	
	(网址:http://www.zjupress.com)	
排　　版	杭州星云光电图文制作有限公司	
印　　刷	浙江临安曙光印务有限公司	
开　　本	787mm×1092mm　1/16	
印　　张	17.25	
字　　数	431 千	
版 印 次	2023 年 1 月第 3 版　2023 年 1 月第 1 次印刷	
书　　号	ISBN 978-7-308-23286-9	
定　　价	49.00 元	

国家级精品课程配套教材
《护理心理学》(第三版)
编委会

主　审　姜乾金(浙江大学)

主　编　吴志霞(湖州师范学院)

　　　　缪群芳(杭州师范大学)

副主编　谢　琳(杭州师范大学)

　　　　王佳珺(杭州医学院)

　　　　王　瑞(湖州学院)

　　　　王撬撬(浙大城市学院)

编　委　(按姓氏拼音为序)

　　　　包家明(浙大城市学院)

　　　　高　岩(天津医科大学)

　　　　黄　丽(杭州师范大学)

　　　　江　琴(福建医科大学)

　　　　姜乾金(浙江大学)

　　　　厉　萍(山东大学)

　　　　林大熙(福建医科大学)

　　　　缪群芳(杭州师范大学)

　　　　钱丽菊(山东省济宁精神病院)

　　　　任伟荣(上海思博职业技术学院)

　　　　任蔚虹(浙江大学医学院附属第二医院)

沈　健（杭州医学院）

唐峥华（广西医科大学）

王　瑞（湖州学院）

王佳珺（杭州医学院）

王撬撬（浙大城市学院）

吴志霞（湖州师范学院）

谢　琳（杭州师范大学）

杨　颖（浙江大学医学院附属第二医院）

俞爱月（绍兴文理学院）

张　红（湖州师范学院）

钟　霞（江西省儿童医院）

第三版前言

护理心理学是心理学与护理学的交叉学科。相较内科护理学等护理学专业课程,护理心理学课程的教材建设更需要一代又一代护理人的不懈努力,有待坚持中的不断突破。

历经近 20 年的教材建设、实验室建设、门诊工作和社会心理卫生服务等,姜乾金教授带领其教学团队创建了国内第一个也是目前唯一的医学心理学国家级精品课程。2006 年,姜教授主持护理心理学课程配套教材的编写工作,并由浙江大学出版社正式出版。

在医学心理学、心身医学、护理心理学等新兴交叉学科的课程建设上,姜教授一贯秉持理论、方法和应用的合一。在此思想指导下,姜教授创建的此类教材的核心结构体系,已被广泛接受及沿用。

第三版修订团队由多家医学院校护理心理学课程的主讲教师组成。本次修订得到了姜教授的大力支持和专业指导。第三版教材继续沿用前两版的核心结构体系与内容,在多年教学经验的基础上做了一些更新与尝试。

此次修订对教材的部分框架做了改动。绪论至第九章的基础部分,通过补充的导语明确知识框架、学习意义和学习目标;通过新增的经典导读,推荐自主拓展学习资料。依据近些年国内外理论和研究的发展,对教材的部分内容做了更新。参考临床需求,增补了护士心理健康等内容。在"互联网+"技术的支持下,新增了导读课件和实验操作视频等电子资料。

我们的尝试有待实践的检验。我们期待您的指正,更期待与更多护理人携手共进!

吴志霞

2023 年 1 月

第二版前言

《护理心理学》教材自 2006 年 12 月出版以来,至今已 5 年多,先后 8 次印刷,在使用过程中获得了广大教师的支持,特别是对教材的结构体系以及编排内容等方面给予了充分的肯定,同时也对某些章节的排序等方面存在的问题提出了有益的建议。这次借再版之机,一并吸取这些意见,其中最大的变化是将心理学基础一章前移,在心理干预一章中增加了心理咨询内容。

将心理学基础知识前移,主要是为了适应教学,让学生先掌握一定的心理学基础知识,然后按次进入与护理心理学有关的基本理论、基本技能和基本临床应用的学习。

将心理咨询列入心理干预一章,与本人主编的各版本《医学心理学》不同,在此给予解释。本人近 10 年主编的各版本《医学心理学》全国规划教材中,将心理干预的手段分为心理教育、心理指导和心理治疗三个层次,其中并无心理咨询。而将心理咨询定位在医学心理学基础知识、基本技能(包括评估与干预)的临床实际应用部分,目标直指医学心理咨询的整个构建与运作,故一直以来心理咨询一章被安排在全书的后面。这次修订版《护理心理学》虽然体系结构与《医学心理学》相近,但其目标是临床心理护理,如果另行安排一章心理咨询(类似于《医学心理学》),将影响护理心理学的系统结构。但心理咨询作为应用心理学的重要内容,在护理心理学中应给予适当的介绍,故此次修订将心理咨询安排在心理干预一章,简单介绍有关概念和分类。因此,这里的心理咨询可以被看成是一种技术,相当于前述医学心理学的心理干预手段的心理教育和心理指导两个层次。这样,都由本人主编的《医学心理学》和《护理心理学》两类教材就不存在矛盾了。

由于首版教材在顶层设计与各位作者的具体写作方面沟通较多,所以在本次修订过程中,除了以上结构和内容的变化以及各章内容中的部分修订,其他需要改动的地方不多。

姜乾金

2012 年 1 月

第一版前言

自 1988 年我校开设护理专业并承担护理心理学课程教学以来,本人曾多次设想编写一本护理心理学教材。但多年来却一直忙于思考国内医学心理学教材体系的构建问题,20 年间先后主编了 10 个版本的医学心理学教材,其中有国家教委高等教育教材研究课题计划项目、浙江省教委高等院校重点教材建设项目、浙江大学和浙江省精品课程配套教材等,并已列入国家级"十一五"规划教材,近几年主编的 8、7、5 年制教材则分别属于卫生部全国高等医药院校规划教材目录(注:2006 年 12 月进入"国家级精品课程"目录)。在完成了上述工作以后,现在终于可以回头考虑编写护理心理学教材的问题了。在浙江大学出版社阮海潮老师的鼓动和支持下,经与有关院校老师的共同努力,这本护理心理学教材在短时间内算是初步完成了。

根据本人一直以来对护理心理学的思考和理解,护理心理学应该是一门以心理科学知识、理论和技术为基础的护理临床应用课程,而不能只是常识性的说教。同时,它必须有自己的结构系统并具有可操作性,而不仅仅是各种经验的堆砌。本教材试图在上述两个方面做出努力。但由于时间仓促和经验的不足,可能难以实现以上全部目标,只是希望它能够成为抛砖引玉之作,能引起国内护理学界专家们和使用本教材的老师们的关注,在他们的共同努力下,相信会有机会将本教材逐步推向成熟。

姜乾金

于浙江大学医学院

2006 年 9 月

目　　录

绪　　论 ……………………………………………………………………………（1）

 第一节　护理心理学概述 ………………………………………………………（1）

  一、定义 ………………………………………………………………………（1）

  二、学科性质 …………………………………………………………………（1）

  三、相关学科 …………………………………………………………………（2）

 第二节　医学模式与护理心理学 ………………………………………………（4）

  一、生物医学模式 ……………………………………………………………（4）

  二、生物—心理—社会医学模式 ……………………………………………（5）

  三、新医学模式对护理工作的指导意义 ……………………………………（6）

 第三节　护理心理学研究方法 …………………………………………………（6）

  一、研究方法的一般问题 ……………………………………………………（6）

  二、研究方法的种类 …………………………………………………………（8）

 【经典阅读】 ……………………………………………………………………（12）

第一章　心理现象 ………………………………………………………………（13）

 第一节　心理的生物学基础 ……………………………………………………（13）

  一、心理是脑的功能 …………………………………………………………（13）

  二、大脑的三个主要功能系统 ………………………………………………（15）

  三、大脑半球功能的不对称性 ………………………………………………（16）

 第二节　心理的社会学基础 ……………………………………………………（17）

  一、心理是客观现实的反映 …………………………………………………（17）

  二、人的社会化 ………………………………………………………………（18）

 第三节　认知过程 ………………………………………………………………（20）

  一、感知觉 ……………………………………………………………………（20）

  二、记忆 ………………………………………………………………………（22）

  三、思维 ………………………………………………………………………（26）

 第四节　情绪情感过程 …………………………………………………………（29）

　　　一、概述 ……………………………………………………………………（29）

　　　二、情绪理论与生物学研究 ………………………………………………（31）

　　　三、情绪的意义与健康 ……………………………………………………（34）

　　第五节　意志过程 ……………………………………………………………（35）

　　　一、意志的概念 ……………………………………………………………（35）

　　　二、意志与认知、情感和个性的关系 ……………………………………（35）

　　　三、意志品质 ………………………………………………………………（36）

　　第六节　个性 …………………………………………………………………（36）

　　　一、概述 ……………………………………………………………………（36）

　　　二、个性特质理论 …………………………………………………………（38）

　　　三、个性倾向性 ……………………………………………………………（39）

　　　四、个性心理特征 …………………………………………………………（42）

　　　五、个性与心理护理 ………………………………………………………（46）

　【经典阅读】 ……………………………………………………………………（47）

第二章　心理理论 ………………………………………………………………（48）

　　第一节　精神分析与心理动力学理论 ………………………………………（48）

　　　一、潜意识理论 ……………………………………………………………（48）

　　　二、人格结构理论 …………………………………………………………（49）

　　　三、性心理发展阶段理论 …………………………………………………（49）

　　　四、心理防御机制理论 ……………………………………………………（50）

　　　五、在护理心理学中的意义 ………………………………………………（51）

　　第二节　行为学习理论 ………………………………………………………（52）

　　　一、经典条件反射 …………………………………………………………（52）

　　　二、操作条件反射 …………………………………………………………（54）

　　　三、内脏操作条件反射 ……………………………………………………（56）

　　　四、社会学习理论 …………………………………………………………（56）

　　　五、在护理心理学中的意义 ………………………………………………（57）

　　第三节　认知理论 ……………………………………………………………（57）

　　　一、概述 ……………………………………………………………………（57）

　　　二、与心理治疗有关的认知理论 …………………………………………（58）

　　　三、在护理心理学中的意义 ………………………………………………（58）

　　第四节　人本主义理论 ………………………………………………………（59）

　　　一、概述 ……………………………………………………………………（59）

　　　二、基本观点与主要方法 …………………………………………………（59）

三、在护理心理学中的意义 ·· （60）

第五节　心理生物学理论（方向） ·· （60）

一、概述 ·· （60）

二、心理生物学研究的现状 ·· （61）

三、在护理工作中的意义 ·· （62）

第六节　其他有关理论 ·· （62）

一、社会学研究方向 ·· （62）

二、中医心身统一观与系统论 ·· （63）

【经典阅读】 ·· （64）

第三章　心理应激 ·· （65）

第一节　总论 ·· （65）

一、应激与心理应激理论 ·· （65）

二、心理应激系统论与心理护理 ·· （68）

第二节　生活事件 ·· （68）

一、生活事件概念 ·· （68）

二、生活事件研究 ·· （69）

第三节　认知评价 ·· （70）

一、认知评价概念 ·· （70）

二、认知评价研究 ·· （71）

第四节　应对方式 ·· （71）

一、应对概念 ·· （71）

二、应对研究 ·· （72）

第五节　社会支持 ·· （73）

一、社会支持概念 ·· （73）

二、社会支持研究 ·· （74）

第六节　个性与应激 ·· （75）

一、个性与应激因素的关系 ·· （75）

二、个性在应激研究中的意义 ·· （75）

第七节　应激反应 ·· （76）

一、应激反应概念 ·· （76）

二、应激的心理行为反应 ·· （77）

三、应激的生理反应 ·· （78）

【经典阅读】 ·· （80）

第四章 心理评估 ……………………………………………………（81）

第一节 临床护理心理评估基本方法 ……………………………（81）

一、行为观察法 ……………………………………………………（81）

二、临床访谈法 ……………………………………………………（82）

三、心理测验法 ……………………………………………………（86）

第二节 智力测验 ………………………………………………（90）

一、智力与智商 ……………………………………………………（90）

二、常用智力测验 …………………………………………………（91）

第三节 人格测验 ………………………………………………（93）

一、客观测验 ………………………………………………………（93）

二、投射测验 ………………………………………………………（96）

第四节 症状评定量表 …………………………………………（97）

一、90 项症状自评量表 ……………………………………………（97）

二、抑郁自评量表 …………………………………………………（98）

三、焦虑自评量表 …………………………………………………（98）

四、其他症状评定量表 ……………………………………………（98）

第五节 应激有关因素的评估 …………………………………（99）

一、生活事件的评估 ………………………………………………（99）

二、应对方式的评估 ………………………………………………（99）

三、社会支持的评估 ………………………………………………（99）

【经典阅读】 ………………………………………………………（100）

第五章 心理干预 ……………………………………………………（101）

第一节 概述 ……………………………………………………（101）

一、心理治疗 ………………………………………………………（101）

二、心理咨询 ………………………………………………………（102）

三、心理干预的层次 ………………………………………………（103）

第二节 心理支持 ………………………………………………（104）

一、原理 ……………………………………………………………（104）

二、方法 ……………………………………………………………（105）

三、在心理护理工作中的应用 ……………………………………（107）

第三节 暗示 ……………………………………………………（107）

一、原理 ……………………………………………………………（107）

二、方法 ……………………………………………………………（108）

三、在心理护理工作中的应用 ………………………………………………（108）

〔附〕催眠 ………………………………………………………………………（109）

第四节　认知调整指导 …………………………………………………………（111）

一、原理 …………………………………………………………………………（111）

二、方法 …………………………………………………………………………（111）

三、在心理护理工作中的应用 …………………………………………………（114）

第五节　家庭干预 ………………………………………………………………（114）

一、原理 …………………………………………………………………………（114）

二、方法 …………………………………………………………………………（114）

三、在心理护理工作中的应用 …………………………………………………（116）

第六节　集体心理干预 …………………………………………………………（116）

一、原理 …………………………………………………………………………（116）

二、方法 …………………………………………………………………………（116）

三、在心理护理工作中的应用 …………………………………………………（117）

第七节　行为矫正 ………………………………………………………………（118）

一、系统脱敏法 …………………………………………………………………（118）

二、厌恶疗法 ……………………………………………………………………（120）

三、正强化 ………………………………………………………………………（120）

四、示范法 ………………………………………………………………………（121）

第八节　生物反馈与松弛训练 …………………………………………………（122）

一、生物反馈 ……………………………………………………………………（122）

二、松弛训练 ……………………………………………………………………（123）

第九节　药物的心理效应 ………………………………………………………（125）

一、药物的心理效应现象 ………………………………………………………（125）

二、在心理护理工作中的意义 …………………………………………………（126）

【经典阅读】 ………………………………………………………………………（127）

第六章　一般心理健康 …………………………………………………………（128）

第一节　概述 ……………………………………………………………………（128）

一、心理发展 ……………………………………………………………………（128）

二、心理健康 ……………………………………………………………………（131）

三、心理障碍 ……………………………………………………………………（132）

四、心理卫生的历史与现状 ……………………………………………………（135）

第二节　各年龄段的心理发展与心理卫生 ……………………………………（136）

一、出生前后的心理发展与心理卫生 …………………………………………（136）

二、婴儿期的心理发展与心理卫生 ……………………………………………… (137)

三、幼儿期的心理发展与心理卫生 ……………………………………………… (138)

四、童年期的心理发展与心理卫生 ……………………………………………… (139)

五、青少年期的心理发展与心理卫生 …………………………………………… (140)

六、成年早期与成年中期的心理发展与心理卫生 ……………………………… (141)

七、老年期的心理发展与心理卫生 ……………………………………………… (142)

【经典阅读】 ……………………………………………………………………… (143)

第七章　临床心理健康 …………………………………………………………… (144)

第一节　病人的基本心理特点 ……………………………………………… (144)

一、病人的角色变化 ………………………………………………………… (144)

二、病人的需要 ……………………………………………………………… (146)

三、病人的心理反应 ………………………………………………………… (148)

第二节　几类特殊病人的心理特点 ………………………………………… (153)

一、重症监护病人的心理问题 ……………………………………………… (153)

二、临终病人的心理反应 …………………………………………………… (154)

三、手术病人的术前焦虑反应 ……………………………………………… (155)

第三节　护士心理健康 ……………………………………………………… (157)

一、护士心理素质 …………………………………………………………… (158)

二、护士心理健康 …………………………………………………………… (158)

三、护士心理健康的影响因素 ……………………………………………… (159)

四、护士心理健康促进 ……………………………………………………… (159)

【经典阅读】 ……………………………………………………………………… (160)

第八章　护患关系 ………………………………………………………………… (161)

第一节　护患关系的重要性及其影响因素 ………………………………… (161)

一、护患关系在护理工作中的重要性 ……………………………………… (161)

二、护患关系的影响因素 …………………………………………………… (161)

第二节　护患关系模式 ……………………………………………………… (163)

一、主动—被动模式 ………………………………………………………… (163)

二、指导—合作模式 ………………………………………………………… (163)

三、共同参与模式 …………………………………………………………… (163)

第三节　护患沟通 …………………………………………………………… (164)

一、护患沟通的原则 ………………………………………………………… (164)

二、护患沟通的技巧 ………………………………………………………… (165)

　　三、护理交谈的分期 ……………………………………………………（168）

　【经典阅读】 ……………………………………………………………（170）

第九章　心理护理程序 …………………………………………………（171）

　第一节　心理护理概述 …………………………………………………（171）

　　一、心理护理概念 ………………………………………………………（171）

　　二、心理护理在整体护理中的意义 ………………………………………（172）

　　三、心理护理的特点 ……………………………………………………（173）

　　四、心理护理原则 ………………………………………………………（173）

　第二节　心理护理的基本程序 …………………………………………（174）

　　一、心理护理评估 ………………………………………………………（174）

　　二、相关护理诊断 ………………………………………………………（175）

　　三、心理护理措施 ………………………………………………………（176）

　第三节　常见情绪问题的心理护理程序 ………………………………（177）

　　一、焦虑的心理护理程序 ………………………………………………（177）

　　二、抑郁的心理护理程序 ………………………………………………（180）

　【综合分析】 ……………………………………………………………（182）

第十章　心理护理各论（一） …………………………………………（183）

　第一节　心身疾病与心理护理 …………………………………………（183）

　　一、心身疾病概述 ………………………………………………………（183）

　　二、心身疾病的心理护理 ………………………………………………（184）

　第二节　心脑血管病病人心身问题与心理护理 ………………………（185）

　　一、心理社会因素与心脑血管病 …………………………………………（185）

　　二、心脑血管病病人心身问题的心理护理 ………………………………（189）

　第三节　消化性溃疡病人心身问题与心理护理 ………………………（190）

　　一、心理社会因素与消化系统疾病 ………………………………………（190）

　　二、消化性溃疡病人心身问题的心理护理 ………………………………（191）

　第四节　糖尿病病人心身问题与心理护理 ……………………………（192）

　　一、心理社会因素与糖尿病 ……………………………………………（192）

　　二、糖尿病病人心身问题的心理护理 ……………………………………（193）

　第五节　传染病病人心身问题与心理护理 ……………………………（194）

　　一、传染病病人临床心理特点 …………………………………………（194）

　　二、传染病病人的心理护理 ……………………………………………（194）

　第六节　头痛病人心身问题与心理护理 ………………………………（195）

一、心理社会因素与头痛 ………………………………………………… (195)

二、头痛病人心身问题的心理护理 ……………………………………… (196)

第十一章　心理护理各论（二） ………………………………………… (197)

第一节　妇产科病人心身问题与心理护理 ……………………………… (197)

一、心理社会因素与妇产科疾病 ………………………………………… (197)

二、妇产科病人心身问题的心理护理 …………………………………… (199)

第二节　儿科病人心身问题与心理护理 ………………………………… (199)

一、心理社会因素与儿科疾病 …………………………………………… (199)

二、儿科病人心身问题的心理护理 ……………………………………… (201)

第三节　眼耳鼻喉科病人心身问题与心理护理 ………………………… (201)

一、原发性青光眼 ………………………………………………………… (201)

二、美尼尔综合征 ………………………………………………………… (202)

第四节　口腔科病人心身问题与心理护理 ……………………………… (203)

一、颞下颌关节紊乱综合征 ……………………………………………… (203)

二、复发性口腔溃疡 ……………………………………………………… (203)

第五节　皮肤科病人心身问题与心理护理 ……………………………… (204)

一、神经性皮炎 …………………………………………………………… (204)

二、银屑病 ………………………………………………………………… (204)

第十二章　心理护理各论（三） ………………………………………… (206)

第一节　外科病人心身问题与心理护理 ………………………………… (206)

一、心理社会因素与外科病人 …………………………………………… (206)

二、外科病人的心理护理 ………………………………………………… (207)

第二节　肿瘤科病人心身问题与心理护理 ……………………………… (209)

一、心理社会因素与肿瘤 ………………………………………………… (209)

二、肿瘤病人若干临床心理问题 ………………………………………… (211)

三、肿瘤病人的心理护理 ………………………………………………… (212)

第三节　老年科病人心身问题与心理护理 ……………………………… (213)

一、心理社会因素与老年心身问题 ……………………………………… (213)

二、老年病人常见的心理问题 …………………………………………… (214)

三、老年病人的心理护理 ………………………………………………… (215)

第四节　康复科病人心身问题与心理护理 ……………………………… (215)

一、心理社会因素与康复期病人 ………………………………………… (216)

二、康复病人的心理护理 ………………………………………………… (218)

第十三章　心理护理各论（四）……………………………………………（219）

　　第一节　睡眠、失眠与心理护理 ……………………………………（219）

　　　一、心理社会因素与睡眠 ………………………………………（219）

　　　二、心理社会因素与失眠 ………………………………………（220）

　　　三、睡眠、失眠与心理护理 ……………………………………（221）

　　第二节　疼痛与心理护理 ……………………………………………（224）

　　　一、疼痛的心理生物学 …………………………………………（224）

　　　二、慢性疼痛形成的行为学机制 ………………………………（225）

　　　三、心理社会因素与疼痛 ………………………………………（225）

　　　四、疼痛病人的心理护理 ………………………………………（226）

附　录 ………………………………………………………………………（229）

　　附录一　参考实验 ……………………………………………………（229）

　　　第一部分　心理基础实验 ………………………………………（229）

　　　第二部分　心理量表测试 ………………………………………（230）

　　　第三部分　心理理论与干预实验 ………………………………（230）

　　附录二　附　表 ………………………………………………………（231）

　　　一、艾森克人格成人问卷（EPQ） ……………………………（231）

　　　二、90 项症状自评量表（SCL-90） …………………………（234）

　　　三、Zung 抑郁自评量表（SDS） ………………………………（237）

　　　四、Zung 焦虑自评量表（SAS） ………………………………（238）

　　　五、生活事件量表（LES） ……………………………………（239）

　　　六、特质应对方式问卷（TCSQ） ……………………………（242）

　　　七、领悟社会支持量表（PSSS） ……………………………（242）

专业术语中英对照索引 ……………………………………………………（244）

绪　　论

本章通过对三个问题的解答,勾勒出护理心理学的学科轮廓。第一个问题,学科性质,护理心理学本质上是心理学与护理学的交叉学科。第二个问题,学科主导思想,在生物—心理—社会医学模式的发展基础上,护理心理学应运而生。第三个问题,学科研究方法,运用生物科学方法以及心理社会科学方法等研究方法,解决护理领域中健康与疾病相关心理行为问题。

通过本章的学习,主要达到:表述护理心理学的学科性质;列举生物—心理—社会医学模式的主要观点;列举护理心理学学科中常用的研究方法;有意识地关注心理社会因素在护理对象健康中的作用。

第一节　护理心理学概述

一、定义

护理心理学(nursing psychology)尚未形成学术界公认的定义。综合国内许多学者的认识,目前可将护理心理学定义为护理学与心理学相交叉的学科,重点研究心理科学在护理工作中的应用,研究解决护理领域中有关健康和疾病的心理行为问题。

护理心理学的研究范围比较广,大致有以下诸多方面:① 研究护理工作中心理行为的生物学和社会学基础;② 研究护理工作中的心身相互作用规律和机制;③ 研究心理行为因素在临床护理工作过程中的作用规律;④ 研究各种疾病病人和不同疾病阶段心理行为变化及心理干预方法;⑤ 研究如何将心理学知识和技术应用于护理学的其他各方面。

二、学科性质

从护理心理学的研究范围来看,显然涉及了多学科知识和技术的交叉,是交叉学科;但如果从基础和应用的角度来看,则护理心理学本身既是护理学的一门基础学科,也是临床护理工作的一门应用学科。

（一）交叉学科

护理心理学与许多现有的医学院校课程,包括基础医学、临床医学、预防医学和康复医学各有关课程有交叉联系。

首先,护理心理学与许多基础医学课程如生物学、神经生理学、神经生物化学、神经内分泌学、神经免疫学、病理生理学,以及人类学、社会学、普通和实验心理学等基础课程有密切联系或交叉。例如,行为的神经学基础和心身中介机制等护理心理学基础内容,涉及生物学和神经科学等学科知识;语言、交际、习俗、婚姻、家庭、社区、居住、工业化等方面的心理行为问题，与人类学、社会学、生态学等知识密切有关；整个护理心理学的许多基础概念则来自普通心理学（为此本书安排了一定的心理学基础知识内容）。

其次，护理心理学与临床医学的内、外、妇、儿、耳鼻喉、眼、皮肤、神经精神等各学科也均有密切联系，存在着许多交叉的研究课题和应用领域。例如，A型行为的诊断和矫正技术主要在内科的心血管病领域；应激性医学操作的心理行为干预，主要在外科和其他一些领域；行为矫正对儿科病人有特殊意义；等等。

同样，护理心理学与预防医学和康复医学课程也有广泛的联系，例如心理卫生指导与预防医学，危机干预与康复医学，等等。

由于护理心理学具有交叉学科的性质，所以我们在学习过程中必须自觉地将护理心理学知识与基础医学、临床医学、康复医学和预防医学等有关课程相联系，加强护理心理学与这些课程知识之间的沟通。护理心理学也只有与上述这些学科密切结合，开展协同研究，其本身才会得到深入的发展。值得指出的是，近十几年来我国在护理心理学与临床护理工作的结合方面取得了可喜的成绩，大批护理工作者关注这一工作领域。相信，随着今后新一代医科学生的成长，将会有更多的护理工作者对这些交叉的科学阵地感兴趣。

（二）基础学科

护理心理学揭示护理工作中的行为生物学和社会学基础，心理活动和生物活动的相互作用，以及它们对健康和疾病的发生、发展、转归、预防的作用规律，寻求人类战胜疾病、保持健康的基本心理途径，为整个医学事业提出心身相关的辩证观点和科学方法。因此，护理心理学是护理学专业学生必修的基础理论课程。

护理学专业学生掌握护理心理学知识，将能扩大自己的知识面，能从心理学和生物学两个角度全面地认识健康和疾病，认识病人，在今后的本职工作中能自觉地遵循心理行为科学规律，更好地为病人服务或取得更好的工作成果，就像我们掌握生物医学课程中的解剖学、生理学、药理学等基础医学知识一样。

（三）应用学科

护理心理学同时也是一门临床护理工作的重要应用性课程。作为应用性课程，护理心理学将心理行为科学的系统知识，包括理论和技术，结合护理工作实践，应用到临床护理工作的各方面。疗养院、康复中心、疾控防疫机构、健康服务中心、企事业单位和各类学校的保健部门等临床医学的延伸领域的护理工作者也需要护理心理学知识和技能。

护理学专业学生掌握了护理心理学知识和各种技能，不论将来在何种岗位工作，都会在实际工作中得到应用，成为生物医学护理手段的补充。

三、相关学科

目前，涉及心理、行为与护理学关系的学科很多，给一些希望深入和较完整地了解护理心理学学科结构及其渊流的初学者带来不少困难。

为了使我们对与护理心理学有关的学科有一大概的了解，下面分别简要介绍。

（一）神经心理学

神经心理学（neuropsychology）研究大脑与心理活动的具体关系，包括各种心理活动的大脑机制问题。它可分为实验神经心理学和临床神经心理学，后者与神经科学关系密切。神经心理学的发展为护理心理学提供了许多基础理论知识。

（二）生理心理学

生理心理学（physiological psychology）研究心理现象的生理机制，主要内容包括神经系统的结构和功能，内分泌系统的作用，本能、动机、情绪、睡眠、学习和记忆等心理及行为活动的生理机制等。英国人 Thompson RF 提出，生理心理学是理解行为和经验的生物学规律的科学，也可以叫作心理生物学（psychobiology）。由于心理的脑机制也是一种生理机制，因而在一些神经心理学和生理心理学专著里，内容上有不少重叠之处。生理心理学的部分知识构成护理心理学的基本知识。

（三）心理生理学

心理生理学（psychological physiology）研究心理或行为如何与生理学的变化相互作用。严格说来，心理生理学研究的刺激变量是心理和行为活动，因变量是生理或生物学变化过程，因而不同于神经心理学和生理心理学。心理生理学研究成果为护理心理学的心身中介机制提供了许多基本理论依据。

（四）变态心理学和精神病学

变态心理学（abnormal psychology）或称病理心理学（pathological psychology），研究行为的不正常偏离，揭示异常心理现象的种类、原因、规律及机制。变态心理学与精神病学关系密切，后者的服务对象是各种具体病人，主要工作是对其进行诊断、治疗和护理。变态心理学的研究成果是护理心理学某些理论和证据的重要来源，精神病学知识则是护理心理学的基础。

（五）心理诊断学

心理诊断学（psychodiagnostics）主要是指心理测验和评估。心理测验（psychological testing）就是测量和诊断心理现象的个别差异。心理测验在护理心理学中有举足轻重的地位。

（六）心理治疗学

狭义的心理治疗学（psychotherapeutics）是指应用心理学的理论和技术治疗各种心理行为障碍的方法；广义的心理治疗学是指通过心理操作，矫正异常的认知、情绪以及改善病人的精神症状和躯体疾病的一切方法。心理治疗在护理心理学中具有重要的应用价值。

（七）心理健康和健康心理学

心理健康（mental health）这一术语，一是指一种心理健康状态，个体处于这种状态时不仅自我感觉良好，而且与社会的关系和谐；二是指维持心理健康的原则和措施。健康心理学（health psychology）将心理学的专业知识应用于预防医学，以保持和增进心身健康，预防和治疗疾病。由于心理卫生和健康心理学都涉及良好心理状态的保持和心理疾病的预防等问题，因而是护理心理学的基础。

（八）康复心理学和缺陷心理学

康复心理学（rehabilitation psychology）是研究解决伤残、慢性病人和老人存在的心理行为问题,促使他们适应工作、适应生活和适应社会,从而尽可能降低其残废程度。缺陷心理学(defect psychology)研究心理或生理缺陷者的心理学问题,例如通过指导和训练,使伤残者在心理和生理功能方面得到部分补偿,因而其与康复心理学关系密切。显然,上述这两门近似的学科对护理心理学特别是康复护理工作具有重要意义。

（九）临床心理学和咨询心理学

临床心理学(clinical psychology)主要研究和直接解决临床问题(注意:这里不仅指医学临床),包括智力和个性的评估,对心理生理疾病及精神疾病的心理诊断和治疗,以及咨询、会谈等具体工作。临床心理学在美国是最大的心理学分支。咨询心理学(consulting psychology)对正常人处理婚姻、家庭、教育、职业及生活习惯等方面的心理学问题进行帮助,也对心身疾病、神经症和恢复期精神病病人及其亲属就疾病的诊断、护理、康复问题进行指导。临床心理学和咨询心理学的研究内容有许多与护理心理学交叉。

（十）心身医学

心身医学(psychosomatic medicine)是研究心身疾病的发生、发病机制、诊断、治疗和预防,研究生理、心理和社会因素相互作用对人类健康和疾病的影响。不论上述何种情况,都与护理心理学密切相关。

（十一）行为医学

行为医学(behavioral medicine)是综合行为科学和生物医学知识的交叉学科,研究有关健康和疾病的行为科学和生物医学的知识和技术,并将这些知识和技术应用于疾病的预防、诊断、治疗和康复。行为医学的研究内容与护理心理学的发展密切相关。

综合上述对有关学科的简单分析,我们可以看出,它们或多或少与护理心理学存在密切的联系。这些科学的发展,对于提高护理心理学的学科水平具有重要的意义;护理学专业学生在学习护理心理学过程中也应注意适当吸收这些学科的相关知识。

第二节　医学模式与护理心理学

所谓医学模式,大致是指医学的一种主导思想,它是某一时代的各种医学思想的集中反映,包括疾病观、健康观等。一种医学模式影响着医护工作的思维及行为方式,使它们带有一定倾向性的、习惯化了的风格和特征,从而也影响医护工作的结果。我们在这里只讨论近代存在的两种主要医学模式。

一、生物医学模式

现代西方医学是在自然科学冲破中世纪宗教黑暗统治以后迅速发展起来的。随着自然科学各个领域不断取得进展,医学家广泛地采用物理学、化学等学科的先进理论和技术,对人体进行步步深入的研究。医学科学出现诸如哈维(Harvey)的实验生物学和魏尔肖(Virchow)的细胞病理学。人们对自己身体的认识水平不断提高,从整体到系统、器官,直至现在的亚细胞和分子水平。在这几百年里,人们对病原的认识向前迈进了一大步。在防治某些生物源性疾病诸如消灭长期危害人类健康的传染病方面,成绩尤为巨大。例如,在 20

世纪初,世界上大多数国家的主要死亡原因还是传染病,死亡率高达 580/10 万;而此后,大多数国家传染病死亡率逐渐下降,直至 30/10 万以下(近年来某些传染病又有死灰复燃倾向)。

不过,现代医学在发展过程中也受到心身二元论和自然科学发展时期的分析还原论的影响。在此情况下,医护工作者习惯于将人看成是生物的人,忽视人作为社会成员的一面。在实际工作中,重视躯体的因素而不重视心理和社会的因素;在科学研究中较多地着眼于躯体的生物活动过程,很少注意行为和心理过程,忽视后者对健康的作用。正如美国精神病学家恩格尔(Engel GL)指出的,经典的西方医学将人体看成一架机器,疾病被看成是机器的故障,医生的工作则是对机器的维修。可见,经典的西方医学还是停留在生物科学方面。有关这种医学模式,被称为生物医学模式(biomedical model)。

二、生物—心理—社会医学模式

先让我们注意以下几方面事实:

(1)与 20 世纪初比较,随着生物因素引起的疾病(如传染病)逐渐被控制,目前人类死亡谱的结构已发生了显著的变化,心脏病、恶性肿瘤、脑血管病、意外死亡等已取代传染病成为人类的主要死亡原因。

(2)据分析,目前人类死亡的前 10 种原因中,约有半数直接或间接地与包括吸烟、酗酒、滥用药物、过量饮食与肥胖、运动不足和对社会压力的不良反应等生活方式有关。这就是所谓的行为危险因素(behavioral risk factor)。这些行为危险因素与心理社会因素直接有关,应该说是心理社会因素造成了行为问题。

(3)研究者认为,现代生活节奏的不断加快,例如技术更新迅速、职业容易老化等,对人的内部适应能力包括保持心理的健全和情绪的平衡提出了更高的要求。结果,人们遭受到心理社会因素的挑战有相对增加的趋势。这是近代某些疾病发病率升高的另一个重要原因。与上述情况相反,一些国家近年来认识到心理社会因素和行为因素在某些疾病中的重要作用,因而注意从各方面积极采取针对性措施,如重视心理社会环境的改造、生活方式的改变、人类行为类型的矫正,以及将心理行为科学直接应用到临床等,使得有些疾病如冠心病的发病率由上升转变为渐趋下降。

(4)通过近几十年许多生物行为科学的研究,人们对心理紧张刺激造成躯体疾病的中介机制有了较深入的了解和认识。诸如生物反馈、自我放松训练、认知行为矫正等行为技术的发展,从实验和临床应用角度雄辩地证明,心理活动的操作和调节对维持健康具有不可忽视的作用。

(5)随着人类物质文明的发展,人们对心身舒适的要求也在不断提高,迫切需要医护工作者在解决其身体疾病造成的直接痛苦的同时,也帮助他们减轻精神上的痛苦。也就是说,人们追求生活质量的提高,其中也包括要求心理上的舒适和健全。这些也都给医学提出了新的研究课题和工作任务。

以上情况说明,在近代生物医学发展的同时,原有的生物医学模式已不足以阐明人类健康和疾病的全部本质。疾病治疗也不能单凭药物或手术。人们对于健康的要求已不再停留在身体上无病的水平,更追求心身的舒适和协调。于是,1977 年恩格尔(Engel GL)在《科学》杂志上发表的《需要一种新的医学模式——对生物医学的挑战》一文中,提出了新的生物—

心理—社会医学模式（biopsychosocial model）。新模式是一种系统论和整体观的医学模式,它要求医学把人看成是一个多层次的、完整的连续体,也就是在健康和疾病问题上,要同时考虑生物的、心理的和行为的,以及社会的各种因素的综合作用(图绪- 1)。

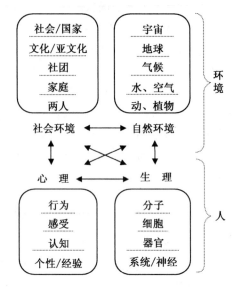

三、新医学模式对护理工作的指导意义

从图绪-1 中可以归纳出新医学模式对护理工作具有以下几方面指导意义。

（1）人或病人是一个完整的系统,通过神经系统个体保持全身各系统、器官、组织、细胞活动的完美统一(图下部)。因而在护理工作中,如果只重视被分解了的各个器官或系统,忽视作为一个整体的人或病人,或者只将各个器官、系统割裂

图绪-1　强调层次和连续体示意

开来看待,忽视它们之间的整体联系,都被认为是指导思想上的失误。

（2）人同时有生理活动和心理活动,心、身是互相联系的(图中间部)。心理行为活动通过心身中介机制影响生理功能的完整,同样生理活动也影响个体的心理功能,因此在护理工作中,应同时注意心身两方面因素的作用。

（3）人与环境是密切联系的,人不仅是自然的人,而且也是社会的人(图中上部)。社会环境因素(例如文化背景、职业、家庭、人际关系),以及自然环境因素(例如气候、污染、瘟疫)都对人的心、身健康产生影响,在护理工作中不可不予注意。

（4）心理因素在人类调节和适应的功能活动中有能动的作用(全图)。人作为一个系统要对包括社会环境、自然环境和个体的内环境随时做出适应性调整,以保持健康水平。在这种调整适应过程中,人不能总是被动的,而是可以通过认识和行为操作做出一些主动的适应性努力。例如,人对社会环境因素包括人际冲突等的认识和评价,可以改变这些因素对个体影响的性质和程度;又如,人通过调整自己的行为方式包括回避、改造自然环境而改变自然因素对自身的影响;再如,人也可以通过包括松弛训练、行为矫正等改变体内的心理生理过程。这些都应在护理工作中得到体现。

第三节　护理心理学研究方法

一、研究方法的一般问题

（一）护理心理学研究方法的重要性

任何一门学科,总是要经过收集资料、验证假设、界定概念的系统研究过程而逐渐发展起来。这其中研究方法起了关键作用。例如,在理论物理学发展之前,人们就已经知道物体从空中落下的速度是由慢渐快的,但我们还不能说这是物理学知识,只能称之为常识。只有

在使用演示、记录、计算、推理等方法进行深刻研究，找出自由落体加速度规律以后，人们对这一运动现象的认识才得到升华，成为物理科学知识。科学家们以同样的方式逐一研究了自然界各种物体运动规律，经过几百年的努力，终于形成目前相对成熟的运动力学。

就护理心理学而言，它是一门年轻的学科，甚至不妨说，还处于科学和常识交融的初始发展阶段，至少在某些书籍中反映了这一点。为了促进护理心理学的迅速健康发展，研究方法显得尤其重要，否则，就有可能以常识代替科学，以"常识心理学"代替科学心理学，影响学科的正常发展。

护理心理学研究方法的重要性取决于以下几方面。

1. 护理心理学的基础理论薄弱

心理学理论的多样化反映了人们对心理实质的认识尚不成熟，同时也使许多基本概念的界定发生混乱。这就给解决研究工作的方法学问题带来较多的困难，如果不加重视，很可能影响研究的结果。

2. 心理定量的主观性

数量化在科学研究中是必不可少的，但是与某些自然现象不同，许多心理现象的定量难度更大，常常带有主观成分。这就需要在研究过程中特别注意数量化方面的方法学问题。

3. 护理心理学是涉及多学科的交叉学科

为了探明心身相互作用规律，在护理心理学研究中常同时涉及社会、心理、生物等多学科的有关因素和变量。为了保证研究结果的科学性，需要我们同时掌握这些学科的一些基本研究方法和手段。

（二）影响护理心理学研究结果的有关因素

影响护理心理学研究结果的因素很多，此处仅就几个主要的影响因素做一讨论。

1. 研究目标不明确

研究某一个问题，首先应提出假设，然后通过实践来验证、修正或推翻这一假设。在护理心理学研究的设计过程中，在初步掌握某一种或一类现象的素材基础上，要考虑这可能是什么样的问题，可能有什么规律，会有什么结果，符合什么理论等，亦即假设，然后才能确定具体的方法，进行有目的的研究和分析，并对假设做出肯定或否定的回答。如果一项研究漫无头绪，盲人摸象，什么资料都要收集，什么问题都想解决，那么很可能反而得不到理想的结果。这种情况目前在部分初涉护理心理学领域的护理工作者中比较多见，需加注意。

2. 方法运用不当

验证一定的假设需要一定的研究方法和手段，一定的方法也往往适用于特定的研究领域。在护理心理学研究中，由于方法的不当致使结果不可信的例子很多。多学科的研究方法常常使部分初学者无从入手，正确的选择思路是采用自己熟识的、条件具备的且又符合设计主要目标的方法。另外，不同的理论基础会有不同的研究方法。例如，心理动力理论方面的研究采用心理分析的方法，行为学习理论也有其特殊的方法。这些虽然人人皆知，但在实际工作中却未必都能得到重视。

3. 主观因素的影响

心理因素的数量化本身带有一定的主观性，而且心理因素又特别容易受某些被忽略了的因素例如环境、期望、暗示等的影响。因此，在护理心理学研究中要特别避免研究者及被试双方主观因素和外部条件对研究结果的影响。例如，研究者的态度、倾向性和期望因素既可影响自己对被试的某些心理行为现象的分析和判断,又可影响被试对问卷中问题答案的选择。有人试图证明抑郁情绪对某种疾病有致病作用,当他对病人实施心理调查前,却将这个设想告诉了病人,结果病人由于受期望和归因等主观因素的影响,果然报告有较多的发病前的心理问题。显然这一结果是不可靠的。

目前,护理心理学研究还难以完全避免上述主观因素的影响,正因为这样,在实际研究工作中就更应自觉地加以注意。

(三) 护理心理学中的心理行为定量

心理变量的定量相当复杂,这往往使一些护理心理学科研工作的设计遇到困难。心理科学既有自然科学的属性,又有社会科学的属性。因此,即使是从定量心理学角度,目前也还难以使所有的心理变量做到准确定量。为了使学生对此有比较直观的认识,可将目前护理心理学研究中的各种心理变量的定量方式分为 4 类进行认识。

1. 一般描述

这是现象学的方法,例如咨询门诊的某些个案分析和报告,某些特殊现象的描述,精神分析法和支持疗法的交谈过程,以及各种鉴定语或评语等。描述性结果往往不易进行统计和分析。但许多复杂的心理变量也许通过描述和分析更能被我们所认识。

2. 序量化

序量化是在现象学基础上,被试或研究者运用等级化的方法评估某些心理现象的方法。目前尚有不少心理变量,因概念尚不明确或缺乏更具客观性的量化方法而采用序量化的方法,常被划分为 3、4、5、7 或 10 个等级,如将疼痛程度划分为 10 等级,0 分为无痛,10 分为剧痛,让被试根据自己的疼痛程度做出评估。序量化相对于一般描述来说,更具可比性,但信度和效度较难把握。

3. 间接定量

这是对某些心理变量人为地给以评分,然后将其转换成数据,主要指各类心理测验和临床问卷调查等方法。实际上,这可以被看成是间接定量或相对定量。之所以将问卷调查甚至心理测验等类定量方法归于间接定量,是因为对一种心理变量如"兴趣"给予定量时,首先要对该变量的定义、性质等有关因素进行分析,例如什么是兴趣,有哪些"兴趣因素",各用什么表示,如何数量化,各因素之间的数量关系如何等,这种分析的本身许多属于描述。描述的过程是否科学,将直接关系到定量的科学性。因而在使用这类定量法时,首先要考虑其有效性和可靠性,即效度和信度。还值得一提的是,问卷定量的结果必须注意与其基本理论或主导思想相一致。例如对"A 型行为"的定量,一般不宜直接理解成是"个性"的定量。

4. 直接定量

这往往是一些自然科学的手段。心理物理学研究中的声、光、电、机械等刺激或反应,如感觉阈限、反应时间、皮肤电阻等的测定,以及动物实验时的行为活动次数和强度,某些心理治疗手段的实施时限和频率的记录等都属于直接定量。

在实际研究中,往往综合使用上述各种定量方法。

二、研究方法的种类

陈向明认为研究方法主要包含方法论、研究方式和研究技术三个层面,是该研究的指导思想体系,是该研究的操作方式,或者是该研究的某个阶段中的具体手段等。研究方法多种多样,视角不同其归类也随之改变。

从方法论层面研究方法常被一分为二,即量化研究(qualitative research)与质性研究(quantitative research),或称为定量研究与定性研究。质性研究在方法论、研究方式以及研究技术三个层面,与量化研究均有显著差异。护理心理学领域越来越多地采用质性研究方法。比如,以"护理""心理"和"质性研究"为主题词检索 CNKI 数据库,期刊论文的年发表数不断攀升。

依据获取资料所采用的具体方法,研究方法主要包括观察法(observational research)、调查法(survey research)、测验法(testing methods research)和实验法(experimental research)等。依据研究对象的多少,研究方法常被划分为个案法(case study)和抽样法(sampling study)等。依据研究的时间跨度,研究方法又可分为纵向研究(longitudinal study)与横向研究(cross sectional study)。

上述分类只是相对而言,仅是为了使读者了解某些研究方法的概况,便于理解护理心理学研究工作的复杂性。在实际工作中,往往综合使用下文所列举的多种方法。另外,还要注意各种方法都有优缺点,各有其适用的对象。为了研究一个具体问题,必须根据问题的性质以及研究者的主客观条件巧妙地选择其中最恰当的方法。

（一）观察法

观察法,顾名思义是通过对研究对象的科学观察和分析,研究其中的心理行为规律。观察法又可进一步分为主观观察和客观观察、自然观察和控制观察、日常观察和临床观察、直接观察和间接观察等。观察法的优点是可以取得被试不愿意或者没有能够报告的行为数据(除内省法),缺点是观察的质量(信度和效度)很大程度上依赖于观察者的能力,而且观察活动本身也可能影响被观察者的行为表现,使观察结果失真。

1. 主观观察法与客观观察法

主观观察法是个人对自己的心理进行观察和分析研究,传统上称为内省法。用内省法进行心理研究是心理学的特殊性质所决定的。但这种方法存在较大的局限性,因为只有当事人自己的体验,影响对结果的验证、推广或交流。

客观观察法是研究者对个体或群体的行为进行观察和分析研究。科学心理学广泛采用客观观察法进行研究。客观观察法要求按严格的客观规律忠实地记录,以正确地反映实际情况,并对观察的结果进行科学的分析,用以解释心理实质。

客观观察法和主观观察法相互配合,能进一步取长补短,是护理心理学临床研究的重要方式。

2. 自然观察法与控制观察法

自然观察法是在不加控制的自然情景中对个体行为做直接或间接的观察研究。例如,潘攀等(2018)为了了解学前儿童隐喻产出能力跟踪观察儿童个案,记录了儿童个案 21 个月的自然语言。

控制观察法则在预先设计的一定情景中对个体行为做直接或间接的观察研究。例如,将被试带到统一布置好的情绪气氛环境(或刺激情景)之中,观察记录他们进入情景后的行为活动特点,以分析其心理、行为或生理反应。

自然观察法的优点是不改变个体的自然生活条件,因而其行为反应真实可靠;控制观察法则快速,所得资料容易做横向比较分析,但由于设计的情景容易对被试产生影响,故不易反映真实情况。

3. 日常观察法与临床观察法

日常观察法是对处于正常社会生活中的健康人群进行观察记录并获取资料进行分析研究;临床观察法是通过临床的观察记录获取资料进行分析研究。

临床观察法是护理心理学的重要研究手段。例如,通过对临床病人异常行为的观察和分析进行研究。

(二) 调查法

调查法是通过会谈、访问、座谈或问卷等方式获得资料,并加以分析研究。

1. 会谈法

通过与被试面对面会谈(interview),了解其心理信息,同时观察其在交谈时的行为反应,以补充和验证所获得的资料,然后进行分析研究,即为会谈法。会谈法的效果取决于问题的性质和研究者本身的会谈技巧。会谈法可应用于临床病人,也可应用于健康人群,在心理评估、诊断、治疗、咨询、病因学等研究中均被广泛采用。

2. 访问或座谈法

访问或座谈也是重要的调查手段。通过访问或座谈可以从较大范围内获取有关资料,以供分析研究,即为访问法或座谈法。例如,冠心病病人康复期的心理行为问题可以通过定期访问或与家属座谈的方式进行分析研究。

3. 问卷法

在许多情况下,为了使调查不至于遗漏重要内容,往往事先设计调查表或问卷,供被调查者填写,然后收集调查表或问卷对其内容逐条进行分析研究,即为问卷法。例如,调查住院病人对护理工作是否满意,哪些满意,哪些不满意等。问卷调查的质量决定于研究者事先对问题的性质、内容、目的和要求的明确程度,也决定于问卷内容设计的技巧性以及被试的合作程度。例如,问卷中的问题是否反映了所要研究问题的实质、设问的策略是否恰当、对回答的要求是否一致、结果是否便于统计处理以及内容是否会引起被调查者的顾虑等。

调查法简便易行,信息容量大,但特别要注意调查结果的真实程度。另外,对调查资料的分析和总结,要坚持科学态度。调查法在目前国内护理心理学研究中被广泛使用。

(三) 心理测验法

这是指在护理心理学研究中以心理测验作为心理或行为变量的主要定量手段。测验法使用经过信度、效度检验的现成量表,例如人格量表、智力量表、症状量表等。心理测验法种类繁多,必须严格按照心理测量科学规范实施,才能得到科学的结论。心理测验法作为一种有效的定量手段在护理心理学研究中使用得很普遍。

(四) 实验法

实验法是对某一变量进行系统的操作,从而研究这种操作对于心理、行为或生理过程的影响规律。实验法通常运用自变量和因变量来说明被操作的环境因素和所观察记录到的心身变化,同时还应严密控制中间变量的影响。实验法又可分为实验室实验和现场实验。

1. 实验室实验

这就是使用实验室条件,严格控制各种无关变量,借助各种仪器和设备,精确观察和记录刺激变量与反应变量,以分析和研究其中的规律。目前这种方法在护理心理学研究中尚少被使用。实验室实验最大的缺点就是心理活动作为一种变量时易受许多因素的影响,人类被试更是如此。例如,特定的实验情景所造成的心理紧张,本身就可能对心身相关的实验结果产生影响。现场实验则可以消除这方面的缺陷。

2. 现场实验

这是在临床工作、学习和其他生活情景中,对研究对象的某些变量进行操作,观察其有关的反应变量,以分析和研究其中的规律。

临床试验就是现场实验研究之一,对护理心理学有重要的意义。例如,许多疾病病人的心身问题性质、规律,以及护理效果,可来自临床试验。近年来,由于临床检查技术的迅速发展,如电子计算机在临床诊断中的应用,为护理心理学的临床试验研究提供了许多便利的条件,为学科的深入发展开拓了广阔的前景。

现场实验研究也可以在生活情景中进行,例如对一组幼儿实施连续三年期的行为学干预,同时记录其有关心身变量,并与未干预组做比较,证明该干预方法对幼儿的心身发展各指标有重要意义等。

实验研究的质量很大程度上取决于实验设计,巧妙的设计可以获得理想的结果。例如,许多实验结果之所以不可靠,是由于实验对象与对照组未能很好地匹配,受到许多中间变量的干扰,影响到结果的可靠性。

（五）个案研究与抽样研究

个案研究(case study)是关于单一案例的研究,可以使用观察、交谈、测量和实验等手段。个案法必须重视研究结果对于样本所属整体的普遍意义。个案法可用于某些研究的早期阶段,为进一步的比较严密的大规模研究提供依据。在护理心理学中,个案法适用于某些心理干预方法(如行为治疗)对心身功能的影响研究。此时,通常要先对心身功能做一段时间的基础记录,作为心理干预效果的对照判别标准,同时也有利于研究者在治疗前对病人的问题性质有更深入的了解,然后才开始个别行为干预。

抽样研究是针对某一问题通过科学抽样所做的较大样本的研究。例如,研究 A 型行为特征的冠心病病人的护理干预效果,就要选取一批具有代表性的 A 型行为类型者考察其对心理护理的反应情况。抽样研究的关键环节是取样的代表性。抽样研究可以使用调查法、心理测量法、实验法甚至观察法等多种手段。

（六）纵向研究和横向研究

1. 纵向研究

纵向研究是对同一批对象在一定时期内做连续追踪研究,从而探讨某一问题的发展规律。根据研究起点和终点时间可将纵向研究分为前瞻性研究和回顾性研究两种。

（1）前瞻性研究　这是以现在为起点追踪到将来的研究方法。例如目前对一批 A 型行为类型者开始做综合行为矫正指导,并追踪此后在整个行为矫正程序实施过程中被试 A 型行为的改变情况,从而证明这种行为矫正技术的实际效果。这一方法具有很高的科学价值。可惜,由于条件限制过多,前瞻性研究的难度相对较大,在护理心理学实际研究中使用还不很普遍,今后应大力提倡。前瞻性研究所采用的研究手段可以是多种多样的。前述幼儿行为干预实验的例子也是前瞻性研究。

（2）回顾性研究　这是以现在为结果,回溯到过去的研究方法。其所采用的手段通常为交谈、访问、座谈或测验,通过收集资料和数据,分析和评价过去各种心理社会因素对目前心身状况的影响。这一方法由于条件限制相对较少,目前在护理心理学中应用得很普遍。回顾性研究存在较大的缺陷,被试目前的心身状态会影响对过去资料报告的真实性和准确性。例如,一位患严重疾病者往往将目前的病况归因于自己的过去,结果可能会报告较多的以往生活事件,对事件的严重程度的估计也可能偏高,从而造成了生活事件与现患疾病有关的假阳性结果。

2. 横向研究

横向研究是对相匹配的实验组和对照组被试在同一时间内就有关变量进行比较分析研究,或者对相同背景的几组被试者分别采用不同的刺激(如心理干预),以对各组被试之间反应的差异做分析研究。

这一研究方法在生物医学中最常被使用,在护理心理学中也是常用的手段。横向研究最关键的影响因素是不同组被试之间的可比性问题。

【经典阅读】

美国精神病学家恩格尔于 1977 年在《科学》杂志上发表了《需要一种新的医学模式——对生物医学的挑战》一文。在该文中,恩格尔突破了生物医学模式,提出了生物—心理—社会医学模式。

推荐阅读《需要一种新的医学模式——对生物医学的挑战》,了解恩格尔提出现代医学模式的时代背景和主要观点。

具体请查阅文献:Engel G L. The Need for a New Medical Model: A Challenge for Biomedicine[J]. Science,1977,196(4286):129-136.

(吴志霞、姜乾金、王瑞)

内容简介

第一章 心 理 现 象

心理学是研究人的心理活动和行为规律的科学。心理活动没有可视的形状,也没有可被感受的重量,常被误认为并非客观存在的,但事实上心理活动具有生物学基础和社会学基础,是人们认识和改造世界的重要活动部分。心理活动的表现形式被称为心理现象。传统心理学常从互为联系又有所区别的两个角度解读人的心理现象。一个是纵向研究视角,将心理现象看作人脑对客观世界的反映过程,即心理过程,并将其划分为认识过程、情绪情感过程和意志过程三方面,另一个是横向研究视角,主要研究人与人之间在心理表现上的差异,即个性,示意如下:

心理过程 { 认识过程——感觉、知觉、记忆、想象、思维等
情感过程
意志过程

个性 { 个性倾向性——需要、动机、兴趣、理想、信念和世界观等
个性特征——能力、气质、性格
自我调节系统——自我感知、自我评价、自我监督等

通过本章的学习,主要达到:体验心理活动的生物和社会双重属性;列举心理现象的主要类别;表述感觉、知觉、记忆、情绪情感过程、意志过程、能力、气质、性格等基本概念;列举常见心理现象的主要分类;结合生活体验,识别常见心理现象的主要特点。

第一节 心理的生物学基础

心理的生物学基础和心理与脑的关系问题、遗传和环境在生物进化中的作用问题,都是重大的科学和哲学问题。人类对这些问题的探索从未停止过。众多的科学实验证实:在动物进化过程中,其行为特征主要取决于神经系统的进化水平。有报道称,一些接受了心脏移植术的病人在移植了原主人的心脏后,其性格、爱好出现了与心脏的原主人惊人的相似之处,由此认为,人格不仅储存在大脑中,而且藏在心脏里。然而,大多数科学家认为,这种说法尚不具备科学性,仍然认为神经系统尤其是大脑皮层,是人类行为和经验的物质基础,而心理是脑的功能。脑的结构和功能都非常复杂,与人体其他器官相比,人们对它还知之甚少。近二三十年来,随着现代神经科学的发展,人们对人脑的心理功能有了比较全面的认识。

一、心理是脑的功能

（一）脑的进化与心理功能

人脑及其功能是长期进化的产物,这一点可以从动物进化不同阶段的神经系统和行为

特点的相互关系上看出来。

单细胞动物如变形虫,没有神经系统;水螅出现了弥散神经网,能接受信息和支配运动,但不存在对信息的加工和对行为的调节。到了扁虫类,复杂的感觉器官集中起来,把接收到的信息集中到动物头的前部,形成神经节,在进化的较晚阶段,随着感受器的分化,头部神经节中就分化出接受嗅、视、触等刺激的神经元、中间神经元和具有运动功能的神经元等,能很好地执行先天性的行为。

从脊椎动物开始,出现了管状神经系统,并有了中枢神经系统和周围神经系统之分。中枢神经系统的前部是脑,后部是脊髓。在脊椎动物进化的早期,主要的行为由较为简单的嗅脑和中脑控制。到了鸟类,其丘脑和皮层下神经节已占主导地位,构成丘脑—纹状体系统,保证实现较高水平的行为。从哺乳动物开始,大脑皮层是起主导作用的神经器官,能调节各种各样的行为,接受并分析来自内、外环境的信息,并能对信息进行加工、储存,产生意识,还能形成条件反射和完成复杂的行为。

人脑的形成大约经历了 10 亿年,其中发展较晚的大脑皮层在调节人体功能方面起主导作用,它不仅对各种功能进行全面而又精细的调节,同时由于社会生活、生产劳动和语言的发展,大脑皮层的功能有了新的飞跃,具有抽象思维的能力,也成为进行意识活动的物质基础。在产生语言和自我意识后,人脑与动物脑有了质的区别。与其他动物相比,由于人类具有更高的智力和更细微、敏感的情感体验,人的心理活动更为微妙,也更容易发生心身疾病。

一般地说,脑的大小与神经元的数量有关,因此也可能与脑的复杂性及其信息加工能力有关。由于动物个体大小不等,所以单独提供脑重的数字不能很好地说明问题。因此,有学者按照脑重和体重的比例推算出脑重指数。研究发现,动物越高级,脑重占体重的比例越大,其中人脑的最大,明显超过其他动物。但脑重的差别并不是脑的功能复杂化的绝对标志,脑质的差异、脑的各个不同区域相对容量的变化更具有重要意义,其中最明显的变化在新皮层。如以一种食虫类动物的脑的新皮层为基线,与某些同样体重的灵长类动物的新皮层做比较,大猩猩是它的 30 倍,黑猩猩是它的 60 倍,而人类的新皮层则是它的 150 倍以上。人类新皮层的高度发展,使人类能够超越其他动物,并本质地区别于其他动物。

(二)脑的三级皮层区

苏联神经心理学家鲁利亚(1973)将大脑皮层分成三级。一级区(又称投射区),包括额叶中央前回的运动中枢(Brodmann 4 区)、顶叶中央后回的躯体感觉区(Brodmann 3、1 和 2 区)、枕叶的视中枢(Brodmann 17 区)和颞上叶的听中枢(Brodmann 41、42 和 22 区)。一级区主要结构是皮层Ⅳ、Ⅴ层细胞,其功能具有高度模式特异性,专门接受外周各种感受器传入的信息(听、视、体感)和专门发送出运动的指令,在皮层局部解剖上有规则的定位,如下肢的感觉投射至对侧中央后回的上部。皮质一级区对特定的感觉发生反应和指挥肌肉运动。此外,一级区对保持皮层的觉醒状态亦有关。

二级区(投射—联络区),是在皮层的每一个一级区上增生的区域,其结构主要是皮层Ⅱ、Ⅲ层细胞。这些短突触细胞不向远处传递,但能够为皮层联合打下基础。在皮层后部,其一级区与感觉有关,而二级区与知觉和认识有关。二级区能对接收到的信息进行综合,对感觉经验进行加工和保存。如果没有二级区,那么,对从各种感受器接收的信息总是被感觉成新异的。例如,刺激视觉的一级区,可出现颜色、光的幻觉,而刺激二级区时则出现花朵、熟悉的面孔等。如果两半球视觉一级区受到损害,则会引起中枢性失明;如果二级区受到损害,主要是不能把个别印象综合成一个完整的形象,不认得真实物体和它的图像,如给病人看一副眼镜,他不认得它,而猜测:"小环、木棒还有横梁,想必是自行车吧?"此即视觉不识症。二级区仍保存通道特异性,即当某叶二级区受到损伤,只会引起一种感觉的认识或知觉障碍,如听觉、视觉、触觉或躯体失认症。在皮层前部,二级区与皮层下组织的投射联系形成锥体外系的重要部分,从而保障有机体的活动对环境的指向性和协调性作用,把不同的躯体肌肉群引向协调的活动。由于运动的二级区不直接支配外周肌肉组织,所以该区损伤可无瘫痪表现,但运动的熟练程度明显遭破坏,如打字员失去了原有的工作平稳性和速度。

三级区(重叠区),有前后两大部分。皮层后部的三级区位于顶(体感)、枕(视)、颞(听)二级区的交界处,是顶—枕—颞的重叠区,其功能是整合多种感觉模式的信息。在三级区中,模式特异性消失了,所以这些部位受到损伤时,视、听、触觉的感受性仍保持完好,但在理解传给它们的完整的信息时感到困难,引起逻辑、空间定向等方面的障碍,出现失算、遗忘性失语、左右失认、失用、人面不识和地域性概念及记忆障碍等。所以说,皮质后部二级区是保证脑活动局部形式的最高级组织,而三级区是组成人的认识活动的最高级形式的脑基础。

皮层前部的三级区位于运动区的上面和前面(即前额叶),它既是运动系统的最高功能区,又是边缘系统的高级控制区,它同时接受外部和内部的信息,并转化为最后的活动。所以前额叶的功能与有目的的指向性活动的最高级整合形式有关,负责组织、计划和实现随意活动,涉及语言、记忆、智力、人格直至意识活动,是心理学的重要结构部位。前额叶损伤可使病人行为刻板或出现重复性动作,此外,亦可出现行为调节的解体,如语言表达与组织障碍(持续性言语或模仿言语)、计划性差(智力)、主动识记差(记忆)及人格方面的改变(不关心未来、易冲动、缺乏主动性等)。

第三级皮质仅见于人,约占整个大脑皮层的一半以上,其细胞主要来自Ⅱ、Ⅲ层。在个体发生上这部分脑是最晚成熟的,约七岁以前它不能充分发展。

二、大脑的三个主要功能系统

人的心理过程是复杂的功能系统,它们不是局限在某些个别区域,而是由许多脑区共同工作之结果。即便是一些非常简单的心理活动也需要许多脑结构共同作用来完成。鲁利亚认为,意识活动的每一种形式是依靠脑的三个基本功能系统的协同工作来实现的,而每一个系统都有着分层次的结构,并且至少是由彼此重叠的三种类型的皮质区组成。同时,他还指出,基本功能系统的皮层结构活动具有三个规律:第一是皮层区的分层次结构规律;第二是从一级皮层区至三级皮层区特异性递减规律;第三是功能渐进性偏侧化规律。由于言语的产生,右手活动占优势的人的左半球成为言语优势半球,某些功能向一侧半球发展。

(一)调节紧张度与维持觉醒状态的系统

许多实验结果显示,完成该系统功能的区域可能是位于脑干的非特异性网状激活系统。觉醒状态是保证各种心理活动进行的必备条件,为了实现有目的、有组织的指向性活动,皮层必须保持最适宜的紧张度。通过脑干网状结构或称网状上行激活系统,同时接受大脑皮层(尤其额叶)的调节作用,完成对皮层活动需要的觉醒状态的校正和调节,保证心理活动的顺利进行和完成。如果网状结构对大脑的调节作用受损害,就可导致意识障碍、记忆障碍,无法进行心理活动。

上行激活系统的激活有三种来源:其一是有机体内部代谢过程,即本能的食物行为和性行为,以及缺氧、激素水平等。其二是外环境的感觉传入冲动并导致定向反射,这是认识活动的基础。人对环境的任何变化(偶然或期待),总是伴随着觉醒和紧张化。另外,人的有意识活动,如与语言分不开的工作计划、展望、意图也可激活网状结构。

(二)信息的接受、加工和储存系统

该系统位于两半球后部,包括体感区(顶)、听区(颞)、视区(枕)以及相应的皮层下组织,是由皮层和皮层下神经元组成的。该系统具有分层次结构,一级区的功能是接受特异信息,形成感觉,并在二级区进行信息加工和编码,形成知觉,在三级区进行高级抽象和经验储存。它们按照模式特异性递减和功能渐进性偏侧化的原则分层次地工作,即一级区特异性比三级区高,而三级区两半球功能偏侧化远明显于一级区。这两个原则保证脑工作的最复杂形式,也说明人类劳动历史和语言功能与第二功能系统发展的密切关系。

(三)活动计划的制订、调节和控制行为系统

该系统位于脑半球前部,中央沟的前方,按照与第二系统一样的原则分层次地工作,所不同的是与第二系统相反,神经冲动由三级区皮层传至二级区,再传至一级皮层区。前额叶(三级皮层区)不仅与丘脑和网状结构相联系,而且与皮层其余所有部分(颞、顶、枕、边缘)都有双向联系(能进行信息反馈),可将皮层各叶三级区的信息进行第二次加工,形成自己的行动、计划与程序,调节自己的行为,使之符合原来的意图。这种有意识、有目的的调节活动是在言语的直接参与下实现的,因而进行了具有抽象思维和记忆的智力活动。二级区接受三级皮层区传来的信息,即将执行某种行为的指令进行有组织的运动整合,激活该皮层区的大小锥体细胞,使眼睛、头颈部、手、足和整个身躯的肌肉运动处于行动前的准备状态,然后再将指令传达到一级皮层区的中央前回运动区,将实现精细、准确行为的神经冲动发往外周。

鲁利亚关于脑的三个基本功能系统的理论对心理与脑的关系做了较为全面、完整的神经心理学的解释,对探讨意识的奥秘具有很重要的启迪。

三、大脑半球功能的不对称性

自达克斯(Dax,1836)提出语言功能左脑优势的观点以后,布洛卡(Broca,1861)和其他的研究者对左半球的病变和语言障碍(表达、理解、读和写)之间紧密关系的研究成果也显示:左半球具有言语功能的优势。后来又发现意念运动性失用、左右失认、失算、手指失认等都与左半球有关,所以称左脑为优势半球,而将右半球称为"次半球"或非优势半球,认为右半球除感觉和运动功能外,在心理功能上是不重要的。

近二三十年来建立了一些新技术,弥补了以往对大脑功能一侧化的研究主要靠临床观察的不足。其中有些方法无创伤性,可以应用于正常人,使得对大脑两半球的功能有了更全面的认识。通过速视器半边视野刺激术、同时双听技术、一侧电休克、Wada 技术和比较左右半球脑电活动的情况等研究结果证实,左右半球存在分工的不同,左半球在言语性材料(言语的表达、理解、记忆等)、人声再认、抽象性思维等方面占优势,而右半球在非言语性材料(点的数目和位置、深度知觉/线条斜度、面部再认和形状再认、音调和环境声音辨别、音乐旋律等)方面占优势。还发现,两半球对人的情绪起着不同的作用,当右半球功能被暂时抑制时情绪高涨、欣快、言语增多,而当左半球功能被抑制时则情绪低落、沉默无言、自卑、自罪等。海尔曼(Heilman,1986)等总结了许多研究者的结果后认为:没有一个半球占绝对优势,每个半球在某些功能上有专门化和相对优势,但更多的功能需要两半球的协调,当一侧半球损伤时,另一侧半球常能代偿。左半球病变引起语言(说、读、写)和应用障碍,而右半球病变则引起视空间、注意和情绪障碍。利维(Levy,1974)总结了功能不对称的证据后认为,人的大脑两半球存在共生关系,活动的能力和动机是相互补充的。脑的某一侧半球能够完成或选择完成一定的认知作业,而脑的另一侧半球对这一作业感到困难或不喜欢。考虑到两半球功能的性质,它们可能在逻辑上是不相容的,右半球综合空间,左半球分析时间。右半球知觉形状,左半球知觉细节。右半球将感觉输入译成表象,而左半球则译成言语描述。右半球缺乏语音分析器,左半球则缺乏完形的综合器。所以在谈到大脑功能不对称性问题时,应该更多地看到两半球相互补充、相互制约、相互代偿的一面。各种心理功能的完整反应都是两半球协同活动的结果。在割裂脑病人和半脑人(一侧半球切除)身上进行的实验,进一步证实了大脑两半球协同活动的重要性,使人们对两半球的相互分工、补充、节制和代偿活动有了更为深刻的认识。

综合正常人、脑半球损害人、裂脑人和半脑人所表现出来的大脑两半球功能不对称性的各项研究结果,可以概括为:人脑的功能是高度专门化的,左半球功能具有分析、抽象、继时、理性和主题的特征,右半球功能具有全息、具体、同时、直观和同格的特征。左半球在语言和与语言有关的概念、抽象、逻辑分析能力上占优势,右半球则在空间知觉、音乐绘画等整体形象、具体思维能力上占优势。两个半球好像是两套不同类型的信息加工系统,它们相辅相成、相互补充、相互制约、相互协作,以实现人的高度完整和准确的行为。

需要指出的是,大脑两半球功能不对称性还与遗传、环境、性别、利手等因素有关。一些研究显示:左利手者的语言和思维的一侧化倾向低于右利手者,女性的大脑一侧化倾向不如男性明显。

第二节　心理的社会学基础

心理是脑的功能,并不是说脑本身就可以产生心理。虽然脑是心理的物质基础,但任何心理现象的产生,都是人脑在客观现实的作用下进行活动而产生的。

一、心理是客观现实的反映

(一)客观现实是心理活动内容的源泉

任何一种心理现象的产生,首先是由于作用于人的客观现实的存在。这就是反映论的基本原理。

人的心理活动的内容来源于客观现实。所谓的客观现实包括自然条件和社会环境,其中人类的生活条件、生产劳动和社会人际交往是产生心理活动的主要源泉;否则,人的心理活动就成了无本之木、无源之水了。例如,1920 年在印度卡萨尔山的一个小村里,有一个 2 岁男孩被一只雌豹叼走。3 年后,人们在豹穴中找回了这个小男孩。当时小男孩已经 5 岁,但不会说话,用四肢爬行,爱捕捉小鸡。他没有 5 岁儿童应有的心理发展水平,而具有动物的习性。经过几年的教育以后,他才逐渐恢复人性。由于失去早年的人类生活条件,他的心理一直没有达到正常儿童的发展水平,心身健康受到永久性的影响。据了解,全世界被野兽抚育长大的孩子已有几十例,考察这些"野人"的心理发展水平,有以下共同特征:口头言语能力基本丧失;感觉畸形发展;情绪单调贫乏;动作迟钝或失调;不愿与人交往,而喜欢与动物接触;智力低下。这表明,人若长期脱离社会环境,没有社会交往,就没有正常人的心理活动。

(二)心理是在社会实践活动中发生和发展起来的,社会实践活动影响着心理发展水平

人的心理是由客观现实决定的。然而客观现实的影响不是直接地、自动地决定心理活动和塑造个性心理特征的,而是在人认识和改造客观世界的实践活动过程中,通过两者之间的相互作用实现的。人的心理按其内容来说是客观的,但对客观现实的反映受到个人知识经验及其个性心理特征的制约,并且通过主体的活动来实现。因此,心理是对客观现实的能动反映。具体表现在:不同的人,由于他们的社会认知水平不同,对于同一事物的反映就可能有所不同。例如,看完一场电影,可以听到人们各种各样不同的评价。其次,即使是同一个人,在不同的时期,由于他们的实践经验不同,对于同一事物的反映也不尽相同。

人的各种心理活动依存于实践,受实践活动的影响和制约,但是不应因此把心理看成是实践活动的消极产物。人的一切心理现象、一切反映形式,包括认识、情感、意志、动机、兴趣、能力和性格等,都是在实践过程中,在劳动、学习、娱乐和交往活动中发生、发展起来的。人的心理反映是在实践活动任务要求下产生的,而且人对客观外界的认识、反映的加深与提高,人的心理的日益丰富也是随实践的日益深化而实现的。人是在作用于客观外界、在改造外界的同时改变自身、改变自己对外界的反映的。

总之,人类社会生活是人的心理产生和发展的必要条件。没有人类特定的生活环境、社会实践活动,就没有人的心理;同时,人的心理,人们对客观世界的认识,是随着社会生活条件、社会关系的变化而不断地变化和发展的。

二、人的社会化

人的社会化(socialization)是指在特定的社会与文化环境中,个体形成适应该社会与文化的人格,掌握该社会所公认的行为方式的过程。

(一)社会化的主要因素

个体的社会化是经过个体与社会环境的相互作用,不断接受社会教化而实现的,是一个逐步内化的心理发展过程。其中家庭、学校和社会信息是影响个体身心发展的三个主要的社会因素。

1. 家庭的影响

家庭是社会的经济单位,也是社会中各种道德观念的集中点。社会对儿童的影响首先是通过家庭发生作用的。它主要通过父母的养育态度、家庭氛围、孩子在家庭中的地位以及家庭的社会经济地位等发挥作用。个体出生后通过与父母亲互动,相互交流信息,沟通情感,学习、生活、起居、待人接物、言行举止都纳入规范,逐渐懂得是非、善恶、好坏、对错等,这就是接受社会教化。研究表明,从出生到 7 岁,是人的一生中心身发展,尤其是大脑发展最旺盛时期。这一阶段家庭中父母亲对孩子的态度和教育方式,对儿童的心理发展,特别是性格的形成起着十分重要的作用。日本心理学家 Azuma 根据日美跨文化研究的结果提出,在日本与美国家庭中,母亲在孩子的社会化方面具有不同的态度和策略,因而影响到孩子的某些心理特征的形成与发展。在日本,母亲重视培养母子间亲密的相互依存性,避免直接的冲

突,母亲在日常生活中很少处于权威者的地位,教育信息不是通过提出一套系统的程序,而是通过母亲对孩子的愿望来传递的,因而形成日本儿童服从性强、独立性较差的心理特点。而在美国,母亲从孩子出生起就相信其是一个独立的人,是一个需要接受教育和控制的对象。母亲的权威是公认的,母子之间主要靠明确的语言交往来进行沟通,在这样的家庭环境影响下,美国儿童显得更富有独立性和进取精神。

2. 学校的影响

学校教育对个体的心理发展和个性心理特征形成有着十分重要的作用。究其原因,学校既是系统传授知识、培养技能的场所,也是向学生灌输社会生活目标,使他们形成正确的世界观和社会道德行为规范准则的重要环境。学校根据学生心理发展的规律,通过一定的教育方针和培养目标,有目的、有计划、系统地对学生施加影响,如通过课堂教学、班集体和团队活动以及班风校风潜移默化的作用,以使学生实现社会化,促进他们的心身发展。

3. 社会信息的影响

社会信息,包括政治、经济、国家的宣传体系、宗教、风俗习惯、生活方式和社会生产力水平等。我国心理学教授张世富(1982)调查了云南省少数民族克木人与基诺族的某些人格特征。克木人与基诺族在新中国成立前都属于原始社会末期,新中国成立后整个社会发生了巨大变化,但文化与习俗仍然保留着许多原始社会的特点,表现为当地的居民私有制观念淡薄,没有偷盗。他们热爱劳动,诚实热情,尊重老人及长者,村寨之间和睦相处,表现出舍己为人的高尚品质。

书籍、报刊、影视、广播、网络社交平台等大众传播媒体形式日趋多元化,为我们构建了一个不可直接感知的"拷贝世界"(copy of the world)。这个"拷贝世界"是一个提供知识信息、思想见解和娱乐方式等的世界,是由媒介和传授者相互作用而形成的、继而衍生出的具有潜移默化作用的心理环境。这个"拷贝世界"对接受者的心理行为产生直接的或间接的、积极的或消极的影响。它能帮助人们更好地认知和理解社会,改善社会,也可能裹挟人们的想法去堕落和破坏社会。

(二)社会化的发展过程

个体的社会化过程是逐步完成的,使个体由自然人转变为社会人。通过这一过程表现出社会化的社会强制性、个体能动性、终身持续性的基本特征和显示出年龄性与阶段性的心理发展过程特点。

英国心理学家 Swainson 提出了品德形成"张力论"理论。她认为,个体在社会化过程中道德品质的形成是在个体与社会环境之间一种不可避免的张力中发展起来的,也就是两者之间相互影响、相互作用的结果,其中个体能动性起着主要作用。这种发展可以大体上划分为三个阶段:①"我—你间的张力阶段"(婴幼儿期)。在这一社会化发展阶段,幼儿处于一种个人需要与成人接受这种需要的关系中,幼儿必须迎合成人意见,才能使这种关系得到协调发展。因此,这一阶段的心理发展特点是小心、听话、谨慎和服从权威。②"自我—社会间的张力阶段"(童年期)。从这一阶段起就比较明显地看到社会化对个人品德形成的影响,社会以各种各样的方式作用于个体,儿童的行为模式也不断地被周围人们所塑造。在这一阶段,儿童的个人需要必须同伙伴的道德要求相一致。这是社会约束并影响儿童品德发展的新力量。③"自我—社会间的张力内化阶段"(青年期)。这一阶段,个体社会化过程的特点明显表现出已经不再是一种单纯迎合外界要求的过程,主要是一种个人适应的过程。个体已经从原来消极地接受外界压力转换成由内部控制自己行为的过程,表现出个体的积极主动性。此外,20 世纪 60 年代初 Peck 和 Harighurst 提出了个体社会化过程中出现的五种性格类型、五种相应的动机模式和五个相应的发展阶段,美国心理学家 Kohlberg 也提出青少年道德判断发展的模式,他们都对社会化与个体心理发展关系进行了研究探讨。

第三节 认 知 过 程

一、感知觉

(一)感觉

1. 感觉的概念

感觉(sensation)是人脑对当前直接作用于感觉器官的客观事物的个别属性的反映。例如,外界物体的形状、大小、颜色、气味和声音等个别属性,分别直接作用于人的眼、鼻、耳等感觉器官,经过大脑的加工处理进而产生相应的感觉。除此之外,通过感觉,个体还能感受到机体自身状态以及活动情况,如手臂的弯曲、身体的倾斜、胃肠的剧烈收缩等。

感觉是最简单、最初级的心理活动。通过感觉,个体从周围环境中获得必要的信息,同时获得有关自身状态的信息,为知觉、记忆和思维等复杂的认识活动提供原始资料。例如护士必须通过各种感觉来获得与病人心身健康有关的各种基本信息,然后通过进一步的加工处理,才能对病人的健康状况做出正确评估。不仅如此,感觉也是维持个体正常心理活动的必要条件。感觉剥夺(sensory deprivation)试验中,个体被剥夺感觉后,身心会产生不同程度的改变,甚至出现错觉、幻觉等异常精神活动,需要经过一段时间才得以恢复。这正说明,人们在日常生活中漫不经心地接受各种刺激,以及由此而形成的各种感觉并不是可有可无的,而是非常必要的。

2. 感觉的种类

根据感觉器官或刺激的来源可将感觉分为外部感觉和内部感觉。外部感觉是外部刺激作用于位于身体表面的外部感觉器官而产生的感觉,包括视、听、嗅、味和皮肤觉等。其中视、听、嗅觉接受的是远距离的刺激,又叫距离感觉;皮肤觉,一般认为包括触觉、冷觉、热觉和痛觉等四种基本形式。内部感觉是内部刺激作用位于身体内脏器官中的内部感觉器官而产生的感觉,主要包括运动觉、平衡觉、内脏感觉等。

3. 感觉的主要特性

(1)感受性 感受性(sensibility)指感觉器官对适宜刺激的感受能力,一般用感觉阈限(sensory threshold)来度量。感受性与感觉阈限呈反比关系。感受性又可分为绝对感受性和差别感受性。

绝对感受性(absolute sensitivity)是对最小刺激强度的刺激的感受能力,一般用绝对感觉阈限来度量。绝对感觉阈限是刚能引起感觉的最小刺激强度。绝对感受性和绝对感觉阈限会因刺激物的性质和个体自身状况等有所变化。

差别感受性(relative sensibility)是对刺激物之间最小差异量的感受能力,一般用差别感觉阈限来度量。差别感觉阈限是刚能引起差别感觉的两个同类刺激物之间的最小差别量,往往用相差的量同原来的刺激量之间的比值来表示。德国生理学家韦伯(Weber EH)指出,在中等刺激强度范围内,差别阈限和标准刺激的比例是一个常数,可用公式 $K=\Delta I/I$ 表示,被称为韦伯定律,式中,I 代表原来的刺激量,ΔI 代表刚能引起较强感觉的刺激的增加量,K 则是小于 1 的一个常数,称为韦伯分数。

（2）感觉适应　感觉适应(sensory adaptation)指随着刺激物对感觉器官的持续作用,感受性发生改变的现象。可以是因刺激过强过久而使感受性逐渐降低,如视觉的明适应,也可以是因刺激缺乏,感受性逐渐提高,如视觉的暗适应。

（3）感觉对比　感觉对比(sensory contrast)指同一感受器接受不同刺激而使感受性发生变化的现象。感觉对比可分为同时对比和继时对比。如将左手和右手分别放在冷水和热水中,然后将双手同时放在温水中,两手的感觉会不一样,这是同时对比;如先吃糖,再吃苹果,会感觉到苹果酸,这是继时对比。

（4）联觉　联觉(synaesthesia)指对某种感官的刺激会触发另一种感觉的现象,也叫通感。如色觉可引发冷热觉:红、橙、黄等颜色会引发温暖的感觉,被称作暖色;而蓝、青、绿等颜色则会使人感到寒冷,被称作冷色。

（5）感觉补偿与发展　人的感觉在生活实践中会得到一定的发展,如乐感可以通过长期的科学训练而得到提高。不仅如此,在某种感觉受损后,其他感觉的感受性会有一定程度的提高而予以补偿。如盲人在视觉受损的情况下,听觉和触觉成为接受外界信息的主要途径,在长期的应用中感受性可明显增高,甚至能具有超强的方向感和距离感。

（6）感觉后效　对感受器的刺激停止作用后,感觉印象并不立即消失,而是暂时保留一段时间,这种现象称为感觉后效(after-effect)。感觉后效在视觉中表现尤为明显,称为后像(after image)。比如,你先看一下鲜亮的刺激物若干分钟,然后把眼睛闭上,这时你会看见眼前有一个与之前的刺激物差不多亮的像,这称为正后像。或者,你先注视一个红色的物体若干分钟,再看向白色的墙面时,在白色墙面上依稀看到一个蓝绿色的物体,这称为负后像。

（二）知觉

1. 知觉的定义

知觉(perception)是人脑对直接作用于感觉器官的客观事物的整体属性及其外部相互联系的反映。任何事物的整体都是由许多个别属性以一定关系综合构成的。例如,医学上的疖肿,就是由其外表结节状的隆起、潮红、触之发热、疼痛等多种特征综合而成的。

感觉和知觉既有区别又有联系。感觉是在刺激作用下,个别分析器活动的结果。分析器由感受器、传入神经与大脑皮层相应区域三部分组成,其中任何一部分受到损伤就不能产生感觉。知觉是在刺激作用下,多个分析器协同活动的结果。感觉是知觉的基础,感觉越清晰、越丰富,知觉就越完整、越正确。但是,事物的整体和它的个别属性是不可分割的,人在认识事物时,各种感觉器官常常是同时活动的,很少有单纯的感觉孤立存在。人们都是以知觉的形式直接反映事物,因此,人们常把感觉和知觉联系在一起,统称感知。

2. 知觉的种类

根据起主导作用的感觉器官不同,知觉可分为视知觉、听知觉、嗅知觉、味知觉和皮肤知觉。根据反映客观对象的不同,知觉可分为空间知觉、时间知觉和运动知觉。空间知觉(space perception)是对物体的形状、大小、远近、方位等空间特性的知觉,如形状知觉、大小知觉、深度知觉、距离知觉等。时间知觉(time perception)也称时间感(time sense),指在不使用任何计时工具的情况下,个人对时间的长短和快慢等变化的感受与判断。在缺乏有效的计时工具作为参考标准的情况下,个体可根据自然环境的变化、工作程序等外在线索或通过生理改变等内在线索来感知判断时间的变化。运动知觉(motion perception)是对环境中所见物体是否移动以及对该物体移动快慢、方向等方面的认识判断,主要受物体移动的速度、方向、距离、参照物以及个体所处的状态等影响。

3. 知觉的基本特性

(1)知觉的选择性 个体时刻接受着各种各样的刺激,在某一时刻注意某些刺激,对这些刺激形成特别清晰的知觉,而对其他刺激则留下模糊的感知,这种现象称为知觉的选择性(perceptual selectivity)。知觉的选择性,使人能够排除次要的干扰性刺激,从而更有效地感知外界事物。知觉得特别清楚的部分称为知觉的对象,知觉得比较模糊的部分称为知觉的背景。知觉的对象和背景的关系并不是固定不变的,知觉对象的选择往往受到个体需要、动机和兴趣等主观因素以及刺激的位置、运动等客观因素的影响。

(2)知觉的理解性 个体在感知当前的事物时,总是借助于以往的知识经验来理解它们,这称为知觉的理解性(comprehending of perception)。知识经验越丰富,对当前事物的知觉就越深刻、越精确且越迅速。例如,经验丰富的护士比刚参加工作的护士,对病人的病情能更迅速地做出准确的评估和诊断。

(3)知觉的整体性 知觉的对象是由不同的部分、不同的属性组成的,它们分别作用或先后作用于人的感觉器官。但人并不是孤立地反映这些部分和属性,而是把它们结合成有机的整体,这称为知觉的整体性(unity of perception)。它主要受刺激物的性质特点和知觉主体的主观经验的影响。比如,观看一场演出,在灯光、声效、舞美等各种刺激下,我们形成了整体的美感知觉。

(4)知觉的恒常性 外在刺激因环境影响而某些属性有所改变,但知觉经验仍维持不变,这种现象称为知觉的恒常性(constancy of perception)。这是因为客观事物具有相对稳定的结构和特征,且我们对这些事物已经有了十分丰富的经验,无数次的经验校正了来自每个感受器的不完全的甚至歪曲的那些信息。视知觉的恒常性表现非常明显,例如,看一个人的个头高矮,因为远近距离不同,投射到视网膜上的视像大小相差很大,但我们却能认为他的高矮没变,仍能按他的实际高矮来知觉,这就是大小恒常性(size constancy)。除此之外,视知觉还具有亮度恒常性(brightness constancy)、形状恒常性(shape constancy)和颜色恒常性(color constancy)。

(三)感知与护理工作

在临床工作中,要熟悉不同病人的感知特点,分别给予相应的心理行为学指导;要注意感知与情绪的密切关系,通过改变病人的认识过程以调整其消极情绪是最简便、最常用的心理护理、心理治疗方式;医护人员应为病人提供一个安静、清洁、舒适的感知环境。另外,不少精神神经疾病常有感知觉障碍,如出现各种感觉的减退或消失,出现病态的错觉、幻觉、感知综合障碍等,因此医护人员在工作中要善于观察这方面的症状,及时进行医护处理。

二、记忆

(一)概述

记忆(memory)是人脑对经历过的客观事物的识记(memorization)、保持(retention)、再认(recognition)或再现(reproduction)的心理过程。若以信息加工角度来看,记忆的过程常被认为人脑对外界信息的编码、储存和提取的过程,而再认和再现则是提取过程的两种不同形式。

记忆是动物和人类所共有的一种心理活动,没有记忆就不能认识和预见环境的变化,也就不能使个体的行为活动与环境变化相适应。记忆是学习的条件,是获得新知识的一种形式,故没有记忆就没有学习。

（二）记忆的过程

1. 识记

识记,通常是一个反复的感知过程。识记是记忆的第一步,是保持的必要前提。从信息加工的观点看,识记就是信息的输入和编码过程。

识记可分为无意识记和有意识记。无意识记是事前没有确定识记的目的,也不用任何有助于识记的方法的识记。无意识记具有很大的选择性,那些在生活中具有重大意义的、适合人的兴趣、需要的事物,能激起人们情绪活动的事物,对人的影响就深,常容易被记住。生活中许多经验和某些知识,就是由无意识记获得的,但它常常有偶然性、片面性,单靠它不能获得系统的知识。

有意识记是事先有明确的识记目的,并经过一定的努力、运用一定方法的识记。根据识记材料有无意义或学习是否了解其意义,又可分为机械识记和意义识记。机械识记主要依靠机械重复的方法进行识记,即学习中的死记硬背。例如,外文单词中的字母、某些历史年代、门牌号等缺乏意义联系的材料,大多数靠机械识记。意义识记是理解事物的意义和内部联系,运用已有经验的识记。意义识记的效果,无论是识记速度、保持时间,还是回忆效率,常远比机械识记好。平时,我们常把机械识记和意义识记两者结合起来,以互相补充。

2. 保持

保持,就是对识记的内容进一步巩固,把识记的知识经验较长时间地保留在头脑中。保持不仅是巩固识记所必需,而且也是实现再认或回忆的重要保证。从信息加工的观点看,保持就是信息的储存和进一步编码的过程。

3. 再认和再现

再认和再现是记忆的两种表现形式,都以识记为前提,又都是检验保持的指标,从信息加工的观点看,都是提取信息的过程。再认,是过去感知过的事物重新呈现在面前感到熟悉,确知是以前识记过的。正确的再认要靠良好的识记。再现,又称回忆,是过去感知过的事物虽不在眼前,把它重新呈现出来(回想起来)。回忆的速度和准确性,决定于所掌握的知识经验是否概括成体系,是否经常应用。回忆发生困难时,须进行追忆。

（三）记忆的三阶段模型

20 世纪 50 年代中期以后,许多心理学家用信息加工的观点解释记忆。根据记忆过程从信息输入到提取所经过的时间间隔的不同,编码方式的不同,可把记忆分为三个阶段(系统),即感觉记忆(库)、短时记忆和长时记忆(图 1-1)。

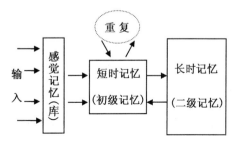

图 1-1　记忆的三阶段模型

1. 感觉记忆（感觉库）

感觉记忆（sensory memory）也称为瞬时记忆或感觉登记，是记忆过程的开始阶段。在现实生活中，所有输入的记忆信息都首先经过感觉记忆。我们有这样的体验，有时，作用于感官的刺激已经消失，而感官中的印象并未消退，还会持续很短一段时间，如视觉后像、听觉刺激后像即回声记忆等。感觉记忆的材料保持时间很短，约为 0.25～2.0 秒；直接以材料所具有的物理特性编码，有鲜明的形象性；其容量由感受器的解剖生理特点决定。感觉记忆中登记的材料受到特别注意就转入第二阶段即短时记忆，如没受到注意，就很快消失。

2. 短时记忆（初级记忆）

短时记忆（short-term memory，STM）也称为工作记忆（working memory，WM），是保持在 1 分钟以内的记忆。除了重要信息，信息保持时间一般在 20 秒以内。例如，我们从他人口中得知了某人的 11 位手机号码，我们一边口中念叨着这串号码的发音，一边就动手拨出了号码，然后与对方热聊起来，刚才脑中还清晰记得的号码此时已经"荡然无存"。我们常说的"好记性不如烂笔头"，可以说也是短时记忆保持特点的体现。短时记忆的信息多以语音编码，容量相对于瞬时记忆来说却十分有限。米勒（Miller GA，1956）在实验研究的基础上提出短时记忆容量通常为 7 ± 2 个记忆组块（chunk）。

3. 长时记忆（二级记忆）

记忆信息经过复诵可进入二级记忆。与初级记忆相比，长时记忆的容量非常大，并主要根据其语义—联想特点来贮存信息。长时记忆的保存时间可以很长，甚至保持终身。

（四）遗忘

信息无法提取出来，不能正确再认或再现，那就是遗忘（forgetting）。德国心理学家艾宾浩斯（Ebbinghaus H）运用无意义音节尝试寻找遗忘的规律。他用"初学时诵读次数或时间减去重学时的诵读次数或时间"与"初学时的诵读次数或时间"的百分比来表示记忆的保持量，并以初学后的时间为横坐标、记忆的保持量为纵坐标，描绘出了遗忘曲线。遗忘曲线揭示遗忘的速率是先快后慢，最终记忆保持量维持在一定水平上。两千多年前孔子已明示我们"温故而知新"。一百多年前的遗忘曲线，则再一次向我们揭示了及时复习的重要意义。

关于遗忘的原因，主要有两种假说。一是干扰说，认为其他刺激的干扰会使得记忆痕迹被抑制。长时记忆的遗忘，常被认为是基于此机制。前摄抑制即先学习记忆的内容对后学习记忆的内容的干扰；后摄抑制是后学习记忆的内容对先学习记忆的内容的干扰。先后识记的内容差异越大，干扰的效果相对越小。另一是衰减说，认为遗忘是原先的记忆痕迹不再被强化后逐渐消退的结果。感觉记忆和短时记忆的遗忘，多被认为是基于这一机制。了解遗忘规律，有策略地进行识记或复习，就能适度提升记忆效果。

（五）记忆的生理学基础

按照俄国生理学家巴甫洛夫（Pavlov I）的高级神经活动学说，记忆的产生是大脑皮层暂时联系的形成、巩固和恢复。识记就是形成暂时联系，保持是暂时联系的巩固，再认和回忆是暂时联系的恢复。

近几十年的研究表明，与记忆关系最密切的是颞叶和皮层下的海马。颞叶区多半是视觉和听觉方面的形象记忆部位；海马与短时记忆有密切关系。

应用脑电图同时引导多个脑区域的电位，发现在大多数学习过程中，有许多皮层部位和皮层下结构出现脑电位的变化。这说明学习和记忆是由广泛的神经元的共同活动来完成的。有人提出众多神经元群的共同活动可能是记忆的生理基础的假说。据美国心理学家克莱因斯报道,依据脑电波的波形,能说出被试正在注意什么颜色。美国密苏里大学的研究人员已能把一部分脑电波形翻译成词。据说,目前他们已能鉴别 27 个词的脑电波图形。人们据此而推测,由于信息的不同,引起多种神经元群活动的改变,进而引起脑细胞膜构型的改变,导致脑电波形的变化,很可能是记忆的生理学基础。

在生物化学研究中,提出了核糖核酸(RNA)和蛋白质的合成是记忆的分子基础的假设。许多动物实验表明,促进核糖核酸的合成,或直接注射核糖核酸,能提高记忆效率,动物的条件反射就能更快形成;反之,抑制核糖核酸的合成,记忆就发生障碍。

此外,还有人研究神经递质与记忆的关系;有人在超微结构水平上,研究脑细胞外膜微环境对记忆过程的可能作用等。

（六）提高记忆效果的方法

1. 明确记忆的目的和任务

有无明确的识记目的和任务对记忆效果有重要的影响,因为这会直接影响人们学习记忆的自觉性、积极性、主动性和计划性。许多心理实验表明,在有意识记中,目的任务越明确,识记的效果越好,反之则越差。另外,识记任务的具体化程度,也对学习效果发生影响。因此,教学中不仅要阐明学习识记的目的意义,且要阐明识记的具体内容、主要的问题及具体要求。

2. 注意识记材料的性质和数量

识记有意义联系的材料比识记无意义材料效果要好;形象材料优于抽象材料,课文优于散句。也有研究表明:对内容的识记,以阅读课文为好;对每个字或单词的识记,则读散句为好。另外,识记材料的难易程度对识记的进程有影响。识记容易的材料,识记得快,回忆的效果也好;识记困难的材料,开始识记得少,进程慢,但到一定阶段后,复习效率就高了。

3. 减少遗忘的方法

遗忘与原学习程度在适当范围内成反比。学习程度越高、复习次数越多,遗忘也越少;学习程度越低,遗忘进程也越快。另外,其他刺激干扰也是造成遗忘的原因。因此,要尽量避免前摄抑制和后摄抑制,学习要做好安排,不要把性质相似的材料安排在一起学习。

4. 选择识记的方法

（1）集中识记和分散识记 集中识记是指集中在一段时间内,将所识记的材料连续感知多次。分散识记是指分散在几个相隔的时间内,将所要识记的材料反复感知一定的次数。一般讲,分散识记比集中识记效果好。

（2）部分识记、整体识记和综合识记 把一份材料分成若干段落部分,一部分一部分地识记,称为部分识记。整体识记是将材料从头至尾地反复识记。综合识记则是两者兼用。这几种识记方法各有利弊,应视材料的性质、难度和数量决定采用何种适宜的方法,但一般讲,综合识记优于整体识记,整体识记又优于部分识记。

（3）单纯重复的识记和结合回忆的识记 实验表明,结合回忆的识记效果远比单纯重复的识记为好。

（4）多样化的复习方法 动员多种感官参加复习,比使用单一感官的效果好。复习方法的单调,容易使人产生消极情绪和感到疲劳,多样化的复习方法会使学习感到新颖,容易激起智力活动的积极性。

（5）意义识记和机械识记　意义识记，即在理解的基础上找出内在联系，了解材料的意义进行记忆，比机械识记效果好。因此，最好在识记前先分析材料，找出它的要旨、论点、论据、逻辑结构，动用自己的语言把它概括为提纲，这样比较容易记忆和保持。

（七）记忆与护理工作

临床工作中要注意不同年龄、不同疾病病人的记忆特点，包括记忆内容、范围、遗忘性等，它们均可影响临床护理工作的效能。如对老年病人的护理，则需要耐心和不断重复，才能降低他们的遗忘率。此外，不少神经精神病常有记忆障碍，如记忆增强、记忆减退、逆行性遗忘（即对疾病发生以前一段时间的经历不能做出回忆）、顺行性遗忘（即不能回忆疾病发生以后一段时间的经历）、记忆错误、记忆恍惚等，要注意在护理此类病人时的特殊性。

三、思维

（一）概述

思维是客观现实在人脑中间接、概括的反映。间接性和概括性是思维的重要特征。所谓间接性，即思维是借助已有的知识经验来理解或把握那些没有直接感知过的，或根本不能直接感知的事物或其属性，以及推测和预见事物的发展进程。例如，医生根据体温、血化验、胸部 X 线透视结果诊断肺炎，这就是间接地反映事物。思维的概括性，表现在两个方面：① 思维是对一类事物共同的本质特征的反映，例如，医学上的猩红热、流行性脑膜炎，可用细菌性传染病一词概括；② 思维是对事物之间本质联系的反映，例如，幽门梗阻病人上腹部可有拍水音，这是在多次实践经验的基础上得出的结论。

由于思维的概括性和间接性，人们通过思维就可以认识那些没有或者不能直接作用于人的各种事物的属性，也可以预见事物的发端，预见事物的进程以及结果。护士根据医学护理知识和临床经验，通过询问病人，检查病人的体温、血压，经过临床思维能了解不能直接观察到的病人内部器官的状态，从而制订护理方案。

思维的概括是借助词来实现的，任何词都是已经概括化了的东西。词是人类在历史发展过程中固定下来，并为全体社会成员所共同理解的一种信号。通过词（说出的词、听到的词或看到的词），能把一类事物的本质及其规律确定和巩固下来。因此，人只有借助词、语言才能思考。人的思维主要是词的思维。

思维不是在头脑中凭空产生的，思维的内容和源泉仍然是客观现实。实践是人的思维活动的基础，没有社会实践，就不可能有思维活动。实践为思维提供了感性材料，也为思维活动提出了课题任务。而且，思维的结果是否正确，也只能通过实践来检验。

（二）思维过程

从感性认识上升到理性认识是通过一系列思维过程实现的。思维的过程主要有分析和综合、比较、抽象和概括、具体化和系统化。其中分析和综合是思维的基本过程。

1. 分析和综合

分析，是把事物的整体分解为各个部分或各个方面；综合，是把事物的多个部分或特征组合为整体。分析与综合是彼此相反而又紧密联系的过程，是同一思维过程的两个方面，是互相联系、互相制约的。只有分析，才能清楚地认识事物的各个部分，各种属性的意义；只有综合,才能认识这些部分和属性的关系与联系。分析和综合贯穿于整个思维过程。

2．比较

比较是在分析综合的基础上,把事物加以对比,从而找出事物之间异同点的思维操作活动。没有比较,就没有鉴别;没有比较,人就无法认识事物。护士在进行心理护理诊断时,鉴别诊断就是比较。

3．抽象和概括

抽象,是抽取同类事物的本质特征,舍弃非本质特征的思维过程;概括,则是把同类事物的一般特征加以综合并推广到同类其他事物的思维过程。例如,医生抽取肠梗阻各种表现中共同的特征,舍弃其他特征,再推广到其他病人身上,见到病人有腹痛、呕吐、腹胀、无大便、无排气的症状时,可诊断为肠梗阻。概括有不同的水平,即感性的概括(经验的概括)和理性的概括(科学的概括)。前者是根据事物外部特征的概括,属于知觉和表象水平的概括;后者是根据事物本质特征进行的概括,属于思维水平的概括。抽象与概括的过程,实质上是在比较的基础上进行的更高级的分析综合过程。

4．具体化和系统化

具体化是在概括的基础上,将对事物的一般认识应用到相应的个别事物上去。系统化是把已经理解的知识归入某种顺序(归类),使知识构成一个统一的整体。学生所学的知识愈多,愈需要加以系统化,才便于应用。

（三）思维的分类

1．根据思维方式分类

（1）动作思维（action thinking） 在实践活动中,人们以实际动作为支柱,在头脑中解决具体问题的操作过程,称动作思维,也称直观动作思维。其基本特点是思维与动作不可分,离开了动作就不能思维。动作思维是0～3岁幼儿的主要思维方式。

（2）形象思维（imagery thinking） 主要用直观形象和表象解决问题的思维。其特点是具体形象性。形象思维是通过对事物形象的概括而产生的。从发展水平可区分出三种形态:第一种水平的形象思维是学龄前儿童(3～6、7岁)的思维,它只能反映同类事物之中一般的东西,不是事物所有的本质特点;第二种水平的形象思维是一般成人在接触大量事物的基础上,对表象进行加工的思维;第三种水平的形象思维是艺术思维,它是在大量表象的基础上,进行高度的分析、综合、抽象、概括,形成典型性的形象过程。

（3）抽象思维（abstract thinking） 一般指抽取同类事物的共同的、本质的属性或特征,舍弃其他非本质的属性或特征的思维过程。例如数学的抽象思维能力,指的就是理解、掌握和运用数学抽象概念和原理的能力。护士的护理方案制订也属于抽象思维。

2．根据思维的指向性分类

（1）求同思维 又叫集中思维、聚合式思维,是通过对若干相异的人或事物的比较与思索,找出其相同的本质特征的思维。求同思维是培养创造性思维的重要手段之一,因为通过求同,可培养综合概括能力。由于有关事物的内在联系和相互触发的特点,只要记住了一个,就可能带出一串,可见通过求同还能够强化记忆。再者,从不同处求相同之处,还往往能起到一种发现规律性东西的作用。

（2）求异思维 也叫分散思维、发散式思维。这种思维中信息朝各个方向扩散,以引出更多的设想和答案。它的基本特征是富有独特性和变通性,既有与众不同的表现,又能随机应变、举一反三,带有相当大的灵活机敏性。

（四）思维和问题解决

人的思维是由问题引起的,没有需要解决的问题,也就没有人的思维活动。由于问题性质不同,思维的方式不同,所以解决问题的思维过程也是多种多样的,无统一的模式。这里主要谈谈影响解决问题的主观和客观两方面因素。

1. 客观方面的影响因素

（1）问题的性质　容易的问题一般很快就能找到解决的方法,而困难的问题,则要经历一定的甚至曲折的过程才能解决。

（2）问题呈现的方式（情况）　即使同一问题,如果呈现的方式不同,其难度也就会发生变化。

2. 主观方面的影响因素

（1）动机　只有当个体具有解决问题的需要和动机时,才可能以进取的态度寻觅解决问题的方法和步骤。但是,动机过于强烈、害怕失败、情绪过度紧张也会影响问题的解决。

（2）知识　具备有关知识是解决问题的基础。只有凭借有关知识,才能确定解决问题的方向,选择恰当的途径或方法。已经拥有的知识、技能和经验会促进或妨碍新知识、新技能和新的问题解决经验的形成,即知识的正迁移或负迁移。通常新旧情景相似性高,已有知识掌握得更全面和精准,更容易产生知识的正迁移。在护理工作中,护士应注意利用正迁移的积极作用,同时避免负迁移的消极作用。

（3）定势作用　这是心理活动的一种准备状态。心理定势是指过去的思维影响现在的思维,使人以特定的方式进行认识或行为,或在解决问题时具有一定的倾向性。面对常规问题时,心理定势可以让我们更高效地解决问题,但面对显著变化的新问题时,反而可能妨碍我们跳出常规思维,难以寻找新的解决途径,变成了创新性思维的"绊脚石"。

（4）个性　解决问题的效率也受个性因素的影响。个性中智慧发展水平对解决问题有重要影响。另外,自信心、灵活性、创造精神、意志力、情绪稳定等品质也会提高解决问题的效率;反之,则会妨碍问题解决。

（五）想象与创造思维

想象是在头脑中对原有表象进行加工改造形成新形象的过程。这种新形象称为想象表象。例如,鲁迅根据自己耳闻目睹,从许多劳动妇女悲剧生活的形象（记忆表象）中,创造出"祥林嫂"这个典型形象。想象是在实践活动中发生、发展起来的,它和思维活动联系密切,也具有间接性和概括性的特征,因此想象也是一种特殊形式的思维。

根据想象有无预定目的,可把想象分为无意想象和有意想象。无意想象也称不随意想象,例如,听着对敌斗争的英雄事迹,头脑中自然地浮现出那些斗争的场面。有意想象是有预定目的、自觉产生的想象,也称随意想象。

在有意想象中,又可以根据想象的独立性、新颖性和创造性程度的不同分为再造想象和创造想象。按图施工等属于再造想象;运用头脑里储存的记忆表象或感知材料作为原型或素材,经选择、加工、改组而独立地创造新的形象,例如作家的写作、科学家的创造发明等,都是创造想象。创造想象具有首创性、独立性和新颖性,因此,它比再造想象更复杂、更困难。创造想象是一切创造性活动的必要因素,是任何创造性的工作、学习和研究活动都不可缺少的。

幻想,是创造想象的一种特殊形式,它是一种与生活愿望相结合的并指向未来的想象。

创造过程是十分复杂的,没有固定的模式。创造过程受创造课题性质、类型、创造者的主观条件、客观环境等多因素影响。创造者只有根据实际情况、制订创造方案,使其符合客观规律,才能使创造活动得以成功。创造性活动与创造者的个性特点也密切相关。许多研究表明,具有高度创造性的人在个性方面有许多共同的特点,例如,坚定的事业心和责任感;强烈的求知欲和探索精神;敢于向传统观念和权威挑战,不怕冒风险;独立性,在自己的研究领域不顺从习俗的束缚;具灵活性,不保守、无偏见;勤奋、顽强、自信等。

（六）思维与护理工作

临床医疗护理的过程是以护士的思维过程为主线的,护士应培养良好的思维品质。另外,精神疾病常有思维障碍,如联想障碍、妄想等,护理时要注意其特殊性。

第四节　情绪情感过程

一、概述

（一）情绪和情感的概念

情绪（emotion）是人脑对客观事物是否符合自身需要而产生的态度的反映。情感（feeling）则是情绪的高级形式,是人对社会性需要是否得到满足而产生的态度的体验。情感是人类社会发展过程中逐渐形成的,为人类所特有,也就是说动物有情绪,却没有情感。情绪、情感的定义包含以下几方面内容。

第一,情绪、情感是以个体的需要为中介的一种心理活动,它反映的是客观事物与主体需要之间的关系,客观事物符合主体的需要就会产生积极的情绪情感体验,反之就会产生消极的体验。例如病人急切需要治疗,医生及时给予治愈,治病的需要得到满足,就产生愉悦和感激之情;学习的目的是获得知识,取得良好的成绩使人产生欣慰感;保持病房的良好环境也是一种需要,扰乱安宁的行为就使人有厌恶感。

第二,情绪、情感是主体的一种主观感受,这种感受只是主体的一种内在体验。它不同于认识过程,因为认识过程是以形象或概念的形式来反映客观事物的。

第三,内在的体验可以有外部的表现形式,这就是表情。表情包括面部表情、身段表情和言语表情。面部表情是面部肌肉活动组成的模式,它能比较精细地表现出人不同的情绪和情感,是鉴别人的情绪和情感的主要标志,如快乐时会眉开眼笑,痛苦时会愁眉苦脸。身段表情是指身体动作上的变化,如高兴时会手舞足蹈,不好意思时会手足无措,痛苦时会弯腰驼背。言语表情是情绪和情感在说话的音调、速度、节奏等方面的表现,如兴奋时表现为音调高、语速快,悲伤时表现为音调低、语速缓慢。表情既有先天的、不学而会的性质,又有后天模仿学习获得的性质。一方面,人类表达情绪的主要方式是一样的,笑表示快乐,哭表示痛苦;另一方面,不同文化背景的影响也使人表达情绪的方式带有不同的色彩,东西方民族表达欢迎的方式就有很大的差异。

第四,情绪、情感会引起一定的生理上的变化,包括心率、血压、呼吸和血管容积上的变化,如愉快时面部毛细血管扩张,害怕时毛细血管收缩。

（二）情绪、情感的分类

描述情绪的词汇很多,分类方法也不少。中国古代按情绪内容将其分为喜、怒、忧、思、悲、恐、惊（《黄帝内经》）或喜、怒、哀、惧、爱、恶、欲（《礼记》）等七情。目前公认的有以下几种分类方法。

1. 按情绪的来源

按情绪的来源,可分为快乐、悲哀、愤怒、恐惧四种最基本的形式。

（1）快乐　是愿望得以实现导致紧张解除时的情绪体验。快乐的程度可从满意、愉快到欢乐、大喜、狂喜,目的突然达到和紧张一旦解除,会引起巨大的快乐。

（2）悲哀　与失去所盼望、所追求的东西和目的有关,悲哀的强度依赖于失去的事物的价值。悲哀程度可从遗憾、失望到难过、悲伤、哀痛。

（3）愤怒　由于目的和愿望不能达到,一再受到挫折,内心的紧张逐渐积累而产生的情绪体验。它可以从轻微不满、生气、愤怒到大怒、暴怒。

（4）恐惧　是面临或预感危险而又缺乏应付能力时产生的情绪体验。其程度可以是担心、害怕到恐惧、惊恐。引起恐惧的关键因素是缺乏处理、摆脱可怕的情景或事物的力量和能力。

通常认为快乐、悲哀、愤怒和恐惧是四种基本情绪。基本情绪混合以及与内驱力、认知混合会组成复合情绪,如愤怒—厌恶—轻蔑可复合成敌意这种情绪,恐惧—内疚—痛苦—愤怒可复合成焦虑这种情绪。

2. 按情绪状态

按情绪状态,可分为心境、激情、应激三种基本状态。

（1）心境　心境是一种比较持久而微弱的具有渲染性的情绪状态。心境的特点是弥散性,不具有特定指向,不针对特定的事物。所谓"人逢喜事精神爽""见花落泪,见月伤心",指的就是心境。心境产生的原因是多种多样的,生活中的重大事件,如事业的成败、工作的顺利与否、人际关系好坏,是产生心境的重要原因;机体的状况,如健康程度、工作疲劳等都影响个人的心境。人们不一定都能意识到引起心境变化的原因,所以经常有人说"不知道为啥这几天这么高兴"或"不知为什么这几天这么烦闷"。相反,心境也会影响日常活动,例如工作效率、学习成绩、人际关系等。

（2）激情　激情是一种强烈的、暴发性的、时间短暂的情绪状态。这类情绪就像狂风暴雨,突然侵袭并笼罩整个人,例如,暴怒时摩拳擦掌,暴跳如雷;狂喜时,捧腹大笑,手舞足蹈等。处在激情状态下,人的意识活动的范围往往会缩小,仅仅指向与体验有关的事物,理智分析能力减弱,往往不能约束自己的行动,不能正确地评价自己行为的意义和后果。但激情持续的时间往往较短。激情通常由生活中的重大事件、对立意向冲突、过度的抑制或兴奋等因素所引起。激情也有积极和消极之分,积极的激情可以成为动员人们积极投入行动的巨大力量。

（3）应激　应激是一个被多学科、多种理论观点广泛采用的概念。在传统心理学领域,应激是指出乎意料的紧迫情况下所引起的高度紧张的情绪状态。在突如其来的或十分危险的条件下,必须迅速地、几乎没有选择余地地采取决策和行动,容易出现应激状态。例如,司机在驾驶过程中出现危险情景的时刻,人们在遇到巨大自然灾害的时刻,需要人们根据以往的知识经验,迅速地判明情况,果断地做出决定。在应激状态下,人可能有两种表现:一种是目瞪口呆,手足无措,陷入一片混乱之中;另一种是急中生智,头脑清晰,动作有力,及时摆脱困境。应激状态持续时间可短可长。短时的应激通常导致全身"总动员",包括交感神经兴奋、激素大量分泌以及高度觉醒以对付应激。如果一个人长期处于应激状态之下,机体往往难以应对,从而可能导致身体功能紊乱,直至崩溃。

3. 高级社会性情感

社会性情感起因于社会文化因素,为人类所独有,可分为道德感、美感、理智感三种。

(1)道德感 道德感是关于人的行为是否符合人的道德需要和道德观而产生的情感体验。人有共同遵守社会道德标准的心理需要,这种标准得到遵守,即产生肯定的体验,反之则产生否定的体验。例如,对集体的荣誉感,对病人的友谊感等。道德感存在一定的文化差异。

(2)美感 美感是事物是否符合个人审美需要而产生的个人体验。例如美好的音乐使人产生肯定的体验,山清水秀的疗养地具有自然美,布置独具匠心的环境有艺术美,穿戴和动作端庄大方有仪表美等。美感受个人的审美观、审美能力等诸多因素的影响。

(3)理智感 理智感是个人对智力活动的需要和意愿是否满足而产生的情感体验。它是人在认识事物、探索世界的过程中产生的,例如科研过程中发现新线索、学习上取得新进展,都会产生肯定的体验。如陶醉感、上进心、求知欲、追求真理等属于理智感。

(三)情绪、情感的联系与区别

情绪和情感是同一类心理过程,两者全称感情,它们既有联系,又有区别。两者之间的联系可表现在以下三个方面:其一,都是在客观事物的刺激下产生;其二,都与个体的需要是否得到满足有关;其三,都有内在的生理变化和外部的表情改变。然而情绪、情感是两种不同的感情状态,又存在着区别,表现在:① 情绪与机体生理需要是否获得满足相联系,是人与动物共有的;而情感与社会需要是否获得满足相联系,为人类所特有。② 情绪具有较大的情景性、冲动性和较强的体验,有较明显的外显成分;情感则不易受情景因素的影响,冲动性较少,体验较弱,外部表现较不明显。

二、情绪理论与生物学研究

近百年来许多学者相继对情绪的本质进行研究,提出许多理论或学说。

(一)情绪感知说(詹姆士—朗格理论)

情绪的第一个理论认为,对体内生理唤起的感知就是情绪。该学说由美国心理学家詹姆士(James W)在1884年提出。几乎在同时,丹麦生理学家朗格(Lange C)也提出了类似的观点,因而被称为詹姆士—朗格理论(James-Lange theory)。根据这一理论,对一种危险刺激的感觉,先产生机体的逃跑和内脏生物学反应,当内脏反应通过自主神经系统被个体感觉,并与原来对危险刺激信号的感觉相汇合,才产生一种意识性的害怕情绪知觉。例如,当一辆汽车突然向你猛冲过来时,你迅速做出了回避,并出了一身冷汗,此时你才开始发抖和感到恐惧。朗格提出的理论与詹姆士类似,只是他认为引起情绪体验的体内感觉来源于血管的变化。

　　该理论首次涉及生理变化对情绪的影响,从而促进后来对情绪的各种实验心理学研究。但该学说存在一些问题。例如,人为地注射肾上腺素以引起类似于情绪条件下的生理变化,但此时仅仅使个体产生一般的觉醒而已;不同的情绪产生的生理反应并无多大的区别,个体又如何能据此分辨不同的情绪等。但近年的内感受性研究启示,不能简单地否定内部生物学变化对情绪的作用。

　　(二)情绪起动说(坎农—巴德理论)

　　生理学家坎农(Cannon)在1927根据许多实验结果,提出丘脑是情绪的中心。当丘脑接收到能够引起情绪反应的刺激信号后,同时向大脑皮层和自主神经系统转发信号,经过一系列神经活动过程产生情绪体验、行为变化和生理反应,而无所谓先后之分。该学说后来被巴德(Bard,1934)扩展,故称为坎农—巴德理论(Cannon-Bard theory)。

　　但以后的实验证明,下丘脑比丘脑在情绪反应上有更重要的作用,说明丘脑中心说与事实有出入。另外,该学说对大脑皮层调节情绪的重要性也认识不够。

　　(三)认知生理学说(沙赫德认知三因素理论)

　　20世纪70年代,沙赫德(Schachter S)提出情绪的产生是认知过程、环境刺激、生理变化三者相互作用结果的学说,并强调过去经验以及认知因素的重要作用。目前这种"三因说"已为许多人所接受,有人称之为认知—生理学说(cognitive-physiological theory)。

　　沙赫德和辛格(Singer)在1962年做了以下实验:他们给志愿参加实验的大学生注射肾上腺素,以引起生理唤起状态。对第一组被试注射肾上腺素的生理唤起原因不加真实说明,将其中部分被试安置在事先布置好的能引起快乐情绪的情景之中,另一部分则处在愤怒的设计情景之中,结果发现处于快乐情景中的被试容易产生快乐情绪,处于愤怒情景中的被试则易产生愤怒。第二组被试虽然也注射肾上腺素,但如实告知药物可引起的生理唤起,如心跳加快、易激动等,结果他们在上述同样的设计情景中基本不产生情绪反应。第三组为对照组,不注射肾上腺素,他们在上述设计情景中分别产生中等的情绪反应。总结该实验说明:① 情景刺激、生理唤起和认知因素三者相互作用可引起特定的情绪反应;② 认知因素在其中更为重要,起着认知标签(cognitive labelling)的作用;③ 生理反应对情绪体验不一定是必需的,但能根据个体对情景的认知起到始动作用(Leukel,1979)。从实验中可以看出认知因素主要以经验为依据,个体将某种情绪的经验与环境刺激进行比较,以决定这种环境刺激是喜还是怒,如果两者相符合,就感受为具体的某一种情绪(喜或怒)。

　　(四)认知评价学说(阿诺德认知评价理论)

　　美国心理学家阿诺德(Arnold,1960)也强调认知过程对情绪发生的重要作用,而且这种认知评价过程也以过去的经验和情景刺激对个体的作用为依据,当机体对环境刺激的评价结果是"好""坏"或"无关"时,机体则分别以接近、回避或忽视的具体情绪做出反应。可见她强调这种对外部环境刺激的评价过程是发生在生理反应、情绪体验和行为变化之前。这种理论被称为认知评价说(cognitive-appraisal theory)。

　　该学说后来被拉扎拉斯(Lazarus RS)等人所支持和扩展。拉扎拉斯认为,对每一种情绪的评价与当事人当时所处的情景交互作用方式、当事人社会文化背景等有关。例如,同样的情景,美国人、中国人、印第安人,其情绪体验和表现可以不同,甚至相反。

　　上述第三、四两种理论都不同程度地突出了认知过程在情绪活动中的作用,因而有时被统称为情绪的认知理论。这对于认识和解决医学心理学中遇到的各种情绪问题有一定的指导意义。

（五）情绪的中枢生物学研究

研究证明，许多中枢部位与情绪有关，因而认为只有某种特定的情绪中枢的观点已被否定；但由于情绪的神经心理学研究的复杂性，其生物学机制仍不是很清楚。

某些中枢递质特别是儿茶酚胺（CA）与情绪关系密切，内啡肽亦与情绪活动有关。下丘脑是情绪的躯体反应和内脏反应的整合部位，已得到许多学者的认同。脑干网状结构在情绪的发生中起激活作用，人的情绪色彩和情绪反应很大程度上依赖于网状结构的状态。林兹利（Lindsley DB）曾系统地提出了以网状结构为核心的情绪激活学说，认为从外周和内脏传入的感觉冲动，由侧支纤维进入网状结构，并经下丘脑整合与扩散，兴奋间脑的觉醒中枢，激活大脑皮层，因而网状结构是情绪形成的重要条件。边缘系统与情绪的植物性反应和情绪体验关系密切。大脑皮层也与情绪有密切关系。巴甫洛夫早就强调大脑皮层在情绪产生方面的主导作用，许多实践已证明了这一点。

（六）情绪的外周生物学研究

外周生理反应通常称为生理反应，是情绪的一项重要现象学研究内容。在情绪条件下，机体的心血管、呼吸、消化、泌尿生殖、皮肤、血液循环、代谢、内分泌、运动系统等一系列生理功能都可发生明显改变。这是自主神经系统、内分泌系统和躯体功能三方面共同作用的结果。

情绪的生理反应往往表现为交感神经兴奋的特征，各种性质的情绪其外周生理反应往往是类似的，缺乏特异性。但是某些情绪的生理反应仍有细微的差别。例如某种愉快情绪可使副交感神经反应性相对增强，从而造成易激惹、内脏和皮肤血管扩张（如面红）；相反，害怕和发怒主要兴奋交感神经，并且被内分泌激素的作用所加强。关于情绪状态下内分泌激素分泌的某些特异性变化问题，也有一些研究报告。但是，也有许多研究否定这种差异，因此，目前一般只能通过表情观察及个人体验报告这两方面资料进行情绪种类的特异性测量和研究。

（七）情绪的生物学指标

情绪的生理反应，如皮肤电位、心血管变化、呼吸变化、脑电变化等都可以通过一些常用的实验记录方法加以记录。这些记录指标虽不能判断一个人的情绪种类，但却能据此判定人的情绪活动水平，即反映机体的唤起程度，因而在情绪的心理生物学研究中显得较为重要。

1. 皮肤电反应

皮肤电反应是研究情绪生理反应的一个重要实验指标。1888 年，弗里（Free）发现皮肤两点之间有微小电流通过，并发现当机体受到刺激时皮肤电阻就变小。1890 年，塔克诺夫（Tarchanoff）发现皮肤两点之间有可记录的电位差。反映皮肤两点间电阻或电压的变化曲线就是皮肤电反应（galvanic skin response，GSR）。GSR 可以分自发和诱发两种。自发皮肤电是在安静状态下描记，诱发皮肤电是在机体接受各种刺激条件下所产生的皮肤电波动情况。GSR 的产生机理，一般认为与皮肤的汗腺活动有关，情绪活动通过交感神经影响皮肤汗腺活动，导致 GSR 的变化。

2. 心血管反应指标

心率、血压随个体的情绪变化而变化已为人所共知,血管容积波常通过记录指端微血管搏动而获得,在情绪状态下其变化比心率灵敏,同时比 GSR 分化性也高些。

3. 呼吸指标

利用呼吸描记器记录呼吸活动情况,可对呼吸频率、波幅(深度)、呼气和吸气时间、呼吸的均匀程度等因素进行分析。人在愤怒时呼吸可以加深加快,悲伤时可以变慢,害怕时呼吸常不均匀,这些都反映了呼吸各指标在情绪实验中的意义。

4. 测谎仪

所谓测谎仪,是结合心跳、呼吸和皮肤电等心理生理指标的综合情绪检测器。测谎仪所测定的并不是撒谎本身,而是测定因撒谎而产生的紧张、内疚等情绪的生理变化。由于这些生理变化不受人的随意神经系统支配,故可作为个人情绪变化的客观指标。但应注意,生理变化受多种因素的影响,而且说谎者也未必都会产生情绪反应(如习惯说谎者),故测谎仪的使用价值也受到一定的限制。

三、情绪的意义与健康

情绪、情感是人的精神活动的重要组成部分,在人类的心理活动和社会实践中有着极为重要的作用。这些作用主要通过情绪和情感对行为的调节、对行为效率的影响以及对外界环境的适应等方面来实现的。

(一)情绪的意义

1. 情绪的组织作用

情绪既有积极的一面,又有消极的一面。一般来说,积极的情绪能够提高人的活动能力、充实人的体力和精力;消极的情绪会抑制人的活动能力、降低人的体力和活力。积极的情绪有助于工作效率的提高。而消极情绪则会影响工作效率。实验研究证明,消极情绪不一定在所有时候都会降低工作效率,比如在适度焦虑的情况下可提高工作效率。

2. 情绪的信号作用

从心理学角度而言,人类社会交往的存在和维持,首先是语言交际的存在。然而情绪的作用不亚于语言,情绪通过表情的方式达到互相了解、彼此共鸣的目的,以十分微妙的表情和动作传递交际信息。有时,人们的内心体验难以用言语描述,但可以通过非语言性信息,即各式各样的表情和动作来表达。

3. 情绪的适应作用

情绪是人类进化发展的产物,而且随着大脑的发展而得到分化,它有帮助人类适应环境的价值。情绪最根本的意义在于适应,有人把情绪看作是机体的再调整。例如,愤怒的情绪是当机体的活动遭受严重障碍时引起的,这时机体会再调整去动员能量,以克服障碍。其实,人类的许多表情是曾有实际意义的或有用动作的残留物。例如,原始社会搏斗时裸露尖齿的动作,在文明社会中演变成了表示愤怒的表情。由于情绪与其他心理过程有着密不可分的联系,所以情绪的发展及表现是否正常,往往体现着个体整个心理状态。如前语言阶段儿童的情绪发展是否健康,决定着他早期智力的萌发,影响个性特点的形成,甚至影响到儿童晚期或成年后的行为表现。

（二）情绪与临床护理

情绪具有明显的生理反应成分，直接关系到心身健康，同时所有心理活动又都是在一定的情绪基础上进行的，因而人们将其看成是心身联系的桥梁和纽带。情绪与人的健康和疾病的关系在临床护理中有多方面的体现。

1. 从护理工作的角度来看，护理人员良好的情绪状态是做好护理工作的前提条件。护理人员自身良好的情绪状态，对病人的情绪具有积极的感染力，有利于改善病人的消极情绪；反之，如果护理人员不能调节自身的不良情绪，甚至把不良情绪发泄到病人身上，就会加剧病人的消极情绪，从而导致护患关系的紧张，不利于病人的康复。

2. 从病人的角度来看，疾病会带来许多消极情绪，如焦虑紧张、恐惧不安、痛苦绝望，这些情绪会加重病情，形成恶性循环，影响病人疾病的康复。因此，护理人员应指导和帮助病人学会调节不良情绪，以积极乐观的态度战胜疾病带来的痛苦。

第五节　意　志　过　程

一、意志的概念

意志（will）是在需要和动机的基础上自觉地确定目的，调节自己的行动，克服困难，从而实现预定目的的心理过程。意志对行动的调节作用，表现为促使人们从事带有目的、必要的行动，也表现为制止与预定目的相矛盾的愿望和行动。

意志过程的基本特征有：① 意志行动是有目的的行动，在行动之前，行动的目的已存在于人的头脑之中，并以此来指导自己的行动。因此，冲动、盲目的行动都不是意志的行动。② 意志行动是在克服各种困难的过程中实现的。一个人在活动中能够克服的困难愈大，表明其意志愈坚强。因此，在活动中克服困难的情况就成为衡量意志强弱的主要标志。③ 意志行动以随意运动为基础。随意运动是由人的主观意识控制和调节，具有一定的目的要求和目的指向的运动。随意运动是意志行动赖以实现的条件，它可使人们根据目的，把一系列最基本的动作组合成复杂的行为，从而达到预定的目的。因此，如果没有随意运动，意志行动就无法实现。上述三个基本特征是相互关联的，目的是意志行动的前提，克服困难是意志行动的核心，随意运动则是意志行动的基础。

二、意志与认知、情感和个性的关系

意志与认知过程有着密切的联系。意志的产生是以认知过程为前提的，只有认知了客观规律和人类需要的关系，才能提出切合实际的目的，才有意志行动；反之，意志对认知过程也有很大的影响，人的各种认知活动，特别是系统的学习和独立的研究，都是有目的、有计划、需要不断克服困难的过程。因此，没有坚强的意志行动，就不会有深刻的认知活动。

意志与情感过程的密切联系在于情感可以成为意志的动力，也可成为意志的阻力。当某种情感对人的活动起推动或支持作用时，就会成为意志行动的动力。如在工作、学习中，积极的心境、对祖国的热爱和社会责任感都可以推动人们努力学习，辛勤劳动。而当某种情感对人的活动起阻碍或消极作用时，就会成为意志行动的阻力。同样，意志薄弱者容易被消极情感所影响,使行动半途而废。

意志还与个性有着十分密切的关系。一个有正确的世界观、有坚定信念的人,必然是意志坚强者;一个对某种活动或事业充满浓厚兴趣和爱好的人,会表现出坚强的意志,以达到预定的目的。同样,意志十分坚强者,即使对所从事的某种活动不感兴趣,也会努力克服活动中的各种障碍,达到预定的目的。

人的认知过程、情感过程和意志过程以及个性心理是密切联系、相互影响的。意志行动以一定的认知和情感为依据,认知为意志确定目的和调节行动,情感则激励行动,而意志又推动认知活动和控制情绪。

三、意志品质

人的意志差异可表现在意志品质上的不同,一般把意志品质归纳为四个方面。

1. 自觉性

自觉性指一个人有明确的目的,并能充分认识行动效果的社会意义,使自己的行动符合社会、集体的利益,不屈从于周围人的压力,按照自己的信念、知识和行动方式进行行动的品质。与自觉性相反的特征是意志的动摇性(或称暗示性)和独断性。

2. 果断性

果断性指一个人善于明辨是非,迅速而合理地采取措施,并实现决定的品质。这种品质以深思熟虑和大胆勇敢为前提,在动机斗争时,能当机立断,在行动时,能敢作敢为,在不需要立即行动或情况发生变化时,又能立即停止已做出的决定。与果断性相反的品质是优柔寡断和草率从事。

3. 坚韧性

坚韧性指一个人能长期保持充沛的精力,战胜各种困难,不屈不挠地向既定目的前进的品质。与坚韧性相反的品质是顽固执拗、见异思迁。

4. 自制力

自制力是一种能够自觉地、灵活地控制自己的情绪和动机,约束自己的行动和语言的品质。这种人能够克服懒惰、恐惧、愤怒和失望等因素的干扰,善于使自己做与自己愿望不符合的事情,执行已确定的计划。与自制力相反的品质是任性。

上述四种意志品质是相互联系的,其中坚韧性是自觉性、果断性和自制力的综合表现。意志品质受世界观、信念、理想的制约,并与人的认知、情感、修养等有极为密切的关系。

第六节 个 性

一、概述

(一) 个性的定义

"个性"(personality)一词来源于拉丁文 persona(面具)。由于个性是一种十分复杂的心理现象,其定义因研究者理论框架及研究侧重点的不同而不同,故目前还没有一个为大家都接受的定义。本教材采用我国大多数心理学工作者接受的个性定义:个性或称人格,是指一个人的整个精神面貌，即具有一定倾向性的、稳定的心理特征的总和。

虽然在心理学中，个性与人格常被等同起来，但严格地说，个性与人格还是有一定区别的。个性着重于强调人的独特性，强调人与人之间的差异性；而人格则强调人的整体性，它是一个复杂的内在组织，包括人的思想、态度、兴趣、气质、潜能、人生哲学以及体格和生理特点等。

（二）个性的主要特征

个性有以下几个特征：

1. 社会性

个性是在社会的影响下形成的，一个人如果离开其他人，离开了社会，个性便丧失了存在的基础。正如苏联心理学家维果茨基所说："我们是通过其他人才变成自己这个样子的。"

2. 独特性

人的个性千差万别，正如俗语所说"人心不同，各如其面"，因此人的个性表现是极端个别化的。当然，人的个性独特性并不排斥人与人之间心理上的共同性，这种共同性与一定的群体环境、社会环境和自然环境有关。

3. 稳定性

当一个人形成一定的心理特征后，就会在不同的情景中表现出相同的心理品质。正是个性的这种稳定性特点，才能把一个人与另一个人在心理面貌上区别开来。当然，个性也不是一成不变的。

4. 整体性

虽然个性由许多心理特征组成，但这些特征是错综复杂地交互联系成整体的。一个正常人的内心世界、动机和行为应是和谐统一的，不然的话，就会导致人格分裂。

（三）个性心理结构

个性心理结构包括个性倾向性、个性心理特征和自我调节系统。

1. 个性倾向性

个性倾向性指决定人对事物的态度和行为的动力系统，是个性心理结构中最活跃的因素，它是一个人进行各种活动的基本动力，以积极性和选择性为特征。个性倾向性主要包括需要、动机、兴趣、理想、信念、世界观等成分。

2. 个性心理特征

个性心理特征指在心理活动过程中表现出来的比较稳定的特点，它集中地反映了人的心理面貌的独特性。个性心理特征主要包括能力、气质和性格。

3. 自我调节系统

自我调节系统以自我意识为核心，通过自我感知、自我分析、自我观念、自我评价、自我体验、自尊、自信、自豪、自我监督、自我控制等心理过程对个性的各种心理成分进行调节和控制，使个性心理诸成分成为一个完整的结构系统。如果自我意识失调，就会导致人格障碍。

个性是一个统一的整体结构，个性倾向性、个性心理特征和自我调节系统之间不是彼此孤立的，而且相互渗透、相互影响的。

（四）影响个性形成的因素

个性形成有先天遗传素质因素，也有后天环境和教育等因素。一般说来，个性心理特征是在独特的遗传素质的基础上，接受具体的环境和教育的影响，通过个人生活实践而形成与发展起来的。

遗传素质是个性发展的自然前提条件。一般认为气质、能力和性格三者中以气质受遗传素质的影响最明显。

生活环境是形成个性差异的社会基础。环境影响着个性形成的过程和行为模式。在环境因素中，家庭尤其是父母行为对早期儿童个性的形成影响极大。

教育（包括学校、社会和家庭教育）在学生健全个性的形成中起着积极和主导的作用。

另外，个人的实践活动，特别是各人的主观努力程度与个性的形成分不开。

二、个性特质理论

特质是对个体行为具有决定作用的、一般的、现实焦点的个性基本单元。通过对个性特质的了解，可以预测个体的行为。特质具有一般性，它使很多刺激在功能上有等价作用，从而使人在不同情况下的行为具有一致性，使行为具有跨情景性和持久性。例如，具有"友好"特质的人，对不同的情景会做出类似的反应，碰见一个陌生人，表现为开朗、愉快；与同事一道工作，表现为合作、鼓励；与亲人在一起，表现为温和、有趣；与朋友约会，表现为有礼貌、有思想。特质又具有焦点性，它与现实的某些特殊场合联系着，只有在特殊的场合和人群中才会表现出来。例如，具有攻击性特质的人不会在任何场合、对任何人进行攻击，如对亲戚朋友，一般就不会表现出攻击行为。

许多理论都涉及对个性本质的探讨，这里仅介绍个性特质理论。

（一）卡特尔的特质理论

卡特尔（Cattell RB）是著名的个性心理学家和特质论者。卡特尔通过群集分析法和因素分析法把人的特质分为表面特质和根源特质。表面特质是能够直接从外部观察到的特质，也即经常发生的、从外部可以直接观察到的行为，卡特尔把人的表面特质归并为 35 个。根源特质则是隐藏在表面特质背后并制约表面特质的特质，是个性结构中最重要的部分。例如，大胆、独立、坚韧等个性特点常常在一个人身上直接表现出来，它们就是表面特质，但它们在统计学上彼此有很高的相关性，经过因素分析可以得出它们的共同根源特质是"独立性"。卡特尔认为，根源特质各自独立，相关性极小，并且相当稳定，在社会人群中普遍地存在，但其强度却因人而异，这就决定了人与人之间个性的差异性。卡特尔及其同事通过对 35个表面特质的因素分析，得出了 16 个根源特质。卡特尔还据此编制了"卡特尔 16 种个性因素问卷"（16PF）。

（二）艾森克个性维度理论

艾森克（Eysenck HJ）是英国心理学家，因研究个性而著称，他既重视个性特质的研究，又关注个性维度的研究。他运用精神病临床诊断、问卷测验、客观性动作测验、身体测量等各种可能的方法收集个性素材，并对这些材料进行因素分析。

艾森克提出可以用两个基本的维度来反映个性，即外向—内向维度和情绪稳定—不稳定维度。艾森克以外内向为纬（X 轴），情绪性为经（Y 轴），组织起他认为是基本的 32 种特质,并且与胆汁质、多血质、黏液质、抑郁质四种气质类型相对应,从而构成了其著名的个性二维模型。如图 1-2 所示,这个二维坐标系上的四个象限分别代表着四种不同个性的模式:外向不稳定型(Ⅰ象限)、内向不稳定型(Ⅱ象限)、内向稳定型(Ⅲ象限)、外向稳定型(Ⅳ象限)。每一种个性模式都包含了 8 种人格特质。后来,艾森克还提出人格的第三个维度,即精神质维度,但其含义尚待充分阐明。基于以上个性维度的构建,艾森克编制了相应的人格测验量表,即艾森克人格问卷。

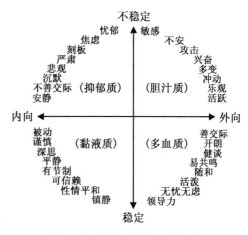

图 1-2　艾森克个性二维模型

三、个性倾向性

(一) 需要

1. 需要的概念

需要(need)是个体对生理的和社会的客观需求在人脑中的反映。它是个体对某种目标的渴望和欲望。需要是个体的心理活动与行为的基本动力。生物体的一切活动都是为了满足需要。

2. 需要的分类

按需要的起源分类:需要可分为生理性需要和社会性需要。

生理性需要是个体生命维持和种族延续必不可少的条件,如充饥解渴、避暑御寒、睡眠及性的要求等。这些生理性需要的主要作用在于维持个体生理状况的平衡。生理性需要是先天就有的,体现了需要的自然属性。

社会性需要是个体对维持社会发展所必需的条件,如人们对劳动、人际交往、获得成就、符合道德规范等方面的需求。人的社会性需要是在社会生活中通过后天的学习而形成的,体现了需要的社会属性。由于人们所处的经济状况、社会制度、生活习惯不同,所受的教育程度以及周围生活环境不一样,社会性需要也就存在着很大的差异。人的社会性需要如果得不到满足,虽然不会危及生命,但却会因此而产生不愉快的情绪。

根据需要的对象不同分类:需要可分为物质需要和精神需要。

物质需要主要指个体对物质文化对象的欲求,如对衣、食、住、行有关物品的要求,对劳动工具、文化用品的需要等。在物质需要中,既包括生理性需要,又包括社会性需要。随着社会的进步和社会生产力的发展,人的物质需要将不断地发展。

精神需要表现为对精神文化方面的欲求、对掌握社会意识产品的欲求、对美的追求以及对创造发明的欲望等。

3. 马斯洛的需要层次理论

美国人本主义心理学家马斯洛(Maslow AH,1908—1970)曾提出需要的层次理论。他认为,每个人都存在一定的内在价值,这种内在价值就是人的潜能或基本需要,人的需要应该得到满足,潜能要求得到释放。

马斯洛把人的需要分为五种,由低向高排列。他认为,需要层次是发展的,当较低层次的需要获得满足后,才向较高层次的需要发展;各个层次的需要相互依赖和彼此重叠,当层次较高的需要发展后,层次较低的需要并不消失,只是对人的行为的影响降为较次的地位。

(1)生理的需要 生理的需要具有自我和种族繁衍的意义,是个体为了生存而必不可少的需要,其中以消除饥饿和渴的需要为主。生理的需要在人类各种需要中占有最强的优势,当一个人被生理的需要所控制时,其他的需要均会被推到次要的地位。

(2)安全的需要 当人的生理需要获得一定程度满足之后,便会产生新的需要,即安全的需要(包括对生命安全、财产安全、职业安全和心理安全的需要),以求免受威胁、免于孤独、免于别人的侵犯。只有这一需要获得满足之后,才会有安全感。

(3)归属和爱的需要 当上述需要获得满足后,就会产生进一步的社会性需要:归属和爱的需要。归属的需要就是参加一定的组织,依附于某个团体等。爱的需要包括给别人的爱和接受别人的爱以及成家的需要。

(4)尊重的需要 在上述三个层次的需要获得满足后,尊重的需要才会充分地发展起来。尊重的需要包括自我尊重和他人尊重。尊重的需要可分为两个方面:一是渴望实力,获得成就、独立和自由等;二是渴望名誉或声望,希望受到他人的尊重,受人赏识等。如果不能满足,会使人产生自卑、虚弱和无能的感觉。

(5)自我实现的需要 这是在前四种需要获得满足的基础上产生的最高层次的需要。追求自我理想的实现,使个人的潜能得到充分的发挥,做一些自己认为有意义和有价值的事情。这是一种创造性需要,它的产生有赖于前面四种基本需要的满足。

马斯洛认为,这些不同层次的需要的发展进程,大致与人的年龄的增长相适应,社会上多数人的需要,也与社会经济发展和文化教育程度有关。对于多数人来说,满足自我实现的需要只是一个奋斗的目标,只有少数人才能达到真正的自我实现。马斯洛的这些观点,在把人的需要分为不同的层次和重视人的内在价值等方面有其积极的一面,但他忽视了社会存在对人的成长的重要影响,忽视了人的主观能动性和各种需要之间存在着复杂的联系,忽视了一个人在不同的时间内往往存在着多种需要,而这些需要又会互相矛盾,导致动机斗争等等。

(二)动机与挫折

1. 动机的概念

动机(motivation)是由需要所推动的、达到一定目的的行为动力,具有激起、调节、维持和停止行为的作用。人们的一切活动总是从一定的动机出发,指向一定的目的。因此,人的动机与目的有着密切的联系。但是,动机和目的并不相同,目的是动机所指向的对象,是人们在活动中所期望的结果,而动机则是推动人们去实现目的的心理活动。在人们的活动中,有时目的相同,而推动他们达到目的的动机可能不同;有时处于相同的动机,却达到了不同的目的。

动机和人们的需要有着密切的联系,需要是动机的基础和根源,动机是推动人们活动的直接原因。当人的需要具有某种特定的目的时,需要才转化为动机。

2. 动机的种类

人类的动机是非常复杂的,在生活、工作和社会实践中,常常会受到各种动机的支配。根据动机的内容、性质、作用、维持时间和产生的原因,可以将其进行不同的分类。

根据动机的内容,可以分为生理性动机(物质方面的动机)和心理性动机(精神方面的动机)。根据动机的性质,可分为正确的动机和错误的动机。根据动机的作用,可以分为主导动机和辅助动机。主导动机是一个人动机中最强烈、最稳定的动机,在各种动机中处于主导和支配地位,而辅助动机则往往与一个人的习惯和兴趣相联系,能够起到对主导动机的补充作用。根据动机维持时间的长短,还可分为短暂动机和长远动机。例如,工作只是为了一时的成功或受到好评,这为短暂的直接动机,而为了一个远大的目标勤奋地学习和工作则为长远动机。此外,从引起动机的原因,还可分为内部动机和外部动机。内部动机是人们从活动的本身得到满足,活动本身构成了对个体自己的奖励或报酬,而不需要外力的推动,外部动机则是活动外的动机,是个体受到刺激而诱发出来的动机。

3. 动机冲突

在同一时间内常常存在着两种或多种动机,且相互矛盾,使人难以取舍,这就是动机冲突,或称动机斗争。动机冲突有以下三种基本形式:

(1) 双趋冲突　若两个目标对个人具有相同的吸引力而引起同样强度的动机,但由于受条件等因素的限制,无法同时实现,两者必择其一,即"鱼和熊掌不可兼得"。这种冲突在临床工作中亦常可见到,有的病人,既想住院医治疾病,又担心所肩负的工作重任因时间拖延而不能完成,造成难以取舍的矛盾心理状态。

(2) 双避冲突　双避冲突指一个人同时受到两种事物的威胁,产生同等强度的逃避动机,但迫于情势,必须接受其中一个,才能避开另一个,处于左右为难的紧张状态。

(3) 趋避冲突　趋避冲突指一个人对同一事物同时产生两种动机,既向往得到它,同时又想拒绝和避开它。如有些手术前病人,既想通过手术解除病痛,又担心手术可能对机体的功能造成影响,常在手术前提出撤销手术的请求。

4. 挫折

挫折是指个体在某种动机的推动下,从事有目的的活动时,遇到不可克服的障碍而产生的紧张状态和情绪反应。人们的工作、学习、生活并非都是一帆风顺的,动机常常会受到干扰或完全受阻,使个体无法达到目标,因此挫折是经常发生的。

产生挫折的原因是多种多样的,总的来说有主观和客观两种因素。客观因素可分为自然因素的限制和社会环境的影响。自然因素的限制,严重的包括无法预料的天灾、意外事件、突然患病、亲友的生离死别等,轻微的如因雨雪天气无法准时上班、车船误点等。社会环境的影响包括个人社会生活中遭受的经济、道德、宗教、风俗习惯的限制。社会环境所造成的挫折往往比自然环境所引起的要多,且影响也较深远。主观因素则包括个体的生理条件(如身材、容貌等先天因素或缺陷)所带来的限制,以及个体的主观认知等心理因素所带来的影响。

当一个人体验到挫折之后,不论是何种因素所引起的,在情绪和行为上都可产生一系列的反应。如愤怒的情绪直接指向造成挫折的人或物,或者转化为对自己、对次要的人或物,甚至毫不相干的人或物的攻击行为,出现恐怖或担心的焦虑情绪状态,或者出现行为上的退化表现,或者出现病态的固执、妥协、漠不关心与无动于衷的冷漠态度。这些反应的表现形式和程度因人、因事而异。有关挫折问题的深入研究可参阅心理应激相关内容。

挫折是一种主观感受,同样的挫折情景对不同的个体会引起不同的挫折感。影响挫折程度的因素主要有以下三个方面:其一是动机强度。一般来说,个体认为越重要的动机,动机强度就越大,一旦受阻,挫折感就越深刻。其二是抱负水平。抱负水平是指人对自己所要达到的目标规定的标准。规定的标准越高,即抱负水平越高,目标越不容易达到,越容易产生或加强挫折感,反之挫折感就不明显。如两个学生参加考试,甲的目标是要考90分以上,乙的目标则只要求及格,结果两人的成绩均为80分,乙会感到欣喜,而甲则会认为是失败而感受到挫折。其三是挫折容受力。容受力是个体对挫折情景的承受和适应能力。每个人承受挫折的能力各有不同,有的人能忍受严重挫折而毫不灰心,有的人遇到轻微的挫折就意志消沉;有的人能忍受环境因素造成的挫折,而在人际关系因素所造成的挫折面前却焦虑不安。

5. 动机、挫折与临床护理

(1) 从护理工作的角度来看,护理人员从事工作的动机不同,有的把护理职业作为自己的主导动机,以此实现自己的人生价值,而有的护理人员则把它作为辅助动机。有的作为长远动机,无论在工作中遇到什么困难,都勇于克服;相反,有的则作为短暂动机。另外,护理人员不仅会遭遇来自生活的各种挫折,工作本身也会带给他们挫折,如病人不合作、蛮不讲理或病情恶化等,这些都必须积极对待。

(2) 从病人的角度来看,不同病人往往存在着不同的就医动机,即使是同一病人,在不同的时间、疾病的不同阶段,其动机也有很大的差异。并且,在就医的病人中,由于各种需要和环境的变化,往往还存在各种动机的冲突,尤其是对机体的生理功能、体型容貌有较大影响的疾病,病人的动机冲突表现为十分激烈。因此,护理人员应对病人的各种动机有所了解,帮助病人树立正确的优势动机,了解和分析病人可能出现的各种动机冲突,帮助其缓解挫折感,避免对心身健康造成不良的影响。

四、个性心理特征

(一) 能力

1. 能力的概念

能力(ability)是指直接影响活动效率,使活动顺利完成的个性心理特征,是成功地完成某种活动的必要条件。一般认为,能力有两种含义:其一是指已经发展成或表现出的实际能力,如能讲纯正的英语,能治愈疑难病症,能运用电脑搞工业设计等。其二是指可能发展的潜在能力。人只有通过成熟和学习,潜在能力才会转变成实际能力。

单凭某一种能力是不能顺利地完成任何活动的。要成功地完成某种活动,需要多种能力的综合运用。如医生诊断疾病就需要观察力、记忆力、逻辑思维能力、言语表达能力等。在完成某种活动中,各种能力的完备结合就称为才能。如果一个人某方面的才能有高度的、杰出的、创造性的发展就被称为天才。

2. 一般能力与特殊能力

能力按照其倾向性可划分为一般能力和特殊能力。

一般能力是指从事一切活动所共同需要的能力。它是人所共有的最基本的能力,符合各种活动的要求,并保证人们去学习和掌握知识。我国有很多学者认为,一般能力就是通常所说的智力(intelligence),它主要是指人的认识活动方面的能力,包括注意力、观察力、记忆力、思维力、想象力、创造力。心理学界对智力问题的研究历史较久,形成不少智力理论,并以各种理论为依据制订出许多智力测验工具。

特殊能力指完成某项专门活动所必需的能力,又称专门能力。例如数学能力、音乐能力、绘画能力、体育能力和写作能力等都是特殊能力。一个人可以具有多种特殊能力,但常常是其中 1～2 种占优势。

一般能力是各种特殊能力形成和发展的基础;特殊能力的发展又可反过来促进一般能力的发展。

3. 能力的结构

能力是多种心理因素的有机组合,只有对能力的结构有充分的分析和理解,才能对能力做进一步多方面的深入研究。能力结构是许多心理学家热衷研究的课题,争论也十分激烈,主要围绕能力有多少独立可分的因素,以及这些因素以怎样的关系展开。

(1) 二因素说　英国心理学家斯皮尔曼(Sperman CE)提出能力结构的二因素说,成为第一个使用因素分析法来研究能力结构的人。他认为能力由两种因素构成:一般因素(G)和特殊因素(S)。完成任何一种作业都是由 G 和 S 两种因素决定的。例如,一个数学推理测验是由 G＋S1 完成的,一个言语测验的作业可能是由 G＋S2 完成的,这两个测验的成绩出现正相关,是由于它们有共同的 G 因素;它们的并不完全相关是由于作业中包含不同的、没有联系的 S 因素。因此他认为,G 因素是能力结构的基础和关键。

(2) 群因素说　心理学家塞斯顿(Thurstone LL)将能力视作具有保护机体免受危害以及满足需要的生物功能,并在此观点基础上提出能力主要包括七种主要因素,即计算、语词的流畅性、言语意义、记忆、推理、空间知觉和知觉速度。他通过实验发现,能力的七种主要因素并不是独立的,每种因素之间仍存在着正相关。塞斯顿的卓越贡献,是他认识到了能力结构的多样性和复杂性,使得能力结构的研究向着更深入的方向发展。

(3) 吉尔福特的三维结构模型　美国心理学家吉尔福特(Guilford JP)提出能力的三维结构模型。他认为,能力是由操作、内容和产品三个维度构成的,可用一个立方体来表示。吉尔福特认为,智力的第一个变项是操作,所谓操作就是智力活动过程的一种性质,主要是个体对原始信息材料的处理,它包括认知、记忆、发散式思维、聚合式思维和评价五种智力因素。智力的第二个变项是内容,智力活动总有一定的内容,这些内容按信息的本质特征可分为听觉、视觉、符号、语义、行为五种。智力的第三个变项是产品,即智力活动后获得的结果形式,它包括单元、门类、关系、系统、转换和蕴涵六个方面。

吉尔福特解释说,人在进行智力活动时,往往是以操作的某一要素为基础,再由其他若干要素参加。

4. 能力的个别差异

(1) 能力发展的水平差异　能力发展有水平高低的差异,但就人群总体来说,能力的个体差异呈正态分布。如果用斯坦福—比纳智力测验量表测量某地区人群的智商,那么,智商在 100±16 范围的占 68.22%,智商在 100±32 范围的占 95.4%,智商高于 132 或低于 68 的只占少数,也就是说智商的分布呈中间大、两头小。

智力的高度发展叫智力超常,一般把智商高于 140 的儿童叫超常儿童,这类儿童约占 1%。智商远低于中等水平叫智力落后,一般把智商低于 70 的儿童叫弱智儿童,这类儿童约占 3%。

(2) 能力类型的差异　不同的人在能力的不同方面可有较大的差异,包括感知觉能力、想象能力、记忆能力、思考能力,以及特殊能力方面的差异。例如,有的人听觉灵敏,有的人视觉发达;有的人记忆力特强,有的人想象力丰富;有的人善于分析,有的人善于综合;有的人音乐能力强,有的人善于绘画等。

（3）能力发展早晚的差异　有的人很小就表现出超常的智力,人们常称这些儿童为"神童";有的人到了中年甚至晚年才表现出创造力,称为"大器晚成",如达尔文在年轻时期被人认为智力低下,却在50多岁写成划时代的科学名著《物种起源》。

（二）气质

1. 气质的定义

气质（temperament）是一个人生来就有的典型的、稳定的心理特点,是一个人心理活动动力特征的总和。心理活动的动力特征主要是指:①心理过程的速度和灵活性（如知觉的速度、思维的灵活程度）;②心理过程的强度和稳定性（如情绪的强弱、注意集中时间的长短、意志努力的程度）;③心理活动的指向性（有人倾向于外部事物,善于社交,有人倾向于内心世界,不愿意与别人交往）。

气质较多地受个体先天决定的高级神经活动类型的制约。具有某种气质特征的人,在内容完全不同的活动中会显示出同样性质的动力特点,使一个人的整个心理活动都带有个人独特的色彩。例如,一个人具有情绪激动的气质特征,那么他在各种场合都表现出情绪易于激动,等待朋友时坐立不安,参加比赛前沉不住气,讨论问题时会争得面红耳赤,等等。

2. 气质的特性

气质有复杂的心理结构,它由许多心理活动特性交错综合在一起,包括:① 感受性,即人对外界刺激的感觉能力;② 耐受性,指人在经受外界刺激作用时表现在时间和强度上的耐受程度;③ 反应敏捷性;④ 情绪兴奋性,包括情绪兴奋性强弱和情绪向外表现的强烈程度两方面;⑤ 外倾性与内倾性;⑥ 行为的可塑性,指人依据外界事物的变化而改变自己适应性行为的能力。

3. 气质的生理基础与分类学说

关于气质的生理基础有各种不同的解释,因而形成了多种不同的学说。

（1）体液说　早在公元前5世纪,古希腊著名医生希波克拉底观察到不同的人有不同的气质。他认为,人体内有四种体液:黄胆汁、血液、黏液、黑胆汁,不同的气质取决于这四种体液的混合比例。他根据四种体液在人体内哪一种占优势,把气质分成四种类型,即胆汁质（黄胆汁占优势）、多血质（血液占优势）、黏液质（黏液占优势）和抑郁质（黑胆汁占优势）。体液说对气质的生理基础的解释及分类虽然缺乏科学根据,早已被人摒弃,但其四种气质类型的概念却延用至今,并被赋予了新的意义。

（2）高级神经活动类型说　俄国生理学家巴甫洛夫通过实验研究,提出了气质的高级神经活动说,已被我国心理学界公认。

巴甫洛夫关于条件反射的实验研究发现,高级神经活动的基本过程就是兴奋和抑制过程。兴奋和抑制过程有三个基本特性:神经活动的强度、平衡性和灵活性。神经活动的强度是指大脑皮层细胞经受强烈刺激或持久工作的能力;神经活动的平衡性是指兴奋过程和抑制过程之间的强度是否相当;神经活动的灵活性是指对刺激的反应速度以及兴奋过程与抑制过程相互转换的速度。神经过程三个基本特征的独特组合就形成高级神经活动的类型,即兴奋型、活泼型、安静型和抑制型。巴甫洛夫指出,高级神经活动类型与气质类型具有一定的关系,兴奋型相当于胆汁质,活泼型相当于多血质,安静型相当于黏液质,抑制型相当于抑郁质。这四种气质类型具有不同的气质特性及外部表现,详见表1-1。

表 1-1 四种气质类型的气质特性和外部表现

高级神经活动类型	气质类型	气质心理特征的组合	行为方式的典型表现
强而不平衡型（兴奋型）	胆汁质	感受性低；有一定耐受性；反应快而不灵活；情绪兴奋性高；抑制能力差；外倾性明显；行为有一定可塑性。	直率，热情，精力旺盛，情绪易冲动，心境变换剧烈，脾气急躁。
强而平衡、灵活型（活泼型）	多血质	感受性低；耐受性高；反应快而灵活；情绪兴奋性高，外部表露明显；外倾性明显；行为可塑性大。	活泼，好动，敏感，反应迅速，喜欢与人交往，注意易转移，兴趣易变化，缺乏持久力。
强而平衡、不灵活型（安静型）	黏液质	感受性低；耐受性高；反应速度缓慢，具有稳定性；情绪兴奋性低；内倾性明显；行为有一定可塑性。	安静，稳重，反应缓慢，沉默寡言，情绪不易外露，注意稳定难转移，善于忍耐。
弱型（抑制型）	抑郁质	感受性高；耐受性低；反应速度慢，刻板而不灵活；情绪兴奋性高而体验深；内倾性特别明显；行为可塑性小。	情绪体验深刻，行动缓慢，多愁善感，能察觉他人不易察觉的事情，富有幻想，胆小孤僻。

应该强调的是，上述四种高级神经活动类型只是基本类型，还有许多过渡的或混合的类型。

（三）性格

1. 性格的概念

性格（character）是一个人对客观现实的稳定的态度以及与之相适应的习惯化了的行为方式。人的性格在实践活动中，在人与环境的相互作用中逐渐形成和发展起来，但一经形成就比较稳定，并且贯穿在他的全部行动中。性格在个性心理特征中具有核心意义，它最能反映人的本质属性。

性格和气质是两个较易混淆的概念，它们既相互区别又相互联系、相互渗透。

性格与气质的区别是：① 气质主要是先天的，较多地受高级神经活动类型的制约，而性格主要是后天的，更多地受社会环境的影响。② 气质可塑性小，变化慢，而性格可塑性较大，变化较快。③ 气质的表现范围较窄，只反映了人的心理活动的动力特征，而性格的表现范围较广，几乎包括了人的一切稳定的心理特征。④ 气质无所谓好坏；而性格则有好坏之分。⑤ 在决定人的行为举止上，性格具有核心意义，而气质只具有从属的意义。

性格与气质的相互影响关系是：① 气质是性格形成的基础，气质影响性格的表现方式。如胆汁质者和多血质者比黏液质者容易形成果断性和勇敢性等特征；又如，同具勤劳性格品质，胆汁质者常常表现为情绪饱满、急切利索，而黏液质者则可能表现为不动声色、从容不迫。② 性格可掩盖和改造气质。例如，从事精细操作的外科医生所应具备的沉着的性格特征，在形成过程中就有可能改造着胆汁质的容易冲动和不可遏止的气质特征。

2. 性格的特征

性格是一种十分复杂的统一体，包含各种性格特征。性格特征就是指性格的各个不同方面的特征，它主要由下述四个方面组成：① 性格的态度特征：主要是在处理各种社会关系方面的性格特征,如对社会、对他人的态度的特征(如善于交往或性情孤僻,礼貌或粗暴,正直或虚伪等),对学习和工作的态度的特征(如认真或马虎,勤奋或懒惰等),对自己的态度的特征(如自信或自卑,谦虚或骄傲等)。② 性格的意志特征:主要是指人在对自己行为的自动调节方式和水平方面的性格特征,如对行为目的明确程度的特征(如目的性或盲目性),对行为的自觉控制水平的特征(如善于自制或易于冲动),在达到目标的过程中表现出来的特征(如持之以恒或虎头蛇尾),在危急情况下表现出来的特征(如勇敢或怯懦,坚决果断或优柔寡断)。③ 性格的情绪特征:是指人在情绪活动时在强度、稳定性、持久性和心境等方面表现出来的性格特征,如情绪稳定或变化无常,乐观或悲观等。④ 性格的理智特征:是指人在认知过程中的性格特征,即认知活动的特点和风格。主要包括感知过程、记忆过程、想象活动、思维过程方面的性格特征,如感知觉方面的快速型和精细型,记忆方面的形象记忆型和逻辑记忆型,想象过程中的独创型和依赖型,思维过程中的分析和综合型,等等。

性格的四个方面的特征并非孤立存在着,这些特征相互联系,构成一个独特的整体,从而形成一个人不同于其他人的心理特征。

3. 性格的类型

关于性格的分类,由于其复杂性而迄今没有达成共识。有代表性的分类方法有:

(1) 功能类型说　英国心理学家培因(Bain A)和法国心理学家瑞波(Ribot TA)等人提出,可以根据认识、情感和意志在性格结构中何者占优势地位,将人的性格划分为理智型、情绪型和意志型三种基本类型,此外,还有一些中间型,如理智—意志型。

(2) 向性说　瑞士心理学家荣格(Jung CG)根据力必多(libido)的倾向划分性格类型,个体的力必多活动倾向于外部环境,就是外倾型的人,力必多活动倾向于内部环境,就是内倾型的人。外倾型的人,关注外部世界,爱社交,开朗,自信,勇于进取,容易适应环境;内倾型的人,关注内部主观世界,好沉思,善内省,喜自我欣赏,孤僻,缺乏自信,易害羞,寡言,较难适应环境。荣格认为没有纯粹的外倾型或内倾型的人,只是由于情景的影响而使得一种倾向占优势。

五、个性与心理护理

个性不但影响人的活动效率、社会适应和人际关系,也影响个人的健康和疾病过程。学者研究认为:个性特征是某些疾病的发病基础;个性特点会影响疾病的发展和预后;某些疾病如慢性疼痛、难以治愈的慢性疾病也会对个性产生某种影响。在临床护理过程中对个性的关注可从以下两个方面把握。

1. 从护理工作角度来看,护理人员必须具备良好的个性品质,包括敏锐的观察力、良好的记忆力、独立的思考力,注意分配和转移能力,积极稳定的情绪、良好的性格、合理的需要、正确的动机、坚定的信念、正确的人生观和世界观。有了这些品质才能更好地服务于病人,在给予病人躯体护理的同时,做好心理护理,促进病人的身心康复,提高病人的生活质量。

2. 从病人角度看,每位病人都具有自身的个性特点,有的人脾气急躁、粗心大胆、不拘小节,有的人沉着冷静、细心胆小、敏感多疑;有的人诚实善良,有的人虚伪凶恶;有的人能说会道,有的人沉默寡言。作为护理人员应了解不同病人的个性特点,并有针对性地做好护理工作。比如对内向、胆小、沉默寡言的病人要更多地给予关注,对他们提出的问题给予更高度的重视。另外,护理人员要积极帮助病人了解个性的相关知识及与健康的关系,帮助他们改变自身不良的个性品质。

【经典阅读】

人本主义心理学的主要创建者马斯洛提出的需要层次理论,是我们护理人最熟悉的理论之一。推荐阅读《动机与人格》第三版的中文译本,第二章人类动机理论对基本需要的层次以及基本的认知需要做了细致解读。

具体请查阅书籍:马斯洛.动机与人格[M].3 版.许金声,等译.北京:中国人民大学出版社,2007.

（唐峥华、俞爱月、谢琳）

内容简介

第二章　心　理　理　论

护理心理学本质上是心理学和护理学的交叉学科。心理学以生物学和社会学为基础，在特定的历史文化下，不同的学者采用不同的研究方法，针对不同的研究对象，形成了多种心理学理论。这些理论各具特色，从不同视角解释部分心理过程和心理现象，在心理护理工作中各有其应用价值。

通过本章学习，主要达到：表述潜意识理论、人格结构理论的主要观点；结合生活体验，识别常见的心理防御机制；结合相关实验，简述经典条件反射和操作条件反射的主要类型；结合生活体验，表述示范作用的主要过程、ABC 理论等理论观点；结合生活体验，感受自我实现倾向、无条件积极关注等人本主义基本观点。

第一节　精神分析与心理动力学理论

精神分析理论是奥地利精神科医生弗洛伊德(Freud S,1856—1939)于 19 世纪末 20 世纪初创立的。弗洛伊德的精神分析理论内容十分丰富，涉及意识、潜意识、梦的解析、性的本能或力比多、心理性欲发展理论、生本能与死本能、人格论、焦虑与自我防御、社会文化观等。作为一个治疗精神病的医生，弗洛伊德创立了一个涉及人类心理结构和功能的学说。他的观点不仅在精神病医学领域，而且在社会心理学、社会学、教育学、政治学、美学以及文学艺术创作等方面得到广泛应用。精神分析理论的影响远不局限于临床心理学领域，它对于整个心理科学乃至西方人文科学的各个领域均有深远的影响。弗洛伊德的精神分析理论从创立之初到其后的传承中，理论观点和技术被后人不断分化、重组或演变，近代发展中有几个重要分支，主要有自我心理学、客体关系理论、自体心理学、新精神分析等。一般将弗洛伊德的经典理论和其后的发展统称为"心理动力学理论"。

一、潜意识理论

该理论认为人的各种精神活动，包括思维、欲望、幻想、判断、情感、决定等会在不同的意识层次里发生和进行。这些不同的意识层次包括意识、前意识和潜意识三个层次，好像深浅不同的地壳层次而存在，故称之为意识层次(图 2-1)。

人的有些心理活动是能够被自己觉察到的，只要集中注意力，就会发觉内心不断有一个个观念、意象或情感流过，这种能够被自己意识到的心理活动叫作意识(conscious)。而一些本

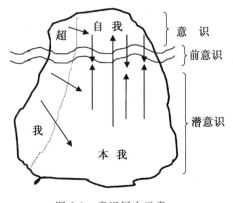

图 2-1　意识层次示意

能冲动、被压抑的欲望或生命力却在不知不觉的潜在境界里发生,因为其不符合社会道德和本人的理智,故无法进入意识被个体所觉察,这种潜伏着的无法被个体觉察的思想、观念、欲望等心理活动被称为潜意识(unconscious)。前意识(preconscious)介于意识与潜意识层次中间,一些相对不愉快或痛苦的感觉、知觉、回忆常被积压在前意识这个层次,在一般情况下是不会被个体所觉察的,但当个体的控制能力松懈时,比如在醉酒、催眠状态或梦境中,偶尔会暂时出现在意识层次里,从而让个体觉察到。

二、人格结构理论

精神分析学派有其完整的一套人格理论。该理论认为人格由三部分构成:本我(或它我)、自我和超我,如图 2-1 所示。

本我(id)存在于潜意识的深处,是生物性的本能冲动,主要是性本能和破坏欲等,其中力必多(libido)对人格正常发展尤为重要。本我具有要求即刻被满足的倾向,故遵循所谓的"唯乐原则"(pleasure principle)。本我是潜意识的,因而不能被个人所知。

自我(ego)的一部分是意识的,一部分是潜意识的。一方面,自我的动力来自本我,即为了满足本能冲动和欲望;另一方面,它又要顺应外在的现实环境,以保护个体的安全。所以自我遵循"现实原则"(reality principle)。可以说,自我是人格的执行部门,它设法在外部环境许可情况下来满足本我的欲求。

超我(superego)是人格结构中代表理想的部分,它是个体在成长过程中通过内化道德规范,内化社会及文化环境的价值观念而形成,有些类似我们日常所说的良心、良知、理性等含义。超我是人们在长期社会生活过程中,将社会规范、道德观念等内化而成。其功能主要是监督、批判及管束自己的行为。超我的特点是追求完美,所以它与本我一样是非现实的。超我大部分也是无意识的,超我要求自我按社会可接受的方式去满足本我,它所遵循的是道德原则。超我的特点是能辨明是非,分清善恶,因而能对个人的动机行为进行监督管制,使人格达到完善的程度。

弗洛伊德认为人格是由上述本我、自我和超我三部分交互作用构成的。人格是在企图满足无意识的本能欲望和努力争取符合社会道德标准两者长期冲突的相互作用中发展和形成的,即"自我"在"本我"和"超我"中间起协调作用,使两者之间保持平衡,如果两者之间的矛盾冲突达到"自我"无法调节时,就会产生各种精神障碍和病态行为。

三、性心理发展阶段理论

弗洛伊德认为人的精神活动的能量来源于本能,本能是推动个体行为的内在动力。人类最基本的本能有两类:一是生的本能,二是死亡本能或攻击本能。生的本能包括性欲本能与个体生存本能,它的目的是保持种族的繁衍与个体的生存。弗洛伊德是泛性论者,在他的眼里,性欲是指人们追求快乐的一切欲望。性本能冲动是人一切心理活动的内在动力,当这种能量(弗洛伊德称之为力必多)积聚到一定程度时就会造成机体的紧张,因此机体就要寻求一定的途径释放能量。弗洛伊德强调个人早期的生活经验对人格发展具有重要的影响。他认为人格形成需要经过五个时期:口腔期、肛门期、性器期、潜伏期和两性期。在每一个时期都可能发生人格三部分的冲突,如果解决得不好就可能产生人格障碍或成为心理疾病的根本原因。例如,婴儿从初生到一周岁为口腔期,此期个体的快感主要来自口腔的活动,如吮吸、进食。如果在此期婴儿口腔的欲求因某种因素而遭受挫折(如断乳过早等),可能会产生固着现象(fixation),以后虽然年龄已超过一岁,但仍可能停留在以口腔活动(如过食行为)的方式来减轻焦虑,这被称为口腔期人格。在1岁半以后个体学会自己大小便,粪便摩擦直肠肛门黏膜产生快感,叫作肛门期性欲。儿童到3岁以后懂得了两性的区别,开始对异性父母眷恋,对同性父母嫉恨,这一阶段叫性蕾欲期,其间充满复杂的矛盾和冲突,儿童会体验到俄狄浦斯情结(Oedipus complex)和厄勒克特拉情结(Electra complex),这种感情更具性的意义,不过这还只是心理上的性爱而非生理上的性爱,只有经过潜伏期到达青春期性腺成熟才有成年的性欲。成年人成熟的性欲以性交为满足形式,以繁衍后代为目的,这就进入了生殖期。弗洛伊德认为成人人格的基本组成部分在前三个发展阶段已基本形成,所以儿童的早期环境、经历对其成年后的人格形成起着非常重要的作用。许多成人的变态心理、心理冲突都可追溯到早期创伤性经历和压抑的情结。弗洛伊德在后期提出了死亡本能(thanatos),它认为这是促使人类返回生命前非生命状态的力量。死亡是生命的终结,是生命的最后稳定状态,生命只有在这时才不再需要为满足生理欲望而斗争。只有在此时,生命不再有焦虑和抑郁。死亡本能派生出攻击、被坏、战争等一切毁灭行为,当它转向机体内部时,导致个体的自责,甚至自伤自杀;当它转向外部世界时,导致对他人的仇恨、攻击、谋杀等。

四、心理防御机制理论

心理防御机制(mental defense mechanism)是自我的一种防卫功能。很多时候,超我与本我之间,本我与现实之间,经常会有矛盾和冲突,人在这时就会感到痛苦和焦虑,其间自我就可以不知不觉地以某种方式调整冲突双方的关系,使超我的监察可以接受,同时本我的欲望又可以得到某种形式的满足,从而缓解焦虑,消除痛苦,这就是自我的心理防御机制,它包括压抑、否认、投射、退化、隔离、抵消、转化、合理化、补偿、升华、幽默、反向形成等方式。人类在正常和病态情况下都在不自觉地运用这些防御方式,如果运用得当,则可减轻痛苦,帮助度过心理难关,防止精神崩溃,若运用过度就会表现出焦虑抑郁等病态心理症状。

压抑(depressive)——是指当一个人的某种观念、情感或冲动不能被超我接受时,被潜抑到无意识中去,从而使个体不再因此而产生焦虑、痛苦体验,这是一种不自觉的主动遗忘和抑制。例如,很多人情愿相信自己能中六合彩而不愿想象自己走路被车撞的危险。其实后一种事件发生的概率远比前者大,这其实是一种压抑机制的不自觉运用,因为当人意识到每次走路被车撞的威胁时就会感到焦虑,人为了避免焦虑故意将其淡化或遗忘。

否认(denial)——是指有意或无意地拒绝承认一些不愉快的现实,从而保护自我的心理防御方式。如有的人听到亲人突然死亡的消息,为减免突如其来的精神打击会在短期内否认此事的发生。

投射(projection)——是指个体为免除自责的痛苦,将自己所不能容忍的冲动、欲望转移到他人身上。这是一个人为了逃避自我的责难,又要满足自我的需要,将自己不能容忍的欲望投射到他人身上,从而得到解脱的一种心理机制。

退化(degenerate)——是指当个体受到挫折无法应付时,放弃已经学会的成熟态度和行为模式,使用以往比较幼稚的方式来满足自己的欲望。

隔离(isolation)——是指个体将一些不愉快的事实或情感分隔于意识之外,以免引起精神上的不愉快。如很多人把来月经说成"例假";人死了叫"老了""走了",这种说法可以避免尴尬或悲哀。

抵消(neutralization)——是指个体以象征性的行为来抵消已往发生的痛苦事件。

转化(transformation)——是指精神上的痛苦转化为躯体症状表现出来,从而避开了心理的焦虑、抑郁和痛苦。如癔症病人的内心焦虑或心理冲突往往以躯体化的症状表现出来,症状有失音、抽搐、瘫痪、晕厥等,病者自己对此完全不知觉,因其转化的动机完全是潜意识的,是病人意识不到的。

合理化(rationalization)——是指个体遭受挫折时采用有利于自己的理由为自己辩解,为隐瞒自己的真实动机,将面临的窘境加以文饰,从而为自己进行解脱的一种心理防御机制。如狐狸吃不到葡萄就说葡萄是酸的。

补偿(compensate)——是指个体利用某种方法来弥补其生理或心理上的缺陷,从而掩盖自己的自卑感或不安全感。所谓"失之东隅,收之桑榆"就是这种作用。

升华(sublimation)——是指被压抑的不符合社会规范的原始冲动或欲望被用符合社会要求的建设性方式表达出来的一种心理防御机制。如用歌唱、绘画、诗歌等形式来替代性本能冲动的发泄。

幽默(humor)——是指个体采用幽默的语言或行为来应付紧张的情景或表达潜意识的欲望。如通过幽默来表达攻击性或性欲望,可以不必担心自我或超我的抵制。在人类的幽默中关于死亡、淘汰、攻击等话题是最受人欢迎的,它们包含着大量受压抑的思想。

反向形成(reaction formation)——是指个体自认为不符合社会道德规范的内心欲望或冲动会引起自我和超我的抵制,表现出来会被社会惩罚或引起内心焦虑,故朝相反的途径释放。如有些恐人症的病人内心是渴望接触异性的,但却偏偏表现出对异性的恐惧。

五、在护理心理学中的意义

弗洛伊德在多年治疗神经症病人的经验中,发现病人有时将早已遗忘了的某一件事重新叙述出来,随之疾病症状也得到缓解。弗洛伊德认为这种早期的事件实际上并未被遗忘,而是被深深地潜抑在意识之下,通过转换作用(conversion)等方式造成了病态心理症状(神经症等)。他认为这种潜意识里的心理冲突,只能通过对梦境的分析或者在不加任何意识评价的情况下通过病人的自由联想(free association)谈话才能被发掘出来。一旦这种潜抑的心理冲突被发现和疏泄,病人的症状即可获得缓解。这就是精神分析疗法。

新精神分析学者亚历山德(Alexander FG,1934)等进一步提出,潜抑的心理冲突还可以转换成躯体症状。他们认为,压抑着的愤怒、忧郁等可以引起心血管、呼吸、消化等内脏功能的紊乱和障碍,这就是心身疾病。同样,通过分析疏导,将这些潜意识里的心理冲突和痛苦体验挖掘出来可以治疗这些疾病。

由于心理冲突对心身健康关系甚大,因而从预防角度来说,处理好人格发展过程各个阶段所出现的困难,防止滞留现象,对于保持心身健康发展和维持健全人格都是非常重要的。

学习精神分析理论,有助于在临床护理工作中深入认识病人心理问题的原因,以及采用适当方式帮助病人缓解痛苦。例如,分析某些病人心理痛苦的潜在原因,包括其成长过程的影响因素、非意识层面的矛盾与冲突;认识某些病人的非理性行为问题表现可能属于心理防御机制;依据精神分析理论中关于早期发展与人格形成关系的观点,帮助儿童病人的家长改变不适当的养育方式。

在护理干预工作中，还可以学习某些简单的以精神分析理论为基础的干预方法，如领悟疗法，挖掘病人潜意识的矛盾冲突或致病情结，把它们带到意识域，使就诊者对其有所领悟，在现实原则的指导下得到纠正或消除，并建立健康的心理结构，从而达到为病人缓解痛苦的目的。

第二节　行为学习理论

"行为"(behavior)一词以及由此派生出来的许多专业词汇，在心理学史上曾经历过复杂的变迁过程，有些概念至今还比较含糊。

20 世纪 20 年代，在心理学流派中有一支被称为行为主义的学派，其创始人是美国心理学家华生(Watson JB，1878—1958)。1913 年，华生发表了《行为主义者眼中的心理学》，标志着行为主义的诞生。行为主义学派提出心理学应该是研究动物和人类行为的科学。他们认为心理和所谓隐藏在内心的欲望、驱力，以及心理冲突是不能进行科学研究的，只有行为才是可以观察和科学研究的对象。显然，早期行为主义学派的"行为"是指个体活动中可以直接观察的部分。这是狭义的行为定义。

随着近几十年行为科学(behavioral science)的发展，人们对行为含义的理解也随之扩大。新行为主义心理学家斯金纳(Skinner BF，1904—1990)等人通过大量的研究，扩大了人们对行为含义的理解，将行为理解为个体内在的和外在的各种形式的运动，也包括主观体验、意识等心理活动和内脏活动。不仅外显的行为动作可以进行观察和研究，那些内在的心理活动和内脏活动也可以通过一定的途径被观察或研究，如施加给个体的刺激会导致随之而来的内隐及外显结果等。这是行为的广义定义。

在目前护理心理学界，两种行为概念都被使用，读者必须加以注意。本节后面内容中涉及的行为概念则是广义的，包括外部动作、内脏活动和精神活动。

行为学习理论(learning theories of behavior)认为，人的正常和病态行为包括外显行为及其伴随的心身反应形式，都可通过学习过程而形成。这样，学习就成为支配行为和影响心身健康的重要因素。通过对行为学习各环节的干预，可以用于矫正问题行为，进而治疗和预防疾病。

与护理心理学关系较大的行为学习理论主要有四种：经典条件反射、操作条件反射、示范作用和认知行为学习理论。

一、经典条件反射

(一) 实验与解释

20 世纪 20 年代，俄国生理学家巴甫洛夫进行了著名的条件反射实验研究。实验中，食物刺激(S)作用于狗的口腔产生唾液分泌反应(R)，此时食物是无条件刺激(unconditioned stimulus，UCS)，食物引起唾液分泌的反射过程就是无条件反射(unconditioned reflex，UCR)。无条件反射是本能行为，不是由后天学习所获得，如婴儿出生后即有吮吸反射和拥抱反射等。如果在上述实验中，食物与另一种与唾液分泌原本无关的中性环境刺激(如铃声)总是配对出现，那么经过一定时间的训练，单独铃声刺激也会引起唾液分泌。此时这种中性环境刺激(铃声)就称为条件刺激(conditioned stimulus，CS)。铃声引起唾液分泌的反射过程就是条件反射(conditioned reflex,CR)。条件反射是由后天学习获得的,因而是习惯行为。由于条件反射不能被个体随意操作和控制,故属于反应性条件反射,而且为了区别于后来发展起来的操作条件反射,这种反射被称为经典条件反射(classical conditioning)。

所以,经典条件反射就是指某一中性环境刺激(铃声、气味、语言等)通过反复与无条件刺激相结合的强化过程,最终成为条件刺激,从而引起原本只有无条件刺激才能引起的行为反应。经典条件反射实验过程示意如下:

(1) 食物(UCS)——→唾液分泌(UCR)　　　　无条件反射

(2) 食物(UCS)
　　铃声(CS)　}——→唾液分泌　　　　　　(反复强化)

(3) 铃声(CS)——→唾液分泌(CR)　　　　　条件反射

(二) 经典条件反射理论的意义

显然,经典条件反射理论强调环境刺激 S 对行为反应 R 的影响,即 S→R 的关系。这在护理心理学领域有非常重要的理论与实际意义。按照这一理论思路,任何环境刺激,即理化的、生物的、心理的、社会的变化,都可通过经典条件反射机制影响人的各种行为,并成为内脏活动的一种支配力量;反过来,人类许多正常或异常的行为反应特别是内脏反应性行为,可以通过经典条件反射机制获得。例如,某些反应性医学症状就是与经典条件反射作用有关。此处仅举一例:抗癌药物(UCS)可引起恶心、呕吐、精神不快等药物反应(UCR)。但如果长期用药,某些本来与药理作用无关的环境刺激,包括闻到药物气味、看到药物外观,甚至医务人员的出现(都是 CS),也可引起部分病人的不愉快反应(CR),甚至也可出现恶心、呕吐反应,这就是一种条件反射性症状。同样,利用条件反射理论作松弛训练以建立条件反射性松弛反应,则有助于克服这种"习得性"的药物反应症状。

抗癌药物条件反射性症状形成示意如下:

(1) 抗癌药物(UCS)——→恶心等反应(UCR)　　　无条件反射

(2) 抗癌药物(UCS)
　　气味、环境等(CS)　}——→恶心等反应　　　(反复强化)

(3) 气味、环境等(CS)——→恶心等反应(CR)　　条件反射

(三) 经典条件反射的几个重要现象

1. 强化

某些环境刺激对行为反应产生促进作用的过程称为强化(reinforcement)。在经典条件反射理论中,无条件刺激与条件刺激反复结合的过程就是强化。结合次数越多,条件反射形成越巩固。例如,少量多次的抗癌药治疗较短期大剂量治疗过程,更容易产生条件反射性恶心呕吐反应。

2. 泛化

作为反复强化的一种结果,某些与条件刺激相近的环境刺激也可引起条件反射,这称为泛化(generalization)。例如,在巴氏实验中,由于反复强化产生泛化作用,那些与实验铃声音频不同的铃声也可使实验动物分泌唾液。又如,开始是与抗癌药物直接有关的环境刺激因素如上述闻到抗癌药物气味可产生条件反射性呕吐反应,以后由于泛化作用,病人闻到其他非抗癌药物的气味也有此种呕吐反应。

3. 消退

无条件刺激长期不与条件刺激结合,亦即取消强化,条件反射可逐渐消失,这称为消退(extinction)。例如,长期停用抗癌药物,由于消退作用,药物气味会逐渐地不再引起恶心、呕吐反应。不过国外的研究显示,躯体的不愉快条件反射一旦形成,一般较难消退。其原因可能是条件刺激(药物气味)引起条件性躯体反应(气急、心跳、恶心、呕吐等)时,个体会随之产生回避行为以减轻这种躯体反应,并形成回避操作条件反射(见后文),但这种回避操作条件反射使上述躯体反应立即减轻,反而使原有的条件刺激(药物气味)与躯体反应(气急、心跳、恶心、呕吐等)之间的经典条件反射耦联关系保存下去,从而不易产生消退作用。

二、操作条件反射

(一) 实验与解释

操作条件反射理论是桑代克(Thorndike EL)和斯金纳(Skinner BF)等行为心理学家通过实验建立起来的。

斯金纳于1953年在"斯金纳实验箱"里进行了操作条件反射的典型实验。在实验中,老鼠在饥饿刺激(S')下会产生一系列平常的行为反应(R_1,R_2,……),但每当其中的一种反应如按压杠杆动作(R)出现时,总是可以立即获得食物刺激(S)的结果,这种食物刺激(S)的结果对按压杠杆的行为(R)是一种强化,老鼠逐渐学会主动按压杠杆这一取食行为。在这里,行为以后出现的刺激结果对行为本身产生强化作用的过程被称为奖励(reward),这种刺激结果被称为奖励物。

同样,在回避操作条件反射(avoidance conditioning)实验中,动物受到电击(S')会产生一系列的行为反应(R_1,R_2,……),其中的一种行为反应即回避动作(R)出现时,即可获得撤销电击的结果(S)。撤销电击的结果(S)对回避行为(R)有强化作用,结果动物学会了这种回避行为。

这两个实验反映了一种现象,即当某一行为反应R(如压杠杆行为或回避行为)出现时总能一次次获得某种刺激结果S(食物刺激或撤销电击),则个体逐渐学会对这种行为反应R的操作,这就是操作条件反射(operant conditioning)。由于这里的操作条件反射是个体对工具操作的学习,为了区别于后述内脏操作条件反射,故又称为工具操作条件反射(instrumental conditioning),但一般情况下仍称为操作条件反射。这一学习过程所形成的行为属于工具操作习得行为。

上述两种操作条件反射过程示意如下:

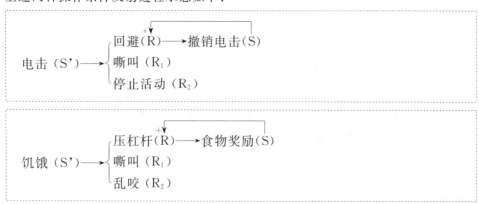

（二）操作条件反射的意义

与经典条件反射的刺激与反应之间的关系不同,操作条件反射重视行为反应的结果对行为本身的影响,即 R⟶S 的关系。这一理论显示,任何与个人的需要相联系的环境刺激,即各种理化的、生物的、心理的、社会的变化,只要反复出现在某一种行为之后,都可能对这种行为产生影响;反过来,人类许多正常或异常的行为反应包括各种习惯或症状,也可以是由于操作条件反射机制而形成或改变。这一理论在护理心理学中应用很广,例如用以解释个体吸烟、依赖等不良行为的形成机制;用以指导各种行为治疗如刺激控制、系统脱敏法等(参见第五章)。

（三）操作条件反射的类型

从上述两个操作条件反射实验来看,行为反应的结果即各种环境刺激可以具有积极的即愉快的性质,也可以具有消极的即痛苦的性质;这些刺激可以从无到有,也可从有到无。这样,根据操作条件反射中个体行为以后所出现的刺激性质及其变化规律的不同,可将操作条件反射分为以下几种情况:

1. 正强化

行为结果是积极刺激增加,从而使该行为逐渐增强,即 R⟶S(积极)↑ 的关系,这称为正强化(positive reinforcement)。例如,饮酒的结果产生轻松愉快的刺激,后者促进饮酒行为的巩固。上文第一例实验也属正强化。

2. 负强化

行为结果是消极刺激减少,从而使该行为逐渐加强,即 R⟶S(消极)↓ 的关系,这属于负强化(negative reinforcement)。例如,慢性疼痛病人上床休息使疼痛刺激减轻,后者使上床休息的行为逐渐得到加强并逐渐形成依赖性行为。当然,这一例子中也存在正强化因素,例如上床休息的结果是引起家人的进一步关心和体贴,从而对病人的上床行为产生正强化。许多慢性功能性病人的行为症状的形成被认为与此有关。上文第二例回避操作条件反射实验也属负强化。

3. 消退

行为结果是原有的积极刺激减少,从而使行为反应逐渐减弱,即 R⟶S(积极)↓ 的关系,这就是消退。例如,儿童捣乱行为一般情况下可引起周围人的关注(属积极刺激),反而因为正强化而使捣乱行为得到加强。但如果在每次捣乱时绝对不予理睬,也就使原有的积极刺激水平下降,则捣乱行为逐渐减少。

4. 惩罚

行为结果是消极刺激增加,从而使行为反应逐渐减弱,即 R⟶S(消极)↑ 的关系,这属于惩罚(punishment)。例如,产生性变态行为时,立即给予电击使之产生痛苦刺激,则性变态行为可逐渐减少。

三、内脏操作条件反射

米勒(Miller NE)于1967年进行的内脏学习(visceral learning)实验实际上是上述操作条件反射的另一种形式,即内脏操作条件反射。

在内脏学习实验中,对动物的某一种内脏反应行为,如心率下降(R),给予强化,例如食物奖励(S),经过这种选择性定向训练,结果动物逐渐学会了"操作"这种内脏行为,例如使心率下降。其实验过程示意如下:

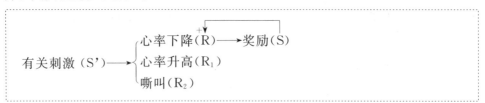

由于奖励过程也可使动物形成全身骨骼肌放松的工具操作条件反射,从而使心率下降,所以必须消除实验动物骨骼肌系统对内脏学习实验的影响。于是米勒采用肌松剂箭毒麻痹动物骨骼肌系统,同时施以人工呼吸,并改用Olds发现的"愉快中枢"电刺激法作为奖励手段,或以撤销痛苦电击的方法作为负强化手段,重新进行内脏学习实验。结果取得与上述一致的结果,说明确实存在内脏操作条件反射现象。米勒采用同样的实验方法还分别使动物学会了"操作"心率的增加、血压的升高或下降、肠道蠕动的加强或减弱等。

虽然米勒的内脏学习实验还有待深入研究,但内脏操作条件反射理论对于护理心理学工作还是有一定意义的。根据这一理论,人类的各种内脏活动,似乎可以通过内脏学习过程获得意识的控制;某些心身疾病症状的产生如心跳加快、肠蠕动增加、哮喘等可能与个体的意识性条件操作有关;生物反馈、气功治病等的原理可能与内脏学习有关。另外,内脏学习现象也是对传统的随意和不随意神经肌肉系统概念的一种挑战。

四、社会学习理论

社会学习理论(social learning theory)是在刺激—反应学习原理基础上发展起来的,美国心理学家班杜拉(Bandura A)等人曾证明了这一理论。社会学习理论认为,人类的许多行为都不能用传统的学习理论来解释,现实生活中的个体在获得习惯行为的过程中并不都得到强化。班杜拉把依靠直接经验的学习(传统的学习理论)和依靠间接经验的学习(观察学习)综合起来说明人类的学习。观察学习是社会学习的一种最主要形式,人类的大量行为都是通过观察他人的所作所为以后进行模仿学习学会的。模仿学习可分为主动和被动两种类型。主动模仿学习是指学习者不仅观看被模仿者的表现,而且参与其中,与模型(model)一起进行学习;被动模仿学习是指只看模型的行为表现但不直接参与其活动。班杜拉认为,如果给那些有行为问题的人提供模仿学习的机会,就有可能改变他们的不良行为,建立健康的行为。

社会学习理论具有下列特点:① 强调行为和环境之间的交互作用;② 强调人运用符号的能力;③ 强调观察学习尤其强调模仿对象及其特征激发特定行为的重要性;④ 强调自我调节过程,认为行为的增强来源于外界反应与自我评价。

示范作用(modelling)是另一种行为学习理论。这种理论认为,人可以通过对一个具体模型的行为的观察和模仿,学会这一种新的行为类型,而不强调刺激和反应之间的联系。这很有点近似于我国的"近朱者赤,近墨者黑"之道理;也有些类同于我们所说的"榜样的力量"。例如,甲孩子接受注射时表现很坚强,那么后面紧接着轮到注射的乙孩子由于观察了甲的表现,自己也可能表现得很坚强,随之丙、丁等孩子由于示范作用一个个也都可能表现得较坚强。班杜拉提出示范作用包括四个过程:① 注意:学习者反复观看某一榜样,接受其中的特征性信息,成为学习的依据;② 记忆:这些特征性行为被学习者有意无意地记住,成为日后自己行为的模型;③ 行动:学习者表现出这种特征行为来;④ 强化:依强化原则,增加或减少这种行为的再发生次数。

根据示范作用理论,人类的许多行为特别是社会行为可以通过示范作用而形成。例如,长辈们习惯于小声慢速地说话,一起长大的子女往往说话也显得深沉和稳重;明星们的仪表仪态,直接影响一代年轻人的行为;充斥屏幕的暴力行为,对孩子有消极的示范作用。在护理心理学领域,该理论有重要的应用价值。例如,疾病角色行为的形成与示范作用有一定关系,包括喊叫、呻吟、应付方式等;同样,示范作用理论也可用于对临床病人的指导和护理,以及对儿童病人的教育等。

五、在护理心理学中的意义

行为学习理论可以解释和解决许多护理心理学问题。例如,人的个性可以被理解成一系列习惯性行为的综合。固执的性格特点可以在儿童期从父母那里经过学习强化而获得;一种良好的习惯也可以经过反复强化固定下来等。某些内脏功能的异常以及疾病的临床表现,也可能是条件反射习得的结果,如某些病人顽固的不明原因躯体症状(高血压);前文提到的部分病人不可解释的抗癌药物反应;某些慢性疼痛病人的综合症状。许多不良行为问题如吸烟、饮酒、慢性病人的依赖行为,也是通过强化而固定下来的。

利用这些知识,可以帮助对病人心理行为问题的理解,指导病人按照行为理论原则加以注意和矫正。

行为学习理论涉及范围很广,以各种学习理论为依据的行为治疗方法已成为目前国内外许多心理治疗者的重要方法。护理工作者应学习一定的行为干预技术,如正强化法、松弛训练、示范法等,以提高科学化、程序化心理护理水平。

第三节　认知理论

一、概述

科学心理学一开始是以意识为主要研究对象的。自行为主义心理学派崛起后,意识体验的研究受到限制。在 20 世纪 50 年代中期兴起的一种新的心理学思潮,至 70 年代成为美国及西方心理学的一个主要发展方向,这就是认知心理学派。与以往的心理学派不同,它不是由某位心理学家独创,而是由许多学者的努力逐渐发展而成的。

对认知心理学迄今尚无公认的确切定义,大致包括:① 认知是信息加工过程;② 认知是心理上的符号处理;③ 认知是问题解决;④ 认知是一组相关的活动,包括感觉、知觉、记忆、判断、思维、推理、问题解决、学习、想象、概念形成以及语言。

认知学派将心理看成是活动的、可意识到的问题解决系统。一个人的认知过程是控制行为的。通过记忆、知觉、想象、思维,认知对行为的控制的作用要大大超过心理分析与行为主义观点。当前,信息加工观点已成为认知学派的主要观点。信息加工观点认为,认知就是信息加工,即对感觉输入信息的转换、贮存及使用等的加工过程。因此,可将此过程分解成一系列单元,分别对输入信息进行加工,最终的产物就是反应。因此,研究心理过程的基本问题就是:信息加工经过哪些阶段? 人类心理中的信息以何种形式表示? 不过,作为心理学主要理论流派的认知心理学,主要还是指对信息加工过程的研究,这与心理治疗中的认知理论虽有联系,但之间存在较大的距离。

二、与心理治疗有关的认知理论

(一)埃利斯的 ABC 理论

埃利斯(Ellis A,1913—2007)构建的 ABC 理论中有三个关键因素,分别是激发事件(activating events)、非理性信念(irrational beliefs)和情绪行为后果(consequences),简称A、B、C 三因素。埃利斯认为在遭遇激发事件之后、在暴发情绪行为后果之前,我们在感知、分析、选择,或者说我们在思考。思考的方式和具体内容最终决定了我们将产生怎样的情绪行为反应。也就是说,引发情绪行为后果的,不是激发事件本身,而是我们对激发事件的认识和想法,简单说,导致 C 的真正原因不是 A,而是 B。

埃利斯认为人们常会有一些非理性信念,有些是来自父母的耳提面命,有些是来自周边的人或大众传媒,还有些是自我不断灌输的。1956 年,埃利斯描述了 12 种常见的不合理信念,例如"必须获得生活中所有重要人员的爱或认可""必须在所有方面都机智、胜任且有成就"。之后他又将不合理信念概括为对自己、对他人和对环境的三大类不合理信念。

但同时,埃利斯认为人们也具备接受理性想法的能力。他所创建的理性情绪行为疗法正是促使来访者识别自己非理性信念以及这些信念的不良情绪后果,通过修正它们进而形成理性的信念,最终做出理性的选择。

(二)贝克的情绪障碍认知理论

贝克(Beck AT,1921—2021)认为情绪障碍者有独特的认知模式,并开辟了认知—行为理论和相应的认知—行为疗法。贝克的认知治疗接受了认知是情绪和行为反应的中介的观点,认为各种生活事件导致情绪和行为反应时要经过个体的认知中介。情绪和行为不是由事件直接引起的,而是经由个体接受、评价、赋予事件以意义才产生的。情绪障碍和行为障碍与适应不良的认知有关。贝克也采用埃利斯的 ABC 理论帮助病人识别引起不良情绪的负性认知,但他将病人的认知区分为两个层次,使认知治疗程序更为清晰。另外,贝克注意到情绪和认知的互相影响,据此,他用负性认知和情绪障碍的恶性循环来理解情绪障碍的发展和维持。

三、在护理心理学中的意义

认知理论告诉我们情绪和行为的产生依赖于个体对环境情况所做的评价,而这种评价又受个人的信念等人格深层因素的作用和影响。在临床护理工作中可以据此分析病人认识问题背后的价值观念因素,加深对病人心理问题的认识和理解,为开展心理护理工作打下扎实的护患关系基础。通过改变人的认知过程和影响这一过程的观念来纠正本人适应不良的情绪或行为。

由于病人的适应不良行为和负性情感与不良认知因素有关,例如一个人将自己看作失败者,他可能会变得抑郁;如果认为自己不能适应某种环境,他就会尽力躲避这种环境,因此在心理护理工作中护理工作者需要学习一定的认知改变技术,通过改变病人关于自身的错误思维方式和观念,教会病人一些适应环境的技能,帮助他们克服不良的情绪和行为,这也是高层次护理工作者所必须具备的基本技能之一。

第四节　人本主义理论

一、概述

20 世纪 40 年代初,心理学家的理论研究只能在精神分析及行为主义等有限领域上进行选择。美国心理治疗学家罗杰斯(Rogers CR),在 1927 年以来的半个多世纪中,主要从事咨询和心理治疗的实践和研究。他以首倡病人中心治疗而驰名。他还在心理治疗的实践基础上,提出了关于人格的"自我理论",并把这个理论推广到教育改革和其他人际关系的一般领域中。罗杰斯早期在华生指导下取得哲学博士学位,还受过精神分析的训练,在临床实践中,他逐渐不满意人受控于本能的理论,也反对人受控于奖惩的生物力量的学说,从而提出一种新的看法,认为人本质上具有争取自我实现(self-actualizing)和自我理解(self-understanding)的巨大资源,具有维持自身健康成长,选择和控制自己命运的潜能,而环境(包括其他人)可阻碍这种发展。他的观点得到马斯洛(Maslow A)、弗兰克(Frankl V)等理论家的赞同;同时促进这一理论发展的还有心理学家戈尔德施泰因及奥尔波特,精神分析学家霍妮、沙利文以及弗洛姆等。1962 年,马斯洛与罗杰斯等组建了美国人本主义心理学会,规定了四项工作原则:① 心理学的首要研究对象是具有经验的人;② 研究的重点是人类的选择性、创造性及自我实现;③ 研究对个人与社会有意义的问题;④ 注重人的尊严与提高人的价值。

人本主义心理学(humanistic psychology)的崛起使原来精神分析与行为主义对峙的心理学界成三足鼎立之势,因此被称为第三种力量。

二、基本观点与主要方法

人本主义心理学的主要理论是罗杰斯的自我论(self theory)及马斯洛的需要层次理论(hierarchy of needs theory)。他们的方法论是现象学方法(phenomenological approach),归纳起来就是:① 每个人都对周围世界有其独有的知觉,罗杰斯将这种人们所意识到的部分称为"现象场"(phenomenal field);② 根据这种察觉来选择思维与行动,例如若察觉所处的环境是友好的,就感到欢乐与安全;若察觉到危险或敌对就会引起心理防御并感到焦虑。

罗杰斯的"自我"(self)概念与弗洛伊德的"自我"(ego)不同。罗杰斯的"self"是指现象场中与个体自身有关的部分,即对自己以及与自己有关事物的认识,这种"自我"只是个人意识到的与自己有关的经验。

婴儿没有自我的概念,现象场中无主、客体之分,所有现象都混在一起,当语言符号中出现"I"(主格的我)及"me"(宾格的我)时,现象场中部分内容就分化而形成自我。罗杰斯认为追求积极的关注(need of positive regard),即个人从他人处得到温暖、同情、关心、尊敬、友爱、认可等是人类普遍的需要。个体发展时首先从父母处获得积极关注,孩子也习得了服从父母意旨就能获得关注,称为"条件性积极关注",罗杰斯将这种为获得积极关注所需的条件称为"价值条件"(conditions of worth)。儿童反复体验这些条件就会内化成自我的一部分,成为儿童的"良知"与"超我",并随时起作用。个体将他人关注(评价)内化为自我关注(评价),对自己的行为持肯定态度就是自尊,成为"自我"的一部分,当实际体验与"自我"有分歧时就会发生"自我失调"(self incongruence)。而这种不协调乃是人类适应不良的根源,具体表现为焦虑。

罗杰斯认为产生不协调的原因是条件性积极关注,所以提倡用"无条件积极关注"(unconditional positive regard)来消除这种不协调。所谓无条件关注,是指对儿童的各种行为给予关注(使用中性的语言引导,而不作"坏""好"的条件性评价)。

马斯洛认为,人类价值体系存在两类不同的需要,一类是沿生物谱系上升方向逐渐变弱的本能或冲动,称为低级需要和生理需要,另一类是随生物进化而逐渐显现的潜能或需要,称为高级需要。他提出的五种需要,按从高到低排列分别是自我实现的需要、尊重的需要、归属和爱的需要、安全的需要、生理的需要。人都潜藏着这五种不同层次的需要,但在不同的时期表现出来的各种需要的迫切程度是不同的。人最迫切的需要才是激励人行动的主要原因和动力。人的需要是从外部得来的满足逐渐向内在得到的满足转化。在高层次的需要充分出现之前,低层次的需要必须得到适当的满足,当它得到基本的满足以后,其激励作用就会降低,优势地位也将不再保持下去,高层次的需要会取代它成为推动行为的主要原因。有的需要一经满足,便不能成为激发人们行为的起因,于是被其他需要取而代之。这五种需要不可能完全满足,愈到上层,满足的百分比愈少。

三、在护理心理学中的意义

人本主义的实质就是让人领悟自己的本性,不再倚重外来的价值观念,让人重新信赖、依靠机体估价过程来处理经验,消除外界环境通过内化而强加给他的价值观,让人可以自由表达自己的思想和感情,由自己的意志来决定自己的行为,掌握自己的命运,修复被破坏的自我实现潜力,促进个性的健康发展。

护理工作者掌握人本主义理论基本原理和技能,将有助于认识和把握如何在临床护理工作中对病人采用"无条件关注"和"共情理解"等心理策略,帮助病人将原本不属于自己的、经内化而成的自我部分去除,找回属于他自己的思想情感和行为模式,用罗杰斯的话说"变回自己""从面具后面走出来",只有这样的人才能充分发挥个人的潜能。

人本主义的需要理论,以及自我和自我发展的理论,对于心理护理工作也有重要的指导意义。

第五节　心理生物学理论(方向)

一、概述

心理生物学(psychological biology)是研究心理现象的生物学基础的科学,是心理学的重要分支。自 20 世纪初至今,不少生理学家和心理学家采用生物学方法探索心身相互关系的规律,逐步形成了心理生物学研究方向。心理生物学方向和精神分析学派的心理动力学方向,是心身医学形成和发展过程中的两个主要方向。

心理生物学使用包括解剖法、破坏法、电刺激法(可通过短期或长期埋藏电极)、电记录法(如脑电、皮肤电、胃电)、生物化学法等生物学研究手段,同时也使用心理测量、行为分析和行为记录等心理行为学方法。

尽管学者在不同时期对心身关系采用不同的研究手段,但就心理生物学研究的本质而言是研究心理行为变量与生物学变量之间的关系。从 20 世纪 20 年代开始,情绪的丘脑假说、应激学说、情绪中枢假说、身心相关、脑功能定位等一系列研究不断推动心理生物学的发展。

二、心理生物学研究的现状

根据心理生物学研究的两方面变量——心理行为变量和躯体各系统、各水平的功能活动变量,可以大致对目前心理生物学研究作三方面归纳。

(一)不同心理变量对生理病理活动的作用

与健康和疾病关系最密切的心理方面变量是情绪、个性、行为方式和生活事件等,因而目前心理生物学研究也较多反映在这些变量方面。

情绪状态对机体生理病理过程的影响是众所周知的,但要探明哪些情绪会对生理功能有影响和产生什么样的影响则并非易事。例如,长期紧张焦虑较之抑郁失助对健康和疾病的影响似乎有所不同,对不同个体的影响也似乎不同,但这种现象的机制尚需充分的心理生物学研究数据加以说明。

个性与健康和疾病的关系研究已不少,但心理生物学研究证据特别是数量化证据仍不充分,而且已有的一些研究结果一致性也不够。例如好斗的个性被认为与高血压的形成有关,但也有报告认为退守防御的个性与高血压有关。

许多行为方式被认为会影响健康,例如酗酒、烟瘾、缺少运动、A 型行为等,并且已有大量的研究成果,但也尚待更进一步的深入研究。

不同的生活事件(如工作压力太大和亲人亡故)被认为对健康有不同影响,但各种不同性质的事件在致病性方面究竟有何区别,通过什么样的心理生物学机制,都有待深入研究。

(二)心身相关机制研究

随着现代分子生物学、神经电生理、脑影像技术的进展,心身相关研究的水平也逐渐深入。在分子生物学研究方面,可分为神经化学、心理神经内分泌学和心理神经免疫学方面的研究。

神经化学的迅速发展,为心身中介机制提供许多新的证据。神经递质、神经调质和神经激素这三类神经化学物质在心身中介方面起什么作用是一个很有意义的问题。例如 P 物质被认为与安慰剂的止痛作用有关,各种神经递质也已被发现与许多心理行为功能失调有关等。

下丘脑—垂体—激素系统显然是心理因素影响躯体生理病理过程的重要物质基础,但许多研究尚停留在粗浅的水平上。例如,抑郁情绪可使部分人皮质醇水平升高,但这种作用的详细机制及结果都有待阐明。其他非脑垂体系统调节的内分泌物质在心身作用中的意义更待研究。

免疫系统功能在心身作用过程中的意义,在近年发展起来的心理神经免疫学领域得到部分阐明。例如,已有证据证明,心理社会因素通过免疫系统影响健康和疾病的详细过程,可能涉及下丘脑—垂体—肾上腺皮质系统、自主神经系统以及中枢直接与免疫物质的联系等方面,但其深入的研究工作正在进行。

（三）整体观研究

显然,心身关系是很复杂的,各种因素纵横交错,用单一的生物过程是难以解释的。目前,许多心理生物学研究坚持以整体观的研究方式,试图阐明各种心理因素是如何通过各种生物学过程的综合作用而影响健康的。其研究视野由宏观的各种社会因素,到个体的不同心理过程,再到各系统、各器官乃至分子水平的躯体功能活动。这种研究符合新的医学模式。但由于在这一研究系统之中,许多具体环节尚未被探明,因而对整体的解释也受到影响。目前在心理社会应激研究中往往体现了这种研究模式,涉及社会生活事件（质和量）、个人应对、个性、社会支持、各系统各器官心理生理反应等一系列因素的系统作用过程（见第三章）。

三、在护理工作中的意义

心理生物学研究有其突出的优点,它使用严格的实验设计、客观的计量方法和数理统计,因而能准确揭示心身的奥秘,也便于交流。目前,由于物理、化学、数学等基础学科的发展,特别是微电极、电子计算机、脑组织化学和脑影像学等技术的推广应用,使心理生物学研究有了长足的发展。心理生物学研究成果为护理工作中遇到的大量心身相关问题提供科学解释,使之在实际临床工作中能制定更科学的心理护理策略。

值得注意的是,以心理生物学的研究结果（其中许多来自动物实验）来解释人的复杂的心理现象和心身关系存在明显的局限性。为了克服这一弱点,要注意结合使用其他方法,如结合传统的心理学分析方法,以避免将人的心理活动完全归为生物的和生理的现象,避免用比较低级和局部的规律来解释高级和复杂的心身现象。

第六节　其他有关理论

一、社会学研究方向

社会学研究方向就是指从社会学或社会心理学的角度,探讨社会变量与心身健康（包括病因、病程、治疗、康复和预防等方面）之间的关系。早在 20 世纪 20 年代就有人指出,人的多数变态行为和正常行为一样,是一个人对一定文化生活的反应;有了社会环境的支持和帮助,个体才有可能保持心身健康。社会变量涉及许多因素,如政治制度、经济状况、道德规范、宗教信仰、民族民俗、家庭、社会交往等。由于人的心理受一定的社会生活的制约,因而社会因素必然影响和调节人的全部心理活动内容,也间接地影响心身的健康。

（一）跨文化研究

社会学方向的研究重视不同群体的社会背景与群体健康的关系，这就是跨文化研究或跨亚文化研究。例如，对各种移民进行高血压发病率的调查研究，将他们与原籍同等条件人群进行比较，可探讨社会环境对高血压发生发展的影响；以往曾有人研究因纽特人对疼痛的反应，发现与一般民族有较大的差异，甚至有相反的结果，为探讨疼痛的心理生物学本质以及社会文化背景对疼痛的影响提供证据；许多人研究不同民族之间心理变量的差异，寻找某些疾病发生的文化背景原因等。

（二）社会生活因素

社会学方向的研究还重视个体的社会生活因素与健康的关系，主要涉及生活事件和社会支持等概念。近年来许多大样本调查统计研究已证明，人类健康明显地受社会适应不良、生活节奏太快、紧张的工作、人际关系紧张、孤独、居住条件差等所谓生活事件的影响，因而需不断研究各种生活事件影响心身健康的机制并寻找对付的办法；社会支持在很大程度上影响个体的心身健康，研究社会支持的构成、分类、对心身健康的作用机制等，已成为心理应激研究的一项重要内容。

（三）社会干预

社会学方向还研究如何改善社会环境、提供社会支持、指导社会适应、开展社区和家庭治疗等，从而对许多疾病的综合护理产生积极意义。

（四）社会学理论

与护理心理学有关的社会学理论也很多，如社会角色理论、人际关系理论等。这些理论对研究和解决医学工作本身存在的某些社会学问题（如医生、护士与病人相互作用），对提高医疗服务质量等也都有指导意义。

二、中医心身统一观与系统论

整体观是中医理论的重要特征。中医素来强调人的心身统一，《黄帝内经》记载"形与神俱，乃成为人；如形与神离，则形骸独居而终"。

中医非常重视心理因素在疾病的发生、发展、诊断、治疗和预防等方面的作用。例如，中医把心理因素归纳为七情，认为外感六淫内伤七情均可致病。《黄帝内经》中有"怒伤肝，喜伤心，思伤脾，忧伤肺，恐伤肾"的记载。宋代《三因极——病证方论》提到"七情，人之常性，动之则先自脏腑郁发，外形于肢体，为内所因也"。这些都说明中医认识到心理因素对疾病发生、发展的重要作用。

中医在运用四诊时也重视心理社会因素。如《黄帝内经》提到"凡欲诊病者，必问饮食居住。暴乐暴苦，始乐后苦，皆伤精气"。唐代孙思邈《千金翼方》有"人乐而脉实，人苦而脉虚，性急而脉缓，性缓而脉躁"的记载。

心理治疗历来是中医的一项重要治疗手段。《黄帝内经》记载"精神不进，志意不治，故病不可愈"。《黄帝内经》中还强调了病人对待疾病及治疗态度对治疗的影响，如"拘于鬼神者，不可与言至德；恶于针石者，不可与言至巧。病不许治者，病必不治，治之无功矣"。《黄帝内经》中还提出三种心理治疗方式：① 开导式心理治疗，即"告之以其败，语之以其善，导之以其所便，开之以其所苦"；② 以情胜情式的心理治疗，如怒伤肝，用悲胜怒，喜伤心，用恐胜喜等；③ 刺激式的心理治疗。

中医还提倡心理卫生。《黄帝内经》中"恬淡虚无，真气从之，精神内守，病安从来"的记载，就清晰表明了精神养生的观点。除此之外，还强调了治未病等观点，"是故圣人不治已病治未病，不治已乱治未乱，此之谓也。夫病已成而后药之，乱已成而后治之，譬犹渴而穿井，斗而铸锥，不亦晚乎？"

以上中医心身相关思想以及相应的干预技巧，对于护理心理学也有着重要的指导意义。

【经典阅读】

埃利斯所创建的 ABC 理论涉及三个因素，即激发事件、不合理信念和情绪行为后果，分别简称为 A、B 和 C，颇为简洁好记。推荐阅读《我的情绪为何总被他人左右》的中文译本，其第一章对三个因素做了较为详细的阐述。

具体请查阅书籍：埃利斯，兰格. 我的情绪为何总被他人左右[M]. 张蕾芳，译. 北京：机械工业出版社，2015.

（钱丽菊、姜乾金、缪群芳）

内容简介

第三章　心　理　应　激

应激,或称为压力,20世纪初以塞里为代表的学者们从生理病理角度将其视为"一般适应综合征",是对有害刺激非特异性涉及全身的生理生化反应。在生物—心理—社会医学模式下,应激理论不断丰富与发展。心理应激理论注重心理社会因素在应激过程中的作用规律。20世纪七八十年代,姜乾金等学者在一系列研究基础上提出了心理应激过程模型,将应激视为应激源到应激反应的多因素作用过程。21世纪初,姜乾金等学者又提出了心理应激系统模型,更注重心理社会因素的相互影响。

本章介绍有代表性的心理应激观点,着重"透视"了若干主要因素:常被视为起因的生活事件、常被视为结果的应激反应,以及常被视为重要中介因素的认知评价、应对方式和社会支持等。

通过本章的学习,主要达到:表述一般适应综合征的概念;列举一般适应综合征的阶段和主要特点;表述心理应激过程模型中的心理应激概念;列举生活事件、应对方式、应激反应等的主要分类;表述负性生活事件、消极应对风格、社会支持等对心理健康的作用;表述认知评价的主要过程;列举生活事件、应对方式、社会支持、应激反应等的常用量化方法或量表;结合生活体验,主动运用心理应激观点分析心理行为问题,提升心理健康整体观。

第一节　总　　论

一、应激与心理应激理论

心理应激(psychological stress)是一个多学科研究的课题,近半个世纪来不同领域的学者都曾从不同角度探讨过应激的概念。自20世纪30年代以来,各个时期关于应激和应激理论的认识,是由先期的分别重视应激刺激或者应激反应,到后期重视应激作用的"过程",而近年来的发展趋势则是越来越关注应激多因素作用的"系统"。

(一)医学所关注的应激

关于应激的概念,首推加拿大病理生理学家塞里(Selye H,1936)提出的应激学说。20世纪前半叶,医学界关于病因学的研究,还集中在对生理病理过程的一对一关系的探讨。但塞里通过对病人的观察却发现,许多处于不同疾病状态下的个体,都出现食欲减退、体重下降、无力、萎靡不振等全身不适和病态表现,塞里还通过大量动物实验注意到,处于失血、感染、中毒等有害刺激作用下以及其他紧急状态下的个体,都可出现肾上腺增大和颜色变深,胸腺、脾及淋巴结缩小,胃肠道溃疡、出血等现象。塞里认为,每一种疾病或有害刺激都有这种相同的、特征性的和涉及全身的生理生化反应过程。他将其称作"一般适应综合征"(general adaptation syndrome,GAS)。塞里认为,GAS与刺激的类型无关,而是机体通过兴奋腺垂体—肾上腺皮质轴(后来发展为下丘脑—垂体—肾上腺轴)所引起的生理变化,是机体对有害刺激所做出的防御反应的普遍形式。他将 GAS 分为警戒(alarm)、阻抗(resistance)和衰竭(exhaustion)三个阶段。① 警戒期:是机体为了应对有害环境刺激而唤起体内的整体防御能力,故也称动员阶段。② 阻抗期:如果有害刺激持续存在,机体通过改变体内的结构和提高功能水平以增强对应激源的抵抗能力。③ 衰竭期:如果继续处于有害刺激之下或有害刺激过于严重,机体会丧失所获得的抵抗能力而转入衰竭阶段。

显然,塞里的应激理论主要从医学或病理生理学的角度提出来的,其所关注的是应激的反应。塞里应激理论的积极意义在于首先在现代病因学认识中体现出一种整体观念,同时也为此后的应激理论研究开了头。此后许多应激研究都是在此基础上的修正、充实和发展。但塞里的经典理论随后被证明存在不足,主要是该学说忽略了应激的心理成分,例如 20 世纪 60 年代,Mason 通过研究证明塞里所提出的所有应激源其实都包括不同程度的情绪反应、不适或疼痛等心理成分。另外,该理论也缺少对应激刺激方面的深入认识。

由于医学科学的特殊历史背景,有关医学领域至今仍然侧重于从应激反应的角度来认识应激和应激现象。例如,精神病学界一直关注应激的病理症状方面,强调应激属于有机体对有害刺激的反应,将应激作为因变量或是反应变量来研究。在国内外各种版本的精神病学诊断标准中,比较集中地关注应激的心身症状反应,而不是引起这种反应的心理社会原因。同样,作为医学的另一重要领域,病理生理学也重视应激,但至今仍然比较多地重视应激状态下的机体生理病理反应机制方面,而不重视应激的刺激,特别是心理社会刺激方面。故从整体观和系统论角度,这样的理论认识有局限性,因为它只反映应激的某些方面。

(二)心理学界关注的应激

几乎与塞里同时,心理学界就已经关注社会生活中的紧张事件对人的影响。由于学科特点的决定,这类研究的重点往往在社会生活和心理因素方面,而较少深入研讨紧张刺激的机体生理机制问题。也就是说,早期心理学界对应激的研究更多侧重于应激的刺激方面。

随着研究的深入,心理学家越来越认识到许多中间的心理社会因素如个人认知评价、应对方式在应激中的意义。20 世纪 60 年代,Lazarus 等提出认知评价在应激中的重要性,Lazarus 曾指出,应激的发生并不伴随特定的刺激或特定的反应,而是发生于个体察觉或估价一种有威胁的情景之时。此后 Folkman 和 Lazarus 等进一步研究应对方式在应激过程中的重要性,形成了所谓的认知应激过程理论。

(三)国内医学心理学对心理应激的定义

如上所述,应激是不断发展着的概念,相信在今后相当长的时间里,不同学术领域和不同专业工作者对应激的认识差异还会继续存在。但国内医学心理学界至少在一个方面的认识是较一致的,这就是应激是由应激刺激(应激源)、应激反应和其他许多有关因素所构成的多因素的概念。但这些因素之间到底是怎样的关系,则在不断的探索之中。

根据应激学说的发展历史和 20 世纪 70 至 80 年代国外各种应激研究成果,需要提出一种具有一定概括性的心理应激定义。20 世纪 80 年代,国内医学心理学教材中开始出现有关心理应激的专门章节。总体上是将心理应激看作是由应激源(生活事件)到应激反应的多因素作用过程(图 3-1)。

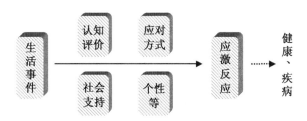

图 3-1　国内心理应激作用过程模型之一（姜乾金，1993）

　　根据过程理论思路，心理应激的定义是：个体在察觉需求与满足需求的能力不平衡时，倾向于通过整体心理和生理反应表现出来的多因素作用的适应过程。

　　该定义强调，应激是个体对环境威胁和挑战的一种适应和应对"过程"，其结果可以是适应的和不适应的；应激源可以是生物的、心理的、社会的和文化的；应激反应可以是生理的、心理的和行为的；应激过程受个体多种内外因素的影响；认知评价在应激作用过程中始终起关键性的作用。

　　需要注意的是，心理应激作用过程涉及的各因素之间并无清晰的界线，有时要确定它们在心理应激作用过程中的具体位置（是原因？是结果？是影响因素？）并非易事。例如 Rent 在其著作中曾将个人评价和应对方式也列入应激反应概念之中；而 Lazarus 于 1984 年曾将除认知评价以外的各种应激反应变量都归入应对范畴；Andrew 同年还将认知评价也归入应对等。目前在应激研究中类似这种界线划分问题仍然存在。

（四）心理应激系统模型

　　应该说，将心理应激看成作用过程仅仅是为了适应习惯思维上的因果逻辑。实际上，应激所涉及的各种有关变量之间都存在着交互的关系。姜乾金等自 1987 年开始，以癌症病人等为研究对象，对应激有关因素与健康的关系作了一系列的探索，并在 20 世纪 90 年代重点开展应对以及其他应激有关因素的综合评估研究，2000 年以后则转向对心理社会应激因素之间的相互关系作实证研究。近 20 年几十篇研究报告结果显示，应激不仅仅是从生活事件到应激反应的过程，例如生活事件作为"过程论"的"应激源"，不同病人会对其做出不同的认知评价，不同的评价结果又趋向于采用不同的应对方式，从而也会有不同的反应结果，又反过来影响生活事件本身；认知评价、应对方式和社会支持等作为"过程论"的"中间因素"，同样也分别受其他各种因素的互相影响和制约。因此，应激或者压力是多因素相互作用的系统（图 3-2）。

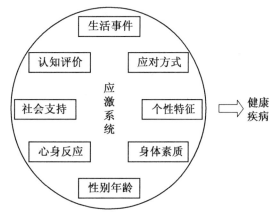

图 3-2　心理应激系统模型

　　大量实证研究结果构成了这一心理压力系统模型（the system-based model of stress）的基本法则：① 应激是多因素的系统（显示人是生活在多因素的压力系统之中）；② 各因素之间是互动的（即各因素互为因果，且易形成良性或恶性循环）；③ 各因素之间处于动态平衡

（即系统的动态平衡决定是否适应以及健康能否保持）；④ 认知评价是关键因素（认知因素在系统失衡中有关键的意义）；⑤ 人格特征是核心因素（人格因素在系统是否失衡中起核心作用）。根据以上压力系统论法则，作者已成功地将其应用于指导工作压力管理、心理咨询程式建设和家庭婚姻咨询等。

二、心理应激系统论与心理护理

目前，作为一个多因素的集合概念，心理应激系统包括生活事件、认知因素、应对方式、社会支持、个性特点、心身反应及其他有关心理社会和生物学因素。这些因素可统称为应激有关因素，或简称应激因素。心理应激系统论模型为护理工作提供了一种框架思路。

首先，心理应激系统论有助于从整体上认识病人的心理问题。个体实际上是多因素系统，而且是多因素的动态平衡系统。一位疾病初级阶段适应良好的病人可以在疾病康复期出现心理问题，是由于疾病初级阶段的多因素是平衡的，但不能保证疾病康复期内外环境影响下的系统也能平衡；多因素系统中的任何因素都可能诱发系统的整体失衡，上述康复期病人的心理问题可能仅仅因为某一次医患人际冲突而诱发，但不能认为这一人际冲突就是他的心理问题的所有原因。所以，我们在护理工作过程中对待病人的心理问题，应该从系统的角度，全面地、动态地、多因素地加以评估与分析，具体地说，应该涉及生活事件、认知特点、应对方式、社会支持、人格特征和心身反应等多因素。

在护理技术方面，通过多因素的系统分析，有利于设计各种有效干预手段的组合。例如，可以从消除或降低多种应激因素的负面影响入手，包括帮助病人控制或回避应激源、改变认知评价、改善社会支持水平、应对指导和松弛训练等，达到整体干预的目的。

以下各节将分别讨论应激源（生活事件）、应激反应，以及认知评价、应对方式、社会支持、个性特征等重要的应激相关变量。其他与应激有关的心理、社会和生物学因素如语言、暗示、情绪、文化、体质等则从略。

第二节　生　活　事　件

一、生活事件概念

（一）生活事件与应激源

生活事件（life events）是指造成心理应激并可能进而损伤躯体健康的主要刺激物。虽然当今世界上更大量的刺激是来自心理社会的变化，但目前实际研究中的生活事件除了心理、社会和文化因素，还包括生物学因素，如手术、分娩、患病等。因而在许多医学心理学文献中，往往将生活事件和应激源（stressor）作为同义词来看待，包括生物、心理、社会和文化等方面的刺激。

（二）生活事件的现象学分类

生活事件包含的内容很广，许多事件相互牵扯交织在一起，对其进行严格的分门别类较为困难。这也是导致各种生活事件评估量表对事件的分类各不相同的原因。根据各种文献资料，从现象学出发，常见的生活事件包括工作方面、人际关系方面、家庭方面、经济方面和健康方面几类。

（1）工作方面 包括长期高温、低温、噪声、矿井等环境下的工作；高度注意力集中和消耗脑力的工作；从事长期远离人群（远洋、高山、沙漠）、高度消耗体力、威胁生命安全、经常改变生活节律无章可循以及单调重复的流水线的工作；超出本人实际能力范围的工作；调动、转岗或离岗等。

（2）人际关系方面 包括与领导、同事、邻里、朋友之间的意见分歧和矛盾冲突等。

（3）家庭方面 包括觅配偶、失恋、夫妻不和、分居、外遇和离婚；亲人亡故、患病、外伤、手术和分娩；子女管教困难、老人需要照料、住房拥挤以及家庭成员关系紧张等。

（4）经济问题方面 包括经济上的困难或变故，如负债、失窃、亏损和失业等。

（5）健康问题方面 指疾病或健康变故给个人造成的心理威胁，如癌症诊断、健康恶化、心身不适等。

（三）按事件对个体的影响分类

（1）正性生活事件（positive events） 是指个人认为对自己的身心健康具有积极作用的事件。日常生活中有很多事件具有明显的积极意义，如晋升、提级、立功、受奖等。但也有在一般人看来是喜庆的事情，在某些当事人身上出现消极的反应，例如结婚对于某些当事人却引起心理障碍，成为负性事件。

（2）负性生活事件（negative events） 指个人认为对自己产生消极作用的不愉快事件。这些事件都具有明显的厌恶性质或带给人痛苦悲哀心境，如亲人死亡、患急重病等。

研究证明，负性生活事件与心身健康相关性明显高于正性生活事件，这是因为负性生活事件对人具有威胁性，会造成较明显、较持久的消极情绪体验，从而导致机体出现病感或疾病。

二、生活事件研究

（一）生活事件在心理病因学中的意义

生活事件是最早被注意的影响健康的心理应激因素之一。中外历史上均有大量病案和资料证明，生活事件可以引致个体疾病甚至死亡。当代的研究则进一步阐明了生活事件的质和量与健康和疾病的关系。

在质的研究方面，国内外大量资料证明，生活事件的致病性与其性质有关。那些伴有心理上丧失感的生活事件如丧偶、家庭成员的死亡等对健康的危害最大。此外，过度紧张的学习或工作、人际关系不协调等也对健康有重要影响。

生活事件的数量也决定其对健康和疾病的影响程度。当一个人在一定的时期内连续遭遇多种严重生活事件，即所谓祸不单行时，其对个体的考验程度将大大提高，往往容易导致对健康的损害。但平时虽然有较多的生活事件，只要其性质较平和，有时反而能增强个体对应激的抵抗力（姜乾金，1990）。

近些年多项研究结果提示，多个生活事件在发生时间和刺激强度上的差异及不同组合等，对情绪和行为可产生不同效应。例如，陈红敏等（2016）采用实验法研究发现，与单个高负性生活事件相比，个体更乐意再来一个低负性生活事件。不同学者对此有不同的解读。其中，Seta（2008）等认为多个生活事件的最终效应是由平均效应和累积效应共同决定的。

类似的生活事件常引发更明显的累积效应,这与以往研究一致,也就是负性生活事件越多结果越糟糕。而在面对差异显著的生活事件时,平均效应相对更为显著,简单地说,就是再来一个弱负性生活事件,反而可拉低强负性生活事件的消极影响。

(二)生活事件的量化

对生活事件的量化研究历史并不长。1967 年,美国华盛顿大学医学院的精神病学专家Homes 和 Rahe 通过对 5000 多人进行社会调查和实验所获得的资料,编制了社会再适应评定量表(social readjustment rating scale ,SRRS)。量表中列出了 43 种生活事件,每种生活事件标以不同的生活变化单位(life change units,LCU),用以检测事件对个体的心理刺激强度。其中配偶死亡事件的心理刺激强度最高为 100LCU,表示个人去重新适应时所需要付出的努力也最大。利用这个量表可以检测一个人在某一段时间内所经历的各种生活事件,并以生活变化单位(LCU)来度量。国内张明园(1987)编制了同类生活事件量表。

研究证明,类似 SRRS 这种客观定量的生活变化单位与疾病的相关程度较低($r=0.30\sim0.40$)。这说明评定生活事件所致的应激强度和应激反应的类型还应考虑许多其他因素,特别是认知因素的影响。因而在 Holmes 以后,不断出现各种以被试自己估计应激强度的生活事件量表。在这些量表中各种生活事件由被试按事件对自己的影响程度做出评分,并以事件的正、负性质分别计分和统计。这些量表所获的生活事件分与健康和疾病的相关性有明显的提高。国内杨德森等(1988)也编制了同类生活事件量表。

第三节　认知评价

一、认知评价概念

所谓评价(evaluation or appraisal),是指个体对遇到的生活事件的性质、程度和可能的危害情况做出估计。Folkman 和 Lazarus(1984)将个体对生活事件的认知评价过程分为初级评价(primary appraisal)和次级评价(secondary appraisal)。初级评价是个体在某一事件发生时立即通过认知活动判断其是否与自己有利害关系。一旦得到有关系的判断,个体立即会对事件是否可以改变,即对个人的能力做出估计,这就是次级评价。伴随着次级评价,个体会同时进行相应的应对活动:如果次级评价事件是可以改变的,采用的往往是问题关注应对;如果次级评价为不可改变,则往往采用情绪关注应对(图 3-3)。

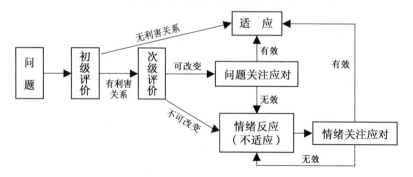

图 3-3　认知、应对与应激过程示意图

二、认知评价研究

（一）认知因素在应激中的作用

对生活事件的认知评价直接影响个体的应对活动和心身反应，因而是生活事件到应激反应的关键中间因素之一。上一节提及以客观计分标准研究生活事件和心身健康关系所存在的问题，其原因之一是未考虑个人对事件的真实评价。

Lazarus 早期曾认为，应激发生于个体察觉或评估一种有威胁的情景之时，具体地说是关于对需求以及处理需求的能力的察觉或评估，甚至认为应激不决定于具体的刺激和反应。但认知评价本身也受其他各种应激有关因素的影响，如社会支持一定程度上可以改变个体的认知过程，个性特征也间接影响个体对某些事件的认知，而生活事件本身的属性不能说与认知评价无关。所以，在近年的许多实际病因学研究工作中，虽然仍将认知因素作为应激的关键性中间变量来对待，但毕竟还要考虑其他有关应激因素的综合作用。

（二）认知因素的量化问题

认知评价在应激过程和心理病因学中的重要性与其量化研究程度两者之间并不相称。虽然 Folkman 本人曾对认知评价活动进行过定量研究，但至今尚缺乏经典的用于对生活事件做出认知评价的测量工具。不过目前一些自我估分的生活事件量表，实际上已部分结合个人认知评价因素。在临床心理研究工作中，也可以采用问卷或访谈的方法，让被试对有关事件的认知特点——做出等级评估。国内近年的不少研究就是采用这样的方法，并且结果都证明认知评价在生活事件与疾病的联系中确实起着重要的中介作用。

第四节　应 对 方 式

一、应对概念

应对（coping）又称应付。由于应对可以被直接理解成是个体解决生活事件和减轻事件对自身影响的各种策略，故又称为应对策略（coping strategies）。目前一般认为，应对是个体对生活事件以及因生活事件而出现的自身不平衡状态所采取的认知和行为措施。

应对概念有一个发展过程。"应对"一词最早由精神分析学派提出，被认为是解决心理冲突的自我防御机制。20 世纪 60 年代"应对"曾被视为一种适应过程，70 年代被认为是一种行为，80 年代被看作是人的认知活动和行为的综合体。应对概念的这种发展和演化反映了人们对应对认识的不断深入。

应对概念的内涵、外延、性质、种类、与其他心理社会因素的关系以及在应激过程中的地位等问题至今学术界仍不统一，在具体讨论过程中均易引出歧义和异议，是应激研究中颇具争论性的问题。

实际上，应对概念的含义是很广的，或者说应对是多维度的。

如果将应激看成是过程，那么应对活动涉及应激作用过程的各个环节（图 3-4）。目前多数应对量表采用的是这一角度的研究。

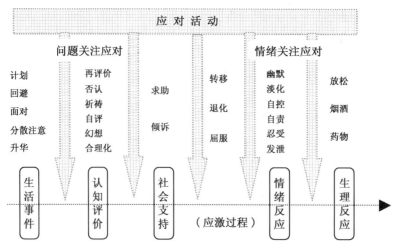

图 3-4　应对与应激过程的关系

如果从应对的主体角度看,应对活动涉及个体的心理活动(如再评价)、行为操作(如回避)和躯体变化(如放松)。目前多数应对量表兼有这几方面的应对条目内容。

从应对的指向性看,有的应对策略是针对事件或问题的,有的则是针对个体的情绪反应的,前者曾被称为问题关注应对(problem-focused coping),后者为情绪关注应对(emotion-focused coping)。目前多数应对量表兼有这两方面的应对条目内容。

从应对是否有利于缓冲应激的作用,从而对健康产生有利或者不利的影响来看,有积极应对和消极应对。目前这方面的理论和具体研究较少。

从应对策略与个性的关系来看,可能存在一些与个性特质(trait)有关的、相对稳定的和习惯化了的应对风格(coping styles)或特质应对。例如,日常生活中某些人习惯于幽默,而有些人习惯于回避(如借酒消愁)。与前述的过程研究相对应,以特质应对理念进行的应对研究曾被称为特质研究(trait-oriented approach)。

由于人们对应对的认识还在不断发展,因此目前在应对研究领域应提倡从多角度入手。可以从"广义"的应对角度展开研究,例如下文 Folkman 等编制的应对量表(ways of coping)及其各种修订本,均试图将个体在生活事件中的各种可能应对策略尽数列入研究范围。也可以从相对"狭义"的应对角度进行研究,例如下文的医学应对问卷(MCMQ)只选择研究针对疾病这一特定事件的应对策略,Levine 的否认机制问卷(LDIS)更只选择研究心肌梗死病人对待疾病的否认应对策略,姜乾金的特质应对问卷(TCSQ)只选择那些与个性有关、与个体健康有关的特质应对条目等。

二、应对研究

目前,关于应对是应激事件与应激心身反应的重要中介变量的观点已被广泛接受。有关应对在心理应激过程中的作用及其在心理病因学中的意义的研究已成为心理应激研究中很活跃的一个领域。

(一)应对研究在心理病因学中的意义

各种研究证明,应对与各种应激有关因素存在相互影响和相互制约的关系。应对与生活事件、认知评价、社会支持、个性特征、应激反应等各种应激有关因素相关,还与性别、年龄、文化、职业、身体素质等有关。

在应对研究领域,许多是围绕应对在心理病因学中的意义的。以癌症研究为例,许多资料证明癌症的发生、发展明显受到包括应对因素在内的心理社会因素的影响。由于癌症本身作为一种严重的生活事件,对病人又起着心理应激源的作用,使癌症病人往往采用更多的应对策略,癌症的转归、预后、病人的生活质量、康复等(可看作应激结果)也就明显受病人各种应对策略的影响。因此,通过对癌症病人应对活动特点、影响因素和作用规律的研究,除了可以为癌症临床制订和实施应对干预手段提供科学依据以外,也可以通过对癌症病人应对策略及其与应激有关因素相互关系的认识,从临床实际研究的角度揭示应对和应激过程之间的理论关系。

(二) 应对的量化研究

由于应对分类尚无统一的认识,故应对的测定方法也多种多样。

Folkman 和 Lazarus 于 1980 年编制、1985 年修订的应对量表(ways of coping)将应对分为 8 种:对抗、淡化、自控、求助、自责、逃避、计划和自评,分别被划归为问题关注应对和情绪关注应对两大类。这是经典的应对过程研究问卷。从早期的背景资料中可以看出,在不同事件和不同对象中,该问卷条目的主成分筛选结果一致性较低。

在国内,肖计划等(1995)在参考 Folkman 等的研究成果基础上,筛选出包括解决问题、自责、求助、幻想、退避和合理化 6 种应对方式的应对方式问卷。

卢抗生等(2000)修订自 Folkman 等的老年应对问卷,包含 5 种应对方式,即面对、淡化、探索、幻想、回避,分别被划归为积极应对和消极应对两类。该问卷的修订兼用了过程研究和特质研究的思路。

姜乾金等(1987,1993,1999)以应对的特质研究思路,采用因素筛选与效标考察相结合的办法,将一组与一定的个性特质有内在联系的应对条目分成消极应对和积极应对,最后形成特质应对问卷。特质应对反映的是个体内部某些相对稳定的、具有习惯化倾向的应对方式或应对风格,其中一些问题还需要深入探索。

沈晓红等(2000)修订的 Feifel 医学应对量表包含病人的 3 种疾病应对策略:面对、回避和屈服。这 3 种应对方式代表了人们在遇到疾病威胁时的基本行为方式。

第五节　社　会　支　持

一、社会支持概念

社会支持(social support)是指个体与社会各方面包括亲属、朋友、同事、伙伴等社会人以及家庭、单位、党团、工会等社团组织所产生的精神上和物质上的联系程度。在应激研究领域,一般认为社会支持具有减轻应激的作用,是应激作用过程中个体"可利用的外部资源"。

社会支持概念所包含的内容相当广泛,包括一个人与社会所发生的客观的或实际的联系,例如得到物质上的直接援助和社会网络。这里的社会网络是指稳定的(如家庭、婚姻、朋友、同事等)或不稳定的(非正式团体、暂时性的交际等)社会联系的大小和获得程度。社会支持还包括主观体验到的或情绪上的支持,即个体体验到在社会中被尊重、被支持、被理解和满意的程度。许多研究证明,个体感知到的支持程度与社会支持的效果是一致的。

由于社会支持涉及面广,一般采用多维的方式进行分类,并形成不同的社会支持量表。肖水源(1987)总结文献后将社会支持分为主观支持、客观支持和利用度3类,并形成一个社会支持量表。Blumenthal(1987)等在其介绍的领悟社会支持量表(PSSS)中,将社会支持分为家庭支持、朋友支持和其他人支持3类。该量表已由姜乾金等引进国内。在 Wilcox(1982)的社会支持调查表(SSI)中,社会支持分为情绪支持、归属支持和实质支持。Sarason等(1981)的社会支持问卷(SSQ)有两个维度:社会支持的数量,即在需要的时候能够依靠别人的程度;对获得的支持的满意程度。

二、社会支持研究

(一)社会支持研究在心理病因学中的意义

个体的社会支持程度实际上与各种应激因素也都存在交互关系,因而可作为应激有关因素与健康和疾病产生联系。例如,许多生活事件本身就是社会支持方面的问题;认知因素影响社会支持的获得,特别是影响主观支持的质量;社会支持与应激反应程度也有关系。Sarason 等(1981)发现社会支持数量(SSQN)与艾森克个性问卷的外向分呈正相关,而社会支持数量(SSQN)和社会支持满意程度(SSQS)两者均与神经质分呈负相关,说明社会支持与个性有一定的联系。

多项研究结果证明,社会支持与应激事件引起的心身反应呈负相关,说明社会支持对健康具有保护性作用,并进一步可以降低心身疾病的发生和促进疾病的康复。

有证据表明,幼年严重的情绪剥夺,可产生某些神经内分泌的变化,如促肾上腺皮质激素及生长激素不足等。Thomas 等研究 256 名成人的血胆固醇水平、血尿酸水平及免疫功能,通常应激会使血胆固醇、血尿酸水平升高,免疫功能降低。他们发现,社会相互关系调查表(ISSI)的密友关系部分若社会支持得分高,则血胆固醇水平及血尿酸水平低,免疫反应水平高。这与年龄、体重、吸烟、酗酒、情绪不良体验等因素无关。

动物实验也证明社会支持与心身健康之间的肯定联系。有人发现在实验应激情景下,如果有同窝动物或动物母亲存在、有其他较弱小动物存在或有实验人员的安抚,那么可以减少小鼠的胃溃疡、地鼠的高血压、山羊的实验性神经症和兔的动脉粥样硬化性心脏病的形成;相反,扰乱动物的社会关系,如模拟"社会隔离"可导致动物行为的明显异常。

(二)社会支持保护健康的机制

1. 缓冲作用假说

该假说认为社会支持本身对健康无直接影响,而是通过提高个体对日常生活中伤害性刺激的应对能力和顺应性,从而削减应激反应,起到缓冲生活事件的作用。例如 Blumenthal(1987)证明,社会支持能改善 A 型行为者的冠心病临床过程,然而却对 B 型行为者无意义。

2. 独立作用假说

该假说认为社会支持不一定要在心理应激存在下才发挥作用,而是通过社会支持本身的作用以维持个体良好的情绪进而促进健康。例如有资料显示,与世隔绝的老人比密切联系社会的老人相对死亡率高。社会支持低下本身可能导致个体产生不良心理体验,如孤独感、无助感，从而使心理健康水平降低。这说明充分利用社会支持和提高个体被支持的主观体验对健康有直接的意义。

第六节 个性与应激

一、个性与应激因素的关系

作为应激作用过程中的诸多因素之一，个性特征与生活事件、认知评价、应对方式、社会支持和应激反应等因素之间均存在相关性。

个性可以影响个体对生活事件的感知，偶尔甚至可以决定生活事件的形成。许多资料表明，个性特征与生活事件量表分之间特别是主观事件的频度以及负性事件的判断方面存在相关性。

1. 个性影响认知评价

态度、价值观和行为准则等个性倾向性，以及能力和性格等个性心理特征因素，都可以不同程度地影响个体在应激过程中的初级评价和次级评价。这些因素决定个体对各种内外刺激的认知倾向，从而影响对个人现状的评估，事业心太强或性格太脆弱的人容易判断自己为失败者。个性有缺陷的人往往存在非理性的认知偏差，使个体对各种内外刺激发生评价上的偏差，可以导致较多的心身症状。

2. 个性影响应对方式

前文已述及，个性特质在一定程度上决定着应对活动的倾向性，即应对风格。不同人格类型的个体在面临应激时可以表现出不同的应对策略。姜乾金等的研究资料显示，个性中的情绪不稳定性和内外向维度与特质应对问卷中的条目有相关性。Folkman 曾根据"情绪关注"类应对的跨情景重测，相关性高于"问题关注"类，认为情绪关注类应对更多地受人格影响。Glass 等（1977）的研究发现：当面对无法控制的应激时，A 型行为模式的人与 B 型行为模式的人相比，其应对行为更多地显示出缺乏灵活性和适应不良。而 Vingerhoets 和 Flohr 的研究却提示：面临应激环境时，A 型行为模式的人较 B 型行为模式的人更多地采用积极正视问题的应对行为，而不是默认。同时还发现 A 型行为模式的人不像 B 型行为模式的人那样易于接受现实，对问题的起因他们更多地强调自身因素而不是环境。

3. 个性与社会支持有联系

个性特征间接影响客观社会支持的形成，也直接影响主观社会支持和社会支持的利用水平。人与人之间的支持是相互作用的过程，一个人在支持别人的同时，也为获得别人对自己的支持打下了基础，一位个性孤僻、不好交往、万事不求人的人是很难得到和充分利用社会支持的。

4. 个性与应激反应的形成和程度也有关

同样的生活事件，在不同个性的人身上可以出现完全不同的心身反应结果。

二、个性在应激研究中的意义

个性是最早被重视的心身相关因素之一。关于个性与健康的密切联系早有研究，早期精神分析论者甚至试图说明不同的人格与几种经典的心身疾病之间存在内在联系。近几十年有大量的个性调查资料证明，某些个性因素确与多种疾病的发生发展有关，但其特异性并不高。

其实，个性与疾病的关联，很难说两者之间有直接因果关系，倒是人们早已注意到，个性—情绪—疾病之间存在联系。许多资料证明，特定的个性易导致特定的负性情绪反应，进而与精神症状和躯体症状发生联系。这说明情绪可能是个性与疾病之间的桥梁。但这一认识并未能进一步解释个性与情绪之间的联系又是如何的。心理应激研究为此提供了解释：在应激作用过程中，个性与各种应激因素存在广泛联系，个性通过与各因素间相互作用，最终影响应激心身反应的性质和程度，并与个体的健康和疾病相联系。姜乾金等曾利用多因素分析方法，证明个性确与其他应激因素互有相关性，并共同对应激结果（如疾病、心身症状）做出"贡献"。

关于是否存在某些特定的应激或疾病易感性人格，尚有待于进一步研究。

第七节　应激反应

一、应激反应概念

（一）应激反应与心身反应

所谓应激反应（stress reaction），是指个体因为应激源所致的各种生物、心理、社会、行为方面的变化，常称为应激的心身反应（psychosomatic response）。

不过，由于各种应激因素存在交互关系，在应激研究中要对应激反应概念作严格的界定，实际上有一定的难度。例如，个体由于生活事件引致的认知评价活动，其本身就是事件引起的一种心理"反应"。同样，许多应对活动也可以被看成是对生活事件的"反应"，甚至许多继发的主观事件也仅仅是个体对原发事件的进一步"反应"。对此，我们在学习理解应激反应时也应持灵活的态度。

还要提及的是，即使目前人们已普遍接受应激具有"刺激"和"反应"两个方面，或者承认心理行为因素在应激中的重要作用，但由于历史或职业的缘故，在某些心理学或医学学术领域，其所涉及的"应激"概念，往往近似于这里的应激反应。

（二）应激反应在心理病因学中的意义

心理应激反应在健康和疾病中具有重要的理论和实际意义。首先必须看到，应激反应是个体对变化着的内外环境所做出的一种适应，这种适应是生物界赖以发展的原始动力。对于个体来说，一定的应激反应不但可以看成是及时调整与环境的契合关系，而且这种应激性锻炼有利于人格和体格的健全，从而为将来的环境适应提供条件。可见，应激的反应并不总是对人体有害。这已被各种研究所证实。

其次，毕竟各种应激反应涉及个体心身功能的整体平衡，临床医学中的许多问题实际上就是平衡与不平衡的关系，例如生理与病理、健康与疾病。研究证明，应激反应与一些功能性疾病的症状，即与所谓的功能性症状或心身障碍之间，常常具有直接联系。更有许多证据显示,目前严重影响人类健康的疾病中,多数与心理应激因素的长期作用有关,这些疾病即心身疾病。从应激的心身反应,到心身障碍的心身症状,再到心身疾病,在逻辑上显然存在某种联系。这就是病因心理学的重要研究领域,也是心理应激理论研究的重要课题。心理应激与疾病之间的关系由此建立起了联系。关于心理应激的心理、生理反应及其心身中介机制在心身疾病发病学中的意义,将在后文作进一步讨论。

（三）应激反应的量化

根据所要评估的应激反应的具体内容,可分别选择相应的量化指标及其评估方法。心理卫生工作中常采用 90 项症状自评量表(SCL-90)作为反映心身健康水平的初筛工具。若仅仅量化个体的情绪反应,可选择情绪状态量表(POMS)或正性负性情绪量表(PANAS)等量表评测多种情绪状态,也可选择焦虑自评量表(SAS)、抑郁自评量表(SDS)等量表对焦虑、抑郁或其他特定情绪进行评定。

另外,由于应激反应、心身障碍、心身疾病三者存在联系,故在国内外的一些量化研究中,经常将心身障碍和心身疾病也作为应激的"反应"变量进行研究。例如将心身障碍和心身疾病作为因变量,与各种应激有关因素做多元分析,以探讨心理应激在发病学中的意义;或将心身障碍和心身疾病作为效标变量,为各种应激因素的量化研究提供效度证据。

二、应激的心理行为反应

应激的心理反应可以涉及心理和行为的各个方面,例如应激可使人出现认识偏差、情绪激动、行动刻板,甚至可以涉及个性的深层部分,如影响到自信心等;但与健康和疾病关系最直接的是应激的情绪反应。以下重点介绍应激的情绪反应和行为反应。

（一）情绪反应

个体在应激时产生什么样的情绪反应以及其强度如何,受很多因素的影响,差异很大。这里介绍几种常见的情绪反应。

1. 焦虑

焦虑(anxiety)是应激反应中最常出现的情绪反应,是人预期将要发生危险或不良后果的事物时所表现的紧张、恐惧和担心等情绪状态。在心理应激条件下,适度的焦虑可提高人的警觉水平,伴随焦虑产生的交感神经系统被激活,可提高人对环境的适应和应对能力,是一种保护性反应。但如果焦虑过度或不适当,就是有害的心理反应。这里指的是状态焦虑(state anxiety),还有一种特质焦虑(trait anxiety)是指无明确原因的焦虑,属一类人格特质。

2. 恐惧

恐惧(fear)是一种企图摆脱已经明确的有特定危险会受到伤害或生命受威胁的情景时的情绪状态。恐惧伴有交感神经兴奋,肾上腺髓质分泌增加,全身动员,但没有信心和能力战胜危险,只有回避或逃跑,过度或持久的恐惧会对人产生严重不利影响。

3. 抑郁

抑郁(depression)表现为悲哀、寂寞、孤独、丧失感和厌世感等消极情绪状态,伴有失眠、食欲减退、性欲降低等。抑郁常由亲人丧亡、失恋、失学、失业、遭受重大挫折和长期病痛等原因引起。这里指的是外源性抑郁,还有一种内源性抑郁,与人的素质有关。

4. 愤怒

愤怒(anger)是与挫折和威胁有关的情绪状态,由于目标受到阻碍,自尊心受到打击,为排除阻碍或恢复自尊,常可激起愤怒。愤怒时交感神经兴奋,肾上腺髓质分泌增加,因而心率加快,心排血量增加,血液重新分配,支气管扩张,肝糖原分解,并多伴有攻击性行为。

上述应激的负性情绪反应与其他心理功能和行为活动可产生相互影响,可使自我意识变狭窄、注意力下降、判断能力和社会适应能力下降等。

(二) 应激的行为反应

伴随应激的心理反应,机体在行为上也会发生改变,这也是机体顺应环境的需要。

1. 逃避与回避

逃避与回避都是为了远离应激源的行为。逃避(escape)是指已经接触到应激源后而采取的远离应激源的行动;回避(avoidance)是指预先知道应激源将要出现,在未接触应激源之前就采取行动远离应激源。两者的目的都是为了摆脱情绪应激,排除自我烦恼。

2. 退行与依赖

退行(regression)是当人受到挫折或遭遇应激时放弃成年人应对方式,使用幼儿时期的应对方式应付环境变化或满足自己的欲望。退行行为主要是为了获得别人的同情、支持和照顾,以减轻心理上的压力和痛苦。退行行为必然会伴随产生依赖(dependence)心理和行为,即事事处处依靠别人关心照顾而不是自己去努力完成本应自己去做的事情。退行与依赖多见于病情危重经抢救脱险后的病人以及慢性病人之中。

3. 敌对与攻击

其共同的心理基础是愤怒。敌对(hostility)是内心有攻击的欲望但表现出来的是不友好、谩骂、憎恨或羞辱别人。攻击(attack)是在应激刺激下个体以攻击方式做出反应,攻击对象可以是人或物,可以针对别人也可以针对自己。例如临床上某些病人表现不肯服药或拒绝接受治疗,表现自损自伤行为,包括自己拔掉引流管、输液管等。

4. 无助与自怜

无助(helplessness)是一种无能为力、无所适从、听天由命、被动挨打的行为状态,通常是在经过反复应对不能奏效,对应激情景无法控制时产生,其心理基础包含了一定的抑郁成分。无助使人不能主动摆脱不利的情景,从而对个体造成伤害性影响,故必须加以引导和矫正。自怜(self-pity)即自己可怜自己,对自己怜悯惋惜,其心理基础包含对自身的焦虑和愤怒等成分。自怜多见于独居、对外界环境缺乏兴趣者,当他们遭遇应激源时常独自哀叹、缺乏安全感和自尊心。倾听他们的申诉并提供适当的社会支持可改善自怜行为。

5. 物质滥用

某些人在心理冲突或应激情况下会以习惯性的饮酒、吸烟或服用某些药物的行为方式来转换自己对应激的行为反应方式。尽管这些物质滥用对身体没有益处,但这些不良行为能达到暂时麻痹自己摆脱自我烦恼和困境之目的。

三、应激的生理反应

心理应激的生理反应以神经解剖学为基础,最终可涉及全身各个系统和器官,甚至毛发。各种心理刺激通过脑干的感觉通路传递到丘脑和网状结构,而后继续传递到涉及生理功能调节的自主神经和内分泌的下丘脑以及涉及心理活动的"认知脑"区和"情绪脑"区。在这些脑区之间有广泛的神经联系,以实现活动的整合;另一方面通过神经体液途径,调节脑下垂体和其他内分泌腺体的活动以协调机体对应激源的反应。

应激的生理反应以及最终影响心身健康的中介机制(mediating mechanism)涉及神经系统、内分泌系统和免疫系统。必须指出,这三条中介途径其实是一个整体,而且其中有关细节问题正是目前深入研究的领域。

（一）心理—神经中介机制

主要通过交感神经—肾上腺髓质轴进行调节。当机体处在急性应激状态时,应激刺激被中枢神经接收、加工和整合,后者将冲动传递到下丘脑,使交感神经—肾上腺髓质轴被激活,释放大量儿茶酚胺,引起肾上腺素和去甲肾上腺素的大量分泌导致中枢兴奋性增高,从而导致心理的、躯体的和内脏的功能改变,即所谓的非特应系统(ergotropic system)功能增强,而与之对应的向营养系统(trophotropic system)功能则降低。结果是,网状结构的兴奋增强了心理上的警觉性和敏感性;骨骼肌系统的兴奋导致躯体张力增强;交感神经的激活,会引起一系列内脏生理变化,如心率、心肌收缩力和心排血量增加,血压升高,瞳孔扩大,汗腺分泌增多,血液重新分配,脾缩小,皮肤和内脏血流量减少,心、脑和肌肉获得充足的血液,分解代谢加速、肝糖原分解、血糖升高,脂类分解加强、血中游离脂肪酸增多等,为机体适应和应对应激源提供充足的功能和能量准备。必须指出,如果应激源刺激过强或时间太久,也可造成副交感神经活动相对增强或紊乱,从而表现心率变缓,心排血量和血压下降,血糖降低,造成眩晕或休克等。

（二）心理—神经—内分泌中介机制

通过下丘脑—腺垂体—靶腺轴进行调节。塞里曾用"全身适应综合征"(GAS)来概括下丘脑—腺垂体—肾上腺皮质轴被激活所引起的生理反应,并描述了 GAS 三个不同阶段生理变化的特点。当应激源作用强烈或持久时,冲动传递到下丘脑引起促肾上腺皮质激素释放因子(CRH)分泌,通过脑垂体门脉系统作用于腺垂体,促使腺垂体释放促肾上腺皮质激素(ACTH),进而促进肾上腺皮质激素特别是糖皮质激素氢化可的松的合成与分泌,从而引起一系列生理变化,包括血内 ACTH 和皮质醇、尿中 17-羟皮质类固醇(17-OHCS)增多;血糖上升,抑制蛋白质分解等。

研究发现,当人在飞行跳伞、阵地作战、预期手术、学生参加考试等应激情况下,都有上述两轴系统即肾上腺皮质和肾上腺髓质被激活。

在应激反应中,胰腺和甲状腺也起一定作用。

（三）心理—神经—免疫机制

这是最新认识的心身中介机制。现已认识到,免疫系统并非一个功能自主的单位,在应激反应过程中,免疫系统与中枢神经系统进行着双向调节。一般认为,短暂而不太强烈的应激不影响或略增强免疫功能,强烈的应激则显著抑制细胞免疫功能。长期较强烈的应激会损害下丘脑,造成皮质激素分泌过多,使内环境严重紊乱,从而导致胸腺和淋巴组织退化或萎缩,抗体反应抑制,巨噬细胞活动能力下降,嗜酸性细胞减少和阻滞中性粒细胞向炎症部位移动等一系列变化,从而造成免疫功能抑制,降低机体对抗感染、变态反应和自身免疫的能力。

【经典阅读】

20 世纪 90 年代，姜乾金等学者运用自编心理社会应激调查表评估生活事件、情绪反应和特质应对方式等心理社会应激因素，运用 SCL-90、SAS 和 SDS 量化心身健康状况，分析多个心理社会应激因素与心身健康的相关性。

在此调查基础上，姜乾金等学者在《中国行为医学科学》杂志上发表了《心理社会应激因素与多项心身健康指标的相关性分析》一文，可以说初步建立了心理应激过程模型。阅读该文献，将有助于初学者夯实对心理应激因素之间相关性的认识。

具体请查阅文献：姜乾金，祝一虹，王守谦，等. 心理社会应激因素与多项心身健康指标的相关性分析[J]. 中国行为医学科学，1996，5(4)：200-202.

（任伟荣、姜乾金、吴志霞）

内容简介　　　视频讲解

第四章　心　理　评　估

　　病人在生病的各个阶段均可能出现压抑、愤怒、焦虑、抑郁等心理问题。作为护理人员，学会评估病人的心理状态，根据心理评估结果有针对性地实施护理措施显得尤为重要。心理评估指应用多种方法获得的信息，对个体某一心理现象作全面、系统和深入的客观描述。心理评估方法包括观察法、访谈法、调查法和心理测验法等。心理评估能够辅助进行心理诊断，更好地指导制订和实施心理护理方案，评估病人心理功能的恢复情况，以及探索研究病人心理变化的规律。本章主要介绍观察法、访谈法和心理测验法的基本知识以及护理心理学常用的心理测验法。

　　通过本章的学习，主要达到：解释心理评估、观察法、访谈法、心理测验法的概念；说出临床心理评估的实施原则；说出心理测验的一般原则；结合相关测验，列举标准化心理测验的基本特征；选用观察法、访谈法或常用心理测验法评估心理状态；正视心理测验结果，避免滥用。

第一节　临床护理心理评估基本方法

一、行为观察法

　　观察法是临床心理评估最常用的方法之一，是指在完全自然或接近自然的条件下，有目的、有计划地直接或间接地以视听等感知活动获取个体的外部行为信息，进而对个体的心理状态进行分析判断的过程。

　　（一）观察情景

　　一般来说，对行为进行观察既可以在完全自然环境下进行，也可以在实验室情景下进行。在自然环境中，不改变或不干扰自然环境，研究者能观察到一些自然情况下发生的行为。例如，通过单向玻璃，研究者能观察儿童游戏，而儿童并没有觉知到被观察。在一项研究的初期，自然观察特别有用，因为它有助于研究者发现某一现象的范围，或者发现一些重要的变量以及变量间的关系。而一些人类的行为必须在实验室观察才能进行研究。例如，研究早期的严重亲情剥夺对儿童后期发展影响的实验，但这样的观察须注意其实用性，并且不能违背伦理道德。除了自然环境和实验室情景下的观察，还有在特殊环境中的观察，如在医院中对病人进行观察。

　　（二）观察内容

　　在心理评估中，观察内容常常包括仪表、体型、人际交往风格、言谈举止、注意力、兴趣、爱好、各种情景下的应对行为等。在实际观察中，应根据观察目的、观察方法及观察的不同阶段选择观察目标行为。对每种准备观察的行为应给予明确的定义，以便准确地观察和记录。例如,要观察儿童在暑假期间攻击性行为是否增加时,就应该给攻击性行为下一个明确的定义。

（三）观察时间和观察次数

每次观察的时间一般在 10～30 分钟,这样观察者不会太疲劳,当然有时根据需要也可以更长一些。观察次数可以根据实际情况来定,如果一天内进行多次观察,则分布在不同的时间,以便较全面地观察被观察对象在不同情景下的行为表现;如果观察期跨越若干天,则每天数次观察的时间应保持一致。至于各次观察安排在什么时间进行,应根据影响目标行为的时间因素来确定。

（四）观察记录

观察的记录方法有以下几种:① 叙述性记录:可采用笔记、录音、录像或几种方法联合使用,也可以按照观察时间顺序编写记录表。例如记录"×××用小棍子打了另一小孩 3 次"。② 评定性记录:根据评定量表的要求进行观察和记录。例如记录"焦虑等级 4"。③ 间隔性记录:又称为时间间隔样本,指在观察中有规则地每隔同样长短时间便观察和记录一次,如每隔 10 秒观察并记录 5 秒内的观察结果。④ 事件记录:又称事件样本,记录在一次观察期间,目标行为或事件的发生频率。这种方法有时常与时间间隔记录结合使用,较多应用在条件控制较好的观察和实验研究中。⑤ 特殊事件的记录:在观察研究过程中,特别是在自然条件下进行观察时,经常会发生一些特殊事件,在不同程度上干扰目标行为的发生、发展或进程,此时观察者应当记录这些特殊事件的情况以及对被观察目标行为所产生的影响。

（五）行为观察法的注意事项

当不同的人观察同样的事件时,他们并不总是"看到"同样的事物。由于观察者个人的动机和预期可能会导致观察的错误,这就是观察者偏见。为了使行为观察法具有良好的客观性、准确性和科学性,许多研究者提出了在进行行为观察时观察者应注意以下几点事项:

（1）观察者应认识到自己对被观察者的整体印象,评价自己的这种印象可能会对观察结果产生什么样的影响。

（2）在观察和评估过程中,观察者要经常意识到自己的"角色",特别是自己的感觉和反应。

（3）观察者要控制自己,不对那些与目标行为关系不大的特殊行为和突发事件产生兴趣。

（4）对于与自己年龄或文化背景相差悬殊的人,观察者在分析结果时应尽可能从被观察者的角度而不是从自己的角度去理解他们的行为。

（5）对观察到的行为的产生原因进行合理探索和解释。

二、临床访谈法

访谈也称晤谈或会谈,是访谈者（临床工作者）与被访者（病人）沟通的一个重要过程,是收集信息、诊断评估和治疗干预的基本手段。作为临床沟通的专门技术,临床访谈与日常交谈有本质的差别。访谈的目标很明确,它的内容和方法都是围绕达到这个目标而组织的。例如,在评估性访谈中访谈者可能要求被访者讨论他们不愉快的事情和体验,而一般谈话则会尽可能避免。因此,在访谈前,访谈者须掌握一定的访谈内容和技术。

(一)临床访谈的内容

1. 收集资料性访谈的内容

收集资料性访谈的目的在于获得被访者的病史资料和相关资料,通常询问以下几个方面的问题:

(1)病人基本情况,包括姓名、年龄、职业、文化、经济状况等。

(2)现在和近期的情况,包括日常活动情况、饮食睡眠、精神状况等。

(3)婚恋或家庭情况,如婚姻状况、家庭关系等。

(4)出生成长情况,如是否顺产、发育如何。

(5)健康情况,既往和现在的健康状况,有无疾病、外伤等。

(6)个人嗜好,有无特殊嗜好,如烟酒。

(7)工作情况和生活事件,如所从事职业、经济状况、社会压力等。

(8)人际关系和社会支持,与家人、同事、朋友之间的关系如何。

2. 心理诊断性访谈的内容

心理诊断性访谈主要围绕病史收集精神状况方面的内容,以便诊断。对于初学者,可以根据常见精神症状的类别系统询问。

在感知觉方面,可问"有没有一些平时没有的特殊感觉?"或者"独自一人时,能听到有人与你说话吗?"如被访者说有,可问"声音从哪里来? 什么人的声音? 讲些什么? 次数多吗?"了解有无幻觉。

在思维方面,可问"周围的人,如你的同事或家人对你的态度怎样? 有没有人对你不友好,对你暗中使坏的?""外界有没有东西能影响或控制你的思维或行动?"

在意识、注意、记忆和智力方面,可问"现在是何时、在何地,旁人是谁?""能集中精力做事或学习吗?""记得住事情吗?"或"容易忘事吗?"还可进行简单记忆和智力测试,如心算100－7,连续递减至 2 为止。

在情绪方面,可问"近来你的心情如何?""感到生活有意义吗?"

有关自知力方面,可问"你对自己目前的状况是如何看的?""你认为自己有问题(病)吗?"如果回答有问题,进一步询问有什么样的问题。

3. 心理治疗性访谈的内容

心理治疗性访谈是指对被访者问题进行干预或治疗的谈话,可参考第五章相关内容。

(二)临床访谈的技巧

1. 建立良好的信任与合作关系

访谈者的目标是创造一个温暖和可接受的氛围,使被访者感到进行开放式的交谈是安全和被人理解的,而不担心受到批评或"审判"。访谈取得成功很大程度上取决于访谈者与被访者之间建立的良好关系。以下几方面有助于良好关系的建立:

(1)维持适当的目光接触;

(2)访谈者保持一种自然、放松和关注的姿势;

(3)用平静、友好和接受的方式清楚地、不慌不忙地交谈;

(4)讲话的声调温和、富有感染力;

（5）访谈者与被访者交往时不要使用裁决式的口吻；

（6）努力使访谈成为双方都积极参与的活动；

（7）对于被访者的言语和非言语行为都应做出适当的言语反应；

（8）若非必需，不要随意中断被访者的谈话；

（9）对被访者的谈话应当表示出兴趣，使他们感到访谈者能理解他们的内心世界和感受；

（10）及时地发现被访者由于担心访谈而产生的焦虑情绪，鼓励他们说出来，并进行适当的解释，打消被访者的顾虑。

2. 注意倾听的技巧

倾听是访谈者的基本功。成功的访谈者必须从开始到结束都是一个优秀的倾听者。所谓"倾听"对方的谈话，不仅仅是指简单的听听而已，还要借助言语的引导，真正"听"出被访者对所述的事实、所体验的情感持有的观念。艾维等人曾列举访谈中找出被访者问题所在的有关言语引导的倾听基本技巧。

（1）开放式提问　　常用于使讨论深入和推动被访者的自我剖析。与封闭式提问相比较，提问常用"什么"（what）、"怎样"（how）或"为什么"（why），要求更详细、更广泛的回答。例如，开放式提问常问"当事情发生的时候，你感觉如何？""你为什么认为每次回家都会产生这种感受？"

（2）封闭式提问　　常用于搜集和解释资料信息。封闭式提问常用"是不是""对不对""要不要""有没有"等词，而回答也是"是""否"式的简单答案。例如，访谈者问被访者："你多大年纪？"或"你是否第一次与人谈这个问题？"这种询问常用来收集资料并加以条理化，澄清事实，获取重点，缩小讨论范围。

（3）鼓励和重复语句　　鼓励是指采用被访者的词语，或简短的表达形式，重复转达给被访者，比如"嗯……""多告诉我一些"或"所以……"这些反应能进一步促进他们的讨论，鼓励被访者继续表达相同的想法和感受，被访者在没有访谈者干扰或打断的情况下自然表达想说的话。例如，长时间吐露工作中的相关事件后，被访者感到特别挫折和愤怒，访谈者的最小鼓励就是重述被访者的一些话（比如"看起来你感到受打击"）。不要重复被访者吐露的所有内容，但必须强调主要观点和感受。

（4）内容反映技术　　内容反映，也称释义或说明，是指访谈者把被访者的主要言谈、思想加以综合整理后，再反馈给被访者。最好是引用被访者言谈中最有代表性、最敏感的、最重要的词语。内容反映使得被访者有机会再次来剖析自己的困扰，重新组合那些零散的事件和关系，深化谈话的内容。

（5）情感反映技术　　情感反映与上述内容反映很接近，如果说有所区别的话，内容反映着重于被访者言谈内容的反馈，而情感反映则着重于被访者的情绪反馈。情绪往往是思想的外露，经由对被访者情绪的了解可进一步推测出被访者的思想、态度等。

一般来说，访谈者对被访者的情感与思想的反映是同时的。比如，"你说你的同事在背后挑拨是非"，这是一句"内容反映"。而"你似乎对他非常气愤"，是一句"情感反映"。若是"你的同事在背后挑拨是非，你为此感到非常气愤，是这样吗？"则是综合了内容反映和情感反映两种技巧。

情感反映的最有效方式是针对被访者现在的情感而不是过去的。比如，"你此时的情绪似乎是对你的现状非常不满"。

（6）总结技术 总结就是把被访者所谈所讲的事实、信息、情感、行为反应等经过访谈者的分析综合后以概括的形式表述出来。总结是访谈中访谈者倾听活动的结晶。例如，在收集资料式访谈结束前，访谈者可以给被访者概括一下对方目前存在的几个问题，如："从我们前面的谈话可以看出你现在主要有这样几个问题……除此之外，还有其他问题吗？"当然，总结并非只有在访谈结束时才用，在访谈中可以随时运用。可以说，总结是划出了访谈的一个小段落。

3. 影响被访者的技巧

访谈者通过自己的专业理论知识与方法技术、个人的人生经验、对被访者特有的理解使被访者受益。影响对方的技巧包括解释、指导、提供信息或忠告、自我暴露等。

（1）解释技术 运用某一种理论来描述被访者的思想、情感和行为的原因、过程、实质等。解释使被访者从一个新的、更全面的角度来重新面对自己的困扰、自己的周围环境以及自己，并借助于新的观念、系统化的思想来加深了解自身的行为、思想和情感，产生领悟，提高认识，促进变化。解释以访谈者所持有的理论取向为基础。精神分析取向的访谈者所提供的解释，强调有关基本人格动力学的行为意义；行为主义取向的访谈者所提供的解释，强调与行为有关的现实环境因素、可能性及其影响程度。解释常用于综合和分析刚刚获取的资料，并改变被访者自身的观察方式。

（2）指导性建议 就是对被访者作特殊命令或指示。当访谈者试图干预和改变被访者的某些行为时，指导是至关重要的，指导常用于访谈时的引导。指导的内容包括提出意见、给予提示、提供反馈或再保证。指导内容是访谈者看法的要点，而不是被访者所讲内容的复制。

（3）提供信息或忠告 访谈者借助为被访者提供建议，给予指导性的信息，或为其提供具有指导意义的思想观点等帮助来访者。这可以说，起到为被访者提供新的信息的作用，对被访者的思维和行动具有潜在的影响力。在提供忠告时应注意两点：一是措辞要委婉，如"如果那样的话可能会对您更好"；二是不应主动提出过多的建议。

（4）自我暴露 自我暴露包括情感表达和提供个人信息，使被访者分享个人体验和情感。访谈者可适当利用个人情感和信息的透露来帮助建立协调信任关系，得到被访者更多的信息。例如，"我发现，当你谈到你的经历时我也开始感到焦虑"。访谈者的自我暴露在访谈中起着非常积极的作用，它使被访者感到访谈者对他的吸引力增加了，也提高了被访者参与访谈的兴趣。但是若访谈者自我暴露过多，则使被访者在访谈中可以利用的时间减少，而且这样可能会使被访者转而关心访谈者的问题。

（三）临床访谈法的局限性

临床访谈可以提供许多通过其他方法无法获得的信息。例如在访谈过程中，访谈者可以观察到对被访者具有特殊意义的行为、自我特征以及他们对目前所处生理状况的反应和态度。此外，通过访谈可以同被访者建立协调的关系，以保证心理测验的顺利进行。但是，访谈也存在一定的局限性。

第一，访谈的最大问题是很容易产生"偏好效应"，访谈者事先或在访谈开始时对被访者形成的"印象"，很容易影响整个访谈的结果，从而导致不正确的结论。

第二，访谈方法的信度和效度往往难以确定，技术掌握的熟练程度和经验的丰富与否常会对其产生明显的影响。

第三,被访者在访谈中有可能提供不准确的信息,从而导致访谈者错误地理解他们的本意。

第四,如果访谈双方之间语言不熟悉,则容易导致理解错误,同时也很难使访谈有效地进行。当民族习惯和文化背景差异很大时,也很容易产生访谈偏差。

第五,由于访谈所花时间较多,而且对环境要求也较高,因此在大面积调查中这种方法的使用容易受到限制。

三、心理测验法

心理测验法是指在标准情景下,依据一定的理论或假设,遵循一定的操作程序,对个体的心理状况进行数量化分析和做出推论的一类科学方法。心理测验常被用来衡量个体在某一特定维度上存在的心理差异。

（一）标准化心理测验的基本特征

一个标准化的心理测验应该满足三方面的要求,即信度、效度和标准化。如果一个测验在这几方面没有达到要求,那么测验结果是否可信便难以确定。

1. 信度

作为一个好的测验,它的结果必须可靠。人们通常把测验结果的可靠性称为信度（reliability）,即测验结果的一致性或可信性程度。例如,你在同一个早晨,在卧室里进行了三次体重测量,但有三个不同的读数,那么这一测验并没有得到一致的结果,因此你可以称之为不可信。也就是说,测验结果是否可信,与数次结果是否保持一致有关。考察一种测验是否可信的方法主要有如下几种:

（1）再测信度　同一组被试前后两次施测,两次测验所得结果进行相关分析,计算其相关系数。其缺点是容易受练习和记忆的影响,因而不适用于难度测验。

（2）副本信度　根据一组被试在两个平行（等值）测验上的得分计算其相关系数。其缺点在于对于许多测验来说,建立副本相当困难。

（3）分半信度　将一套测验的各项目按难度排序,再按项目的奇、偶数序号分成两半,对其所测结果进行相关分析,计算其相关系数。但当测验中存在任选题或为速度测验时,不宜采用分半法。

（4）评分者信度　对于一些由主观性题目构成的测验,随机抽取部分测验,由两个或多个评分者按评分标准打分,然后求其间的相关系数。

信度检验结果用相关系数表示,其数值在 $-1 \sim +1$ 之间（取绝对值）。绝对值越接近1.0,表明测验结果越可靠;绝对值越接近 0,表明测验结果越不可靠。通常,能力测验的信度要求在 0.8 以上,人格测验的信度要求在 0.7 以上。

2. 效度

一个测验无论其信度有多高,若效度很低也是无用的。效度（validity）是指测量的有效性,即一个测验能否测查到所要测查的内容,在何种程度上测查了所要测查的内容。例如有效的智力测验可以检测到智力的特质,预测人们在智力参与十分重要的情景下的表现。同信度检验一样,效度检验方法也有多种类型。

（1）内容效度　用于系统评估测验项目反映所测量内容的程度,即测验的行为取样是否能代表所测量的心理功能及代表的程度,通常通过专家评审的方法进行,主要在设计项目时考虑这一指标。

(2)效标效度　用来检验所编制的测验是否能预测被试在特定情景中的行为表现,其关键之处是合理地选择效标。例如,如果测验是为了预测人们在大学中是否成功,那么大学成绩就是合适的标准。如果测验成绩与大学成绩高度相关,那么这一测验就具有效标效度。

(3)结构效度　反映了编制的测验所依据理论的程度。例如编制了一个智力测验,必定与智力理论有关,那么该测验反映所依据的智力理论程度,可用结构效度检验。因素分析是结构效度检验的最常用方法。

3. 常模和标准化

有了可信而有效的测验,我们还需要采用常模来解释不同的测验分数。例如,在测量抑郁程度时得了 20 分,我们无法判断这表示轻度抑郁、中度抑郁,还是完全不抑郁。为了说明所得分数的意义,就必须与统计常模做比较。所谓常模(norm),是指某种心理测验在某一人群中测查结果的标准量,即可比较的标准。某项测验的结果只有与这一标准比较,才能确定测验结果的实际意义。而这一结果是否正确,在很大程度上取决于常模样本的代表性。为了保证常模样本的代表性,一般而言,取样时需考虑影响该测验结果的主要因素,如样本的年龄范围、性别、地区、民族、教育程度、职业等,再根据人口资料中这些因素的构成比情况,采用随机抽样方法来获得常模样本。如果样本代表全国的,可制定全国常模;如果样本代表某一地区的,则建立区域性常模。如果是临床评定量表,常模取样还应考虑疾病诊断、病程及治疗等情况。常模有多种形式,让我们来了解通用的几种。

(1)均数　是常模的一种普通形式,表达方式为

$$\bar{X} \pm SD$$

其中:$\bar{X}$ 为样本均数,SD 为样本标准差。某一被试所测成绩只有与标准化样本的平均值相比较,才能确定其成绩的高低。

(2)标准分及其衍化形式　标准分能说明被试的测验成绩在标准化样本的成绩分布图上居何位置,表达方式为

$$Z = (X - \bar{X})/SD$$

其中:Z 为标准分,X 为被试成绩,$\bar{X}$ 为样本均数,SD 为样本成绩标准差。这样,就不仅说明被试的成绩与样本比较在其上还是在其下,而且还说明相差几个标准差。

因为 Z 存在负分,许多测验如能力测验、人格测验等结果描述采用负分不合理,所以目前大多数测验均系改良后的标准分计算方法:

离差智商 IQ＝100＋15(Z)　　（如韦克斯勒智力量表中的智商）

T 分＝50＋10(Z)　　（如明尼苏达多相人格测验中的 T 分）

"标准 20"＝10＋3(Z)　　（如韦克斯勒智力量表中的量表分）

(3)百分位　这是另一类常用常模,它的优点是不需要统计学的概念便可理解。将被试的成绩与常模相比较,如相当百分位 50(P50),说明此被试的成绩相当于标准化样本的第 50 位,也就是说,样本中有 50% 的人成绩在他之下,另有 50% 的人成绩比他好。

(4)划界分　在筛选测验中常用此常模。如教育上用 100 分制时,以 60 分为合格分,此即划界分。

（5）比率（或商数）　这类常模形式也较常用。在离差智商出现之前，心理学家早就使用比率智商。商数常模形式在发展量表中使用较多。

以上是通用常模形式，另外还有各种性质的常模，如年龄常模、性别常模、区域常模和各种疾病诊断的常模。从可比性看，常模越特异越有效；从适应性讲，则以通用常模使用较方便。

为了使常模有意义，还必须保证测验的实施条件与程序、记分方法和标准的统一，这就是所谓的标准化（standardization）。如果我们要求不同的主试采用同一测验对不同被试进行测验后的结果具有可比性，就必须确保测验条件完全相同，在这种情况下，测量到的结果才能真实反映被试的心理特征。标准化的必要性看起来很明显，但在实践中并不总能做到。一些人会比其他人有更多的机会对指导语有清楚和详细的理解，他们可以提问题，或得到主试的激励而做得更好。例如，一个主试在准备同一焦虑测验时，一个班的老师告诉学生，"这是一个游戏，我们将从游戏中得到乐趣，而他（主试）将指导大家顺利完成这个游戏"，而另一个班的老师告诉学生，"这是心理学老师（主试），他将要给你们做一个心理测验，看你们正在想什么。我希望大家好好表现，以显示我们班有多么好"。结果，第二个班的学生在焦虑测验中得分较高。我们无法将两个班的成绩直接进行比较，因为测验没有在标准化的情景下实施。因此，一个标准化的心理测验必须包含明确的关于测验实施方法的指导语以及对结果记分的方法，这样所测得的分数才能与常模进行比较。

以韦克斯勒儿童智力量表Ⅳ为例，该量表共有类同、词汇等 14 个分测验。经过测试，计算分测验的粗分后，经"10＋3（Z）"标准化得到该分测验的标准分。在分测验得分基础上，经"100＋15（Z）"标准化得到言语理解指数、知觉推理指数、工作记忆指数和加工速度指数以及总智商。

（二）心理测验的分类

心理测验是判定个别差异的工具，个别差异包括很多方面，并可在不同的目的与不同的情景下进行研究，这就使测验具有了不同的类别和功用。

1. 按照测验对象分类，心理测验可分为个别测验和团体测验。前者通常是由一位主试与一位被试在面对面的情况下进行，其优点在于主试对被试（尤其对幼儿及文盲）的行为反应有较多的观察与控制机会；后者是在统一时间内由一位主试（必要时可配几名助手）对多位被试施测，其优点在于可以在短时间内收集到大量资料。

2. 按照测验材料的意义是否肯定和回答有无限制，心理测验又可分为常规测验和投射测验。前者测验材料完整，结果容易分析，缺点是测验目的明显，在回答涉及社会评价的问题时，可能因掩饰而回答失真；后者则材料意义含糊，回答无限制，无严格的评分标准，其优点是测验的目的隐蔽，回答难以掩饰，结果较真实，缺点主要是测验结果分析困难，主试要有丰富的使用该测验的经验。

3. 按照测验方式分类，心理测验还可分为笔纸测验、操作测验、口头测验和电脑测验。笔纸测验所用的是文字或图形材料，实施方便，团体测验多采用此种方式编制，但文字材料易受被试文化程度的影响；操作测验项目多属于图片、实物、工具、模型的辨认和操作，无须使用文字作答，所以不受文化因素的限制，但不宜团体实施，要花费大量的时间；口头测验项目为言语材料；电脑测验的测验项目可为文字或图形，在电脑上显示，被试按键作答。近年来，电脑测验发展迅速，实现了将传统的纸笔测验内容在电脑上施测，并自动分析测验结果，已被广泛采用。

4. 在临床工作中,目前常用的心理测验不过百余种,通常按其目的和功能可分为能力测验、人格测验、症状评定量表和应激测量等。

(1)能力测验 包括智力测验、发展量表和特殊能力测验等。常用的智力量表有韦克斯勒幼儿、儿童和成人智力量表、比奈—西蒙智力量表,适用于 3 岁以下的发展量表有盖泽尔(Gesell)和贝利(Bayley)量表等。此外,尚有以检查人的特种能力,如绘画、音乐、手工等能力的测验。

(2)人格测验 用以评定人格的技术和方法是多种多样的,最常用的大致可以分为两类:问卷法和投射法。属于问卷法的有明尼苏达多相人格调查表、艾森克人格问卷和卡特尔人格因素问卷等;属于投射法的有洛夏墨迹测验和主题统觉测验等。

(3)症状评定量表 其目的多是评定有关心身症状,如 90 项症状自评量表、焦虑自评量表、抑郁自评量表等。

(4)应激测量 是近年来发展起来的测量和评定方法,如各种生活事件量表、社会支持量表、应对或防御量表等。

(三)心理测验的使用

一个测量工具无论制作多么精良,如果不按正确方法使用,便不能很好地发挥其效用。标准化心理测验在使用范围和方法上均有严格规定。

1. 测验的选择

测验的选择是使用测验的前提之一。对于临床工作者来说,选择原则如下:

(1)根据临床或科研工作的不同目的,如心理诊断、协助疾病诊断、疗效比较、预后评价、心理能力鉴定等,选择测验种类,或组合多种测验来满足不同的要求。

(2)选择常模样本能代表被试条件的测验,比如被试年龄、教育程度、心理特点、居住区域等必须符合该测验的常模样本的要求。

(3)优先选用标准化程度高的测验及有结构的测验。

(4)选用国外引进的测验时,应尽可能选择经过我国修订和再标准化的测验。

(5)主试应选用自己熟悉和具有使用经验的测验。

2. 测验的实施

选择好测验并做好充分准备后,就可以施测了。在施测过程中,主试应遵循如下原则:

(1)要自始至终尊重被试,以平等的地位对待被试,绝对不能伤害被试的自尊心。

(2)较快地与被试建立协调合作关系,并持久地维持这种关系,保持测验情景友好,主试给予恰当的鼓励,有兴趣、有意义。

(3)充分掌握测验方法,熟悉测验的指导语,严格按照测验的操作规定实施测验,包括正确地安排测验材料,给予指导语和提问,记录回答和记分,并及时观察被试在实施中的行为,准确地、有针对性地书写测验报告等。

3. 测验的管理

在发达国家,心理测验作为一种测量工具,对其使用者的资格及道德准则都有明文规定。条例规定测验的使用者必须具备一定的资格,心理测验的选择、施测、记分、解释等方面必须由专业人员完成。一般说来,个别施测的智力测验和大部分人格测验对使用者的要求较高,而学绩测验的使用者只需受过初步训练即可。阅读心理测验报告的临床工作者也要学习一点心理学知识和心理测验知识,提高自己综合分析被试有关资料的能力,从而对心理测验结果做出符合实际情况的判断。对于这种测量个体心理的工作,心理测验工作者必须遵守一定的道德准则。在使用心理测验时,应严格遵守客观性原则,不能利用职业之便或业务关系妨碍测验功能的正常发挥,尤其应当注意以下几点:

(1)心理测验的方法至今并未达到完美程度,应防止滥用心理测验。只有在临床诊断、治疗或做出决策方面的确需要时,才进行心理测验。

(2)许多心理测验的内容涉及个人隐私,这些隐私问题是被试不愿暴露的,因此心理测验工作者应尊重被试的人格,对个人信息加以保密,除非对个人或社会可能造成危害时,才能告知有关方面。

(3)注意选择实施测验的时机,如未建立良好协调关系时,暂时不宜进行测查,更不能强行测验。

第二节　智　力　测　验

一、智力与智商

智力(intelligence)是一种一般的心理能力,包含推理、计划、问题解决、抽象思维、理解复杂思想、快速学习和从经验中学习等能力。智商(intelligence quotient,IQ)是智力测验结果的量化单位,用于衡量个体智力发展水平的一种指标。

(一)智商的计算

智商的计算方法有如下两种。

1. 比率智商

比率智商(ratio IQ)最初由 Terman 提出,计算方法是:

$$IQ = MA/CA \times 100$$

式中:MA 为智龄,指智力所达到的年龄水平,即在智力测验上取得的成绩;CA 为实龄,指测验时的实际年龄;设定 MA 与 CA 相等时 IQ 为 100。

例如,某儿童智力测验的 MA 为 10,而他的 CA 为 8,那么他的 IQ 为 125,说明该儿童比同龄儿童的平均智力高。比率智商有一定的局限性,它不能应用于实龄为 16 岁以上的成人。这是因为人们的实际年龄与年俱增,而智力年龄并不是与年俱增,特别是到了一定年龄以后会产生稳定不前甚至下降的趋势,这样就会降低智力商数,而不能正确地反映实际的智力水平。所以有人提出将公式中的实际年龄限制在 15 岁或 16 岁。

2. 离差智商

为了解决上述问题,韦克斯勒提出离差智商(deviation IQ),它是用统计学中的均数和标准差计算出来的,表示被测验对象的成绩偏离同年龄组平均成绩的距离(以标准差为单位)。每个年龄组 IQ 的均值为 100,标准差为 15。这是依据测验分数的常态分配来确定的。计算公式是:

$$IQ = 15(X - M)/SD + 100$$

式中:X 为某人实得分数,M 为某人所在年龄组的平均分数,SD 为该年龄组分数的标准差。

因此,韦克斯勒智力量表中的 IQ 实际上不是一个商数。当被测验对象的 IQ 为 100 时,表示他属于中等智力;如 IQ 为 115,他便高于一般人的智力的一个标准差,为中上智力水平;相反,如 IQ 是 85,表示他低于一般人的智力一个标准差,为中下智力水平。离差智商克服了比率智商计算受年龄限制的缺点,已成为通用的智商计算方法。

(二)智商与智力等级的关系

目前智力主要采用 IQ 分级方法,这也是国际常用的分级方法。智商与智力等级的关系见表 4-1。

表 4-1　智力水平的等级名称与划分(按智商值划分)

智力等级名称	韦克斯勒智力量表(SD=15)	斯坦福—比奈测验量表(SD=16)
极优秀	130 以上	132 以上
优　秀	120~129	123~131
中　上	110~119	111~122
中　等(平常)	90~109	90~110
中　下	80~89	79~89
边　缘(临界)	70~79	68~78
轻度智力低下	55~69	52~67
中度智力低下	40~54	36~51
重度智力低下	25~39	20~35
极重度智力低下	<25	<20

二、常用智力测验

智力测验是评估一个人一般能力的方法,它是根据有关智力概念和智力理论经标准化过程编制而成的。智力测验在临床上用途很多,不仅在研究智力水平,而且在研究其他病理情况时都是不可缺少的工具。常用的智力测验有韦克斯勒智力量表和斯坦福—比奈测验。

(一)韦克斯勒智力量表

韦克斯勒智力量表,简称韦氏智力量表,是以 1939 年发表的韦克斯勒—贝勒维智力量表为基础,经多次修订而成,它包括语词和非语词(操作)测验。韦氏智力量表有三种,即1955 年编成的韦氏成人智力量表(1981 年修订)(Wechsler adult intelligence scale,WAIS)、1949 年编成的韦氏儿童智力量表(1974 年修订)(Wechsler intelligence scale for children,WISC) 和 1963 年编成的学前及初学儿童智力量表(Wechsler preschool and primary scale of intelligence,WPPSI)。目前,我国修订的韦氏智力测验并具有全国常模的有 1981 年龚耀先等修订的韦氏成人智力量表(WAIS-RC,分城市版和农村版,适用于 16 岁以上成人),1986 年林传鼎等修订的韦氏儿童智力量表(WISC-CR,适用于 6~16 岁 11 个月)和龚耀先等 1986 年修订的韦氏幼儿智力量表(C-WYCSI,适用于 3 岁 10 个月 16 天至 6 岁 10 个月 15 天的小儿,分城市和农村两种)。此外,1993 年龚耀先、蔡太生等又修订了适用于 6~16 岁的中国韦氏儿童智力量表(C-WISC,分城市和农村两种)。这里以我国修订的韦氏成人智力量表(WAIS-RC)为例予以说明。

WAIS-RC 全量表含 11 个分测验,其中 6 个分测验组成语词量表,5 个分测验组成操作量表。各分测验及其功能如下:

测验一、知识。了解被试的知识广度,共有 29 题。问题举例:17. 人体三种血管名称是什么?

测验二、领悟力测验。这是测验被试的实际知识和理解、判断能力的分测验,共 14 题。题目举例:7.“趁热打铁”是什么意思?

测验三、算术(心算)。以了解被试的计算与推理能力,计算速度和正确性,共 14 题,均有规定时限。计算举例:13. 8 人在 6 天做完的工作,如果半天完成要多少人?

测验四、相似性。了解被试的抽象概括能力,共 13 题。题目举例:1. 斧头——锯子。

测验五、数字广度。了解被试的注意力与机械记忆能力,分顺背和倒背两种测验,方法是主试按每秒一个数字的速度读出一组数字,令被试顺背和倒背。

测验六、词汇。了解被试的词语知识广度,学习和理解能力,共有 40 个词汇,让被试说出每个词的意义。词汇举例:2. 美丽。

测验七、数字符号(译码)。了解被试的一般学习能力,知觉辨别和书写速度。每个数字有一相应的符号,让被试在 90 秒内在 90 个数字下面填上代表该数字的符号,每正确填写一个符号记一分,倒转符号记半分,最高 80 分。

测验八、填图。了解被试的知觉组织和推理能力,共有图片 21 张,每张图片均缺乏一个重要部分,需要被试指出。

测验九、木块图案。了解被试的抽象推理能力和结构分析能力,有 9 块正方形积木,每块两面白色,两面红色,另两面按对角线分成红白两色。另有 10 种图案,让被试用木块将图案摆出来。

测验十、图片排列。了解被试对社会情景的理解能力,共有 8 套图片,每套有 3~6 张。如果将每套的顺序正确排列,可以说明一个故事。每套图片按规定打乱后交给被试,让被试将图片重新排列,排列正确可得分。

测验十一、图形拼凑。了解被试概念思维和处理部分与整体关系的能力,共有 4 套图像组合板,每个图像被分割成若干部分,打乱后按规定交给被试,让被试重新拼凑以恢复原形。

本量表属个别测验,按手册规定逐一进行各分测验的项目。有些分测验按年龄不同有一定起点,不必从最初项目开始。各分测验还规定连续若干项目都失败时便终止该分测验。分数的评定均按手册规定的评分标准计算,一个分测验中的各项目得分相加,称该分测验的粗分。粗分按手册上的相应用表换算成量表分。语词和操作测验的各分测验量表分相加,称为语词和操作量表分。所有分测验量表分相加,称全量表分。根据相应用表,最后换算成语词智商(VIQ)、操作智商(PIQ)和全量表智商(FIQ)。

由于韦氏智力量表可以提供所有年龄段的 VIQ、PIQ 和 FIQ,在对同一被试的不同年龄进行施测时,韦氏智力量表具有特别的价值。例如,它可以测定教育方法对孩子的影响。因此,它被公认为是较好的智力测验。

以韦氏儿童智力量表Ⅳ为例,该量表共有类同、词汇等 14 个分测验。经过测试,计算分测验的粗分后,经“10+3(Z)”标准化得到该分测验的标准分。在分测验得分基础上,经“100

+15(Z)"标准化得到言语理解指数、知觉推理指数、工作记忆指数和加工速度指数以及总智商。

（二）斯坦福—比奈测验

1905 年,法国人比纳(Binet A,1857—1911)和西蒙(Simon T,1873—1961)编制比奈—西蒙测验(B-S),是世界上第一个智力测验。1916 年,美国人特曼(Terman)根据 B-S 提出比率智商的概念,并在 1916 年发表了比奈—西蒙测验的斯坦福版本,通常被称为斯坦福—比奈测验(Stanford-Binet scale,S-B)。

新的斯坦福—比奈测验很快成为临床心理学、精神病学和教育咨询中的标准工具。该测验包括一系列的分测验,每一个分测验适合一个特定的心理年龄。测验项目沿用 B-S 方法,难度按年龄组排列,每一年龄组包括 6 个项目,每通过一项计月龄 2 个月,6 项全部通过,说明被试的智力达到这个年龄水平。在 1937、1960 和 1972 年,研究者对这些分测验进行了一系列的改动,以达到以下三个目的:① 扩大施测范围,以便可以测定年龄很小的孩子和很聪明的成年人的 IQ 值;② 更新已不适应社会发展的词语项目;③ 更新常模或与年龄相适应的平均分。

1986 年斯坦福—比奈测验的第四版进一步提高了测验的信度。最新的斯坦福—比奈测验共有 15 个分测验组成四个领域,即词语推理、数量推理、抽象/视觉推理及短时记忆,它对正常人群、发育迟滞者和天才人群都提供了准确的 IQ 估计。

我国陆志韦于 1937 年修订了 S-B 的 1916 年版本,1981 年吴天敏根据陆氏修订版再作修改,编制了中国比奈测验,测试对象扩大为 2～18 岁。中国比奈测验使用简便,易于操作学习,但该测验不能具体地诊断出儿童智力发展的各个方面。

第三节 人格测验

一、客观测验

客观测验是一种自陈式问卷,要求被试回答关于思想、情感和行为的一系列问题,如回答"对""错"或这个陈述对被试的典型性程度。最常使用的人格客观测验是明尼苏达多相人格调查表、艾森克人格问卷和卡特尔 16 项人格因素问卷。

（一）明尼苏达多相人格调查表

明尼苏达多相人格调查表(Minnesota multiphasic personality inventory,MMPI)产生于 1943 年,最初主要目的是根据精神病学的经验效标来对个体进行诊断,后来发展成为人格测验。MMPI 适用于 16 岁以上至少有 6 年以上教育年限者,既可个别施测,也可团体施测。我国宋维真等于 1980 年初完成了 MMPI 修订工作,并已制订了全国常模。

MMPI 共有 566 个自我陈述语形式的题目,题目内容包括身体各方面的情况、精神状态、家庭、婚姻、宗教、政治、法律、社会等方面的态度和看法。被试根据自己的实际情况对每个题目做出"是"与"否"的回答,若确实不能判定则不作答。然后,根据被试的答案计算分数并进行分析,每一被试均可从各分量表的得分获得一个人格剖析图。在临床工作中,MMPI 常用 4 个效度量表和 10 个临床量表。

1. 效度量表

(1) Q 表示被试不作是否回答或是否均作答的总数,如超过 30 个题目以上,则此测验为失效测验。

(2) L 共 15 个题目,高 L 分提示被试对症状汇报不真实,因而使测验的效度不可靠。

(3) F 共 64 个题目,多为一些比较古怪或荒唐的题目,其中有些题目还包括在精神分裂症量表内。正常人亦有高得分者,如漫不经心地随便回答和试图装病者,都可导致得分增高。真正的精神病病人得分亦高。

(4) K 校正分数,也称修正量表,是对测验态度的一种衡量,共 30 个题目。高得分者是对测验有防卫性态度的表现。

2. 临床量表(即多相个性量表)

(1)疑病(hypochondriasis,Hs) 反映对身体功能的不正常关心。项目举例:23. 我常会恶心呕吐。

(2)抑郁(depression,D) 情绪低落,自杀思想,有轻度焦虑或激动。项目举例:236. 我常有很多心事。

(3)癔症(hysteria,Hy) 可有许多功能性的身体症状。项目举例:47. 每星期至少有一两次,我会无缘无故地觉得周身发热。

(4)病态人格(psychopathic deviation,Pd) 脱离一般社会道德规范,漠视社会习俗,常有复仇攻击观念。项目举例:38. 我童年时期中,有一段时间偷过人家的东西。

(5)男性化或女性化(masculinity-femininity,Mf) 即女子男性化和男子女性化的倾向。项目举例:69. 和我性别相同的人最容易喜欢我。

(6)偏执(paranoia,Pa) 具有这个量表高分的人提示此被试常表现多疑,过度敏感,甚至有妄想存在。平时的思想方式易责怪别人而很少内疚,有时可表现强词夺理和侵犯他人。项目举例:110. 有人想害我。

(7)精神衰弱(psychasthenia,Pt) 本量表是为识别精神衰弱强迫状态、恐怖症或高度焦虑者而设计的。Pt 量表高分者提示有强迫观念、非常焦虑、高度紧张等反应。

(8)精神分裂(schizophrenia,Sc) 具有精神分裂症病人的一些临床特点。项目举例:22. 有时我会哭一阵笑一阵,连自己也不能控制。

(9)躁狂(mania,Ma) 这个量表高分者常为联想过多过快,活动过多,观念飘忽,夸大而情绪高昂,情感多变。项目举例:73. 我是个重要人物。

(10)社会内向(social introversion,Si) 高分者胆小,对人们无兴趣,不善社交活动,过分自我控制等。项目举例:201. 但愿我不要太害羞。

各量表结果采用 T 分形式,可在 MMPI 剖析图上标出。一般某量表 T 分高于 70 则认为该量表存在所反映的精神病理症状。但在具体分析时应综合各量表 T 分高低来解释。例如精神病人往往是 D、Pd、Pa 和 Sc 分高,神经症病人往往是 Hs、D、Hy 和 Pt 分高。

MMPI 应用十分广泛,主要用于病理心理的研究。在 20 世纪 80 年代中期,MMPI 进行了一次主要的修订,这就是 MMPI-2。MMPI-2 提供了成人和青少年常模,可用于 13 岁以上青少年和成人,它在言语和内容上都有了更新,还增加了 15 个内容量表,其优点在于施测经济和轻松,也可用于心理病理诊断。MMPI-2 已被引入我国。

（二）艾森克人格问卷

艾森克人格问卷（Eysenck personality questionnaire，EPQ）是由英国伦敦大学艾森克夫妇根据人格结构三个维度的理论共同编制的。含四个分量表的 EPQ 于 1975 年形成，在国际上被广为采用，它有成人问卷和青少年问卷两种。成人问卷适用于 16 岁以上的成人。国内 1983 年由龚耀先主持修订制定了儿童和成人两套全国常模，成人问卷（适用于 16 岁以上）和儿童问卷（适用于 7～15 岁儿童）均为 88 个项目。与此同时，北京大学的陈仲庚也建立了 EPQ 的成人北京常模，其修订的 EPQ 有 85 个项目。

EPQ 由三个人格维度和一个效度量表组成。

（1）E 量表　即外倾性（extraversion，E）维度，反映人格的内外倾向性。分数高表示人格外向，可能是好交际，渴望刺激和冒险，情绪易于冲动。分数低表示人格内向，如好静，富于内省，不喜欢刺激，喜欢有秩序的生活方式，情绪比较稳定。举例：你是否健谈？

（2）N 量表　即情绪性（neuroticism，N）维度，或称神经质维度，反映情绪的稳定性，并非指病症。分数高表示焦虑、忧心忡忡、常郁郁不乐，有强烈情绪反应，甚至出现不够理智的行为。举例：你容易激动吗？

（3）P 量表　即精神质（psychoticism，P）维度，或称为倔强性维度，反映孤独冷僻等人格特点，并非等同于精神病。分数高可能是孤独、不关心他人，难以适应外部环境，不近人情，与别人不友好，喜欢寻衅搅扰，喜欢干奇特的事情，并且不顾危险。举例：你是否在晚上小心翼翼地关好门窗？

（4）L 量表　即掩饰（lie，L）维度，反映自身隐蔽或朴实幼稚特点。分数高常表明个体的自我掩饰、隐瞒或成熟。举例：你曾拿过别人的东西（哪怕一针一线）吗？

EPQ 结果常转换成标准 T 分，根据各维度 T 分高低判断人格倾向和特征。还将 N 维度和 E 维度组合，进一步分出外向稳定（多血质）、外向不稳定（胆汁质）、内向稳定（黏液质）、内向不稳定（抑郁质）四种人格特征，各型之间还有移行型。

EPQ 项目少，实施方便，既可个别施测，也可团体施测，在我国是临床应用最为广泛的人格测验方法。但由于其条目较少，反映的信息量也相对较少，故反映的人格特征类型有限。

（注：陈仲庚修订的 EPQ 问卷条目以及有关计分情况见教材附录部分）

（三）卡特尔 16 项人格因素问卷

卡特尔 16 项人格因素问卷（16 personality factor questionnaire，16PF）是卡特尔（Cattell RB）根据人格特质学说（参见第二章），采用因素分析法编制而成的。卡特尔认为 16 个根源特质是构成人格的内在基础因素，只要测量出 16 项基础因素在个体身上的表现程度，即可知道他的人格特征。

16PF 有 A，B，C，D，E，F 式五种复本。A，B 式为全本，各有 187 项；C，D 式为缩减本，各 105 项。前四种复本适用于 16 岁以上并有小学以上文化程度者；E 式为 128 项，适用于阅读水平低的人。16PF 主要用于确定和测量正常人的基本人格特征，并进一步评估某些次级人格因素。我国已有相关修订本及全国常模。

A，B，C，D 式均有三种答案可供选择：A、是的；B、介于 A 与 C 之间；C、不是的。E 式两个答案选择一个。条目举例：我感到在处理多数事情上我是一个熟练的人。

16PF 结果采用标准分（Z 分）。通常认为＜4 分为低分（1～3 分），＞7 分为高分（8～10

分）。高、低分结果均有相应的人格特征说明。表 4-2 列出 16 个因素的名称、特质简介和得高低分所表示的人格特征。

表 4-2　16PF 的因素、名称、特征简介

因　素	名　称	低　分　特　征	高　分　特　征
A	乐群性	缄默，孤独，冷淡	外向，热情，乐群
B	聪慧性	思维迟钝，学识浅，抽象思考力弱	聪明，富有才识，善于抽象思考
C	稳定性	情绪激动，易烦恼	情绪稳定而成熟，能面对现实
E	恃强性	谦逊，顺从，通融，恭顺	好强，固执，独立，积极
F	兴奋性	严肃，审慎，冷静，寡言	轻松兴奋，随遇而安
G	有恒性	苟且敷衍，缺乏奉公守法的精神	有恒负责，做事尽职
H	敢为性	畏怯退缩，缺乏自信心	冒险敢为，少有顾虑
I	敏感性	理智的，着重现实，自食其力	敏感，感情用事
L	怀疑性	信赖随和，易与人相处	怀疑，刚愎，固执己见
M	幻想性	现实，合乎成规，力求妥善合理	幻想的，狂放任性
N	世故性	坦白，直率，天真	精明强干，世故
O	忧虑性	安详，沉着，通常有自信心	忧虑抑郁，烦恼自扰
Q1	实验性	保守的，尊重传统观念与行为标准	自由的，批评激进，不拘泥于成规
Q2	独立性	依赖，随群附和	自立自强，当机立断
Q3	自律性	矛盾冲突，不顾大体	知己知彼，自律谨严
Q4	紧张性	心平气和，闲散宁静	紧张困扰，激动挣扎

二、投射测验

所谓投射测验（projective test），是指观察个体对一些模糊的或者无结构材料所做出的反应，通过被试的想象而将其心理活动从内心深处暴露或投射出来的一种测验，从而使检查者得以了解被试的人格特征和心理冲突。在人格评估工具中，投射测验最常被心理学从业者尤其是精神分析学家使用。最常用的两个投射测验是洛夏测验和主题统觉测验。

（一）洛夏测验

洛夏测验（Rorschach test）是由瑞士精神病学家赫尔曼·洛夏在 1921 年创立的，目的是临床诊断，对精神分裂症与其他精神病做出鉴别，也用于研究感知觉和想象能力。1940年，洛夏测验才被作为人格测验在临床上得到广泛应用。1990 年，龚耀先完成了该测验修订工作，现已有我国正常人的常模。

洛夏测验的材料为 10 张墨迹图，有 5 张全为黑色的，2 张是黑色和红色的，其余 3 张是彩色的，都是将墨迹放在纸上再加折叠所成的对称的浓淡不匀的墨迹图（图 4-1）。测试时将 10 张图片按顺序一张一张地交到被试手中，要他说出从图中看到了什么。不限制时间，也不限制回答数目，直到没有回答时再换另一张。每张均如此进行。看完 10 张图后，再从头对每一回答都询问一遍，问他看到的是指图的整体还是图的哪一部分，问他为什么说这些部位像他

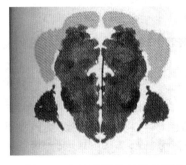

图 4-1　与洛夏测验相似的墨迹图

所说的内容。将所指部位和回答的原因均记录下来,然后进行结果分析和评分。美国人Exner 于 1974 年建立了洛夏测验结果综合分析系统,目前常用于正常和病理人格的理论和临床研究。

虽然洛夏测验结果主要反映了个人人格特征,但也可得出对临床诊断和治疗有意义的精神病理指标,主要有抑郁指数、精神分裂症指数、自杀指数、应付缺陷指数及强迫方式指数等,这些病理指数都是经验性的,但在临床上很有作用。

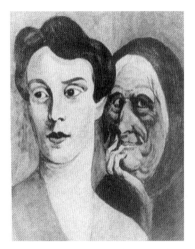

图 4-2　主题统觉测验中的一张卡片

洛夏测验在临床上是一个很有价值的测验,但其记分和解释方法复杂,经验性成分多,主试需要长期的训练和经验才能逐渐正确掌握。

（二）主题统觉测验

主题统觉测验是由亨利·默里（Henry Murray）在1938 年创立的。主试向被试呈现模糊情景的图片,要求被试根据这张图片讲述一个故事,包括情景中的人在干什么,想什么,故事是怎么开始的,而每个故事又是怎么结尾的（图 4-2）。主试评价故事的结构和内容,评价被试描述的个体行为,试图发现被试关心的问题、动机和人格特点。例如,主试可以根据被试是否关心人们有没有按照他们的意愿快乐地生活和做事,是否以严肃、有条理的方式来评价一个人的公正性。主题统觉测验还经常用来揭示个体在支配需要上的差异,诸如权力、领导和成就动机。几十年的研究证明主题统觉测验是测量个体成就需要的有效工具。

第四节　症状评定量表

一、90 项症状自评量表

90 项症状自评量表（symptom check list 90,SCL-90）由 90 个反映常见心理健康状况的项目组成。被试根据自己最近两周有无各种心理症状及其严重程度,在每个项目后按“没有、很轻、中等、偏重、严重”等级以 1～5（或 0～4）五级选择评分。结果得出 10 个症状因子分,包含如下:

（1）躯体化　共 12 项,主要反映主观的身体不适感,包括心血管、呼吸道、胃肠道系统主诉的不适,以及头痛、脊痛、肌肉酸痛和焦虑的其他躯体表现。

（2）强迫症状　共 10 项,主要指那些明知没有必要,但又无法摆脱的无意义的思想、冲动和行为等表现,还有一些比较一般的感知障碍也在这一因子中反映。

（3）人际关系敏感　共 9 项,主要指某些个人不自在感与自卑感,尤其是在与其他人相比较时更突出。自卑感、懊丧以及人事关系明显相处不好的人,往往这一因子得分较高。

（4）抑郁　共 13 项,反映忧郁苦闷的感情和心境,包括对生活的兴趣减退,缺乏活动愿望,丧失活动力等。此外,还包括失望、悲叹、与忧郁相关的其他感知及躯体方面的问题。

（5）焦虑　共 10 项,包括一些通常在临床上明显与焦虑症状相关联的症状与体验,一般指那些无法静息、神经过敏、紧张以及由此产生的躯体征象(如震颤)。那种游离不定的焦虑及惊恐发作是本因子的主要内容,它还包括一个反映"解体"的项目。

(6)敌对 共6项,这里主要从思想、感情及行为三方面来反映病人的敌对表现。其项目包括从厌烦、争论、摔物直至争斗和不可抑制的冲动暴发等各个方面。

(7)恐怖 共7项,它与传统的恐怖状态或广场恐怖症所反映的内容基本一致,恐惧的对象包括出门旅行,空旷场地,人群或公共场合及交通工具。此外,还有反映社交恐怖的项目。

(8)偏执 共6项,偏执是一个十分复杂的概念,本因子只是包括了它的一些基本内容,主要是指思维方面,如投射性思维、敌对、猜疑、关系妄想、妄想、被动体验和夸大等。

(9)精神病性 共10项,其中有幻听、思维播散、被控制感、思维被插入等反映精神分裂症的有关项目。

(10)其他项 共7项,反映睡眠及饮食等情况。

SCL-90常被作为临床心理健康的筛查工具。当条目以1～5计分时,若总分超过160分,或阳性项目数超过43项,或任一因子分超过2分,或任一因子T分超过70分,可考虑筛选阳性。

(注:SCL-90量表条目以及有关计分情况见教材附录部分)

二、抑郁自评量表

常用的有Zung抑郁自评量表(Zung self-rating depression scale,SDS),由美国杜克大学医学院的Zung WWK于1965年编制。每个项目采用1～4级计分法,即按"很少有""有时有""大部分时间有"和"绝大部分时间有"4个级别,其中2,5,6,11,12,14,16,17,18,20项目为反评题,按4～1计分,各项目累计即为抑郁粗分。总分超过41分可考虑筛查阳性,即可能有抑郁存在,需进一步检查。抑郁严重指数＝总分/80。指数范围为0.25～1.0,指数越高,反映抑郁程度越重。SDS适合用于有抑郁症状的成人,也可用于流行病学调查。

(注:SDS量表条目以及有关计分情况见本教材附录部分)

三、焦虑自评量表

常用的有Zung自评焦虑量表(Zung self-rating anxiety scale,SAS),共有20个评定项目,每个项目采用1～4级计分法,即按"很少有""有时有""大部分时间有"和"绝大部分时间有"4个级别,其中5,9,13,17,19项目为反评题,按4～1计分。各项目累计即为焦虑粗分。总分超过40分可考虑筛查阳性,即可能有焦虑存在,需进一步检查。分数越高,反映抑郁程度越重。SAS适用于有焦虑症状的成人。

(注:SAS量表条目以及有关计分情况见本教材附录部分)

四、其他症状评定量表

在精神科应用的症状评定量表尚有用于抑郁和焦虑的他评量表,如Hamilton抑郁量表(HAMD)和Hamilton焦虑量表(HAMA)。此外,精神科应用的评定量表还有精神症状全面量表(CPRS)、Bech-Rafaelson躁狂量表(BRMS)、Maudsley强迫症状问卷、Conners儿童行为问卷、Achenbach儿童行为量表、长谷川痴呆量表(HDS)、护士用住院病人观察量表

(NOSIE)、精神护理观察量表(NORS)等数十种,这里不再赘述。

第五节 应激有关因素的评估

一、生活事件的评估

国内外有许多生活事件量表。目前较多使用的是按正、负事件计分的量表,如国内杨德森、张亚林编制的生活事件量表(life events scale,LES)。该量表由48条我国常见的生活事件组成,包括三个方面的问题:家庭生活方面(28条)、工作学习方面(13条)、社交及其他方面(7条),另外有2条空白项目,供填写被试已经经历而表中并未列出的某些事件。

LES是自评量表,由被试自己填写。填写者须仔细阅读和领会指导语,然后逐条过目。根据调查者的要求,将某一时间范围内(通常为一年内)的事件记录下来。对于表上已列出但并未经历的事件应一一注明"未经历",不留空白,以防遗漏。然后,由被试根据自身的实际感受而不是按常理或伦理观念去判断那些经历过的事件对本人来说是好事还是坏事,影响程度如何,影响持续的时间有多久。影响程度分为5级,从毫无影响到影响极重分别记0,1,2,3,4分。影响持续时间分三月内、半年内、一年内、一年以上共4个等级,分别记1,2,3,4分。按计算方法,分别得出单项事件刺激量、正性事件刺激量、负性事件刺激量、生活事件总刺激量等指标。

生活事件刺激量的分值越高反映个体承受的精神压力越大。负性事件刺激量的分值越高对心身健康的影响越大;正性事件的意义尚待进一步的研究。

(注:LES条目以及有关计分情况见本教材附录部分)

二、应对方式的评估

应对是心理应激过程的重要中介因素,与应激事件性质以及应激结果均有关系。20世纪80年代国外已有不少过程法性质的应对量表,90年代应对的定量研究在国内也开始被重视。近十年来应对方式受到广泛的重视,出现许多应对方式量表,姜乾金编制的特质应对方式问卷(trait coping style questionnaire,TCSQ)是其中之一。

TCSQ由20条反映应对特点的项目组成,包括两个方面,即积极应对与消极应对,用于反映被试面对困难挫折时的积极与消极习惯性应对态度和行为特征。被试根据自己大多数情况下的表现填写,各项答案从"肯定是"到"肯定不是"采用5,4,3,2,1五级计分法。分别计算出积极应对(positive coping,PC)分和消极应对(negative coping,NC)分,分数越高,反映积极或消极应对特征越明显。

(注:TCSQ条目以及有关计分情况见本教材附录部分)

三、社会支持的评估

社会支持被看作是决定心理应激与健康关系的重要中介因素之一。社会支持量表国外较多,国内也已有所发展。这里介绍Blumenthal于1987年报告、国内姜乾金等修订的领悟社会支持量表(perceived social support scale,PSSS),它具有简单易用的特点。

PSSS 由 12 条反映个体对社会支持感受的条目组成,每个条目均采用 1～7 七级计分法,即分为极不同意、很不同意、稍不同意、中立、稍同意、很同意、极同意七个级别。分别计算"家庭内支持""家庭外支持"和"社会支持总分"。PSSS 测定个体领悟到的来自各种社会支持源如家庭、朋友和其他人的支持程度,并以总分反映个体感受到的社会支持总程度。总分越高,反映被试感受的社会支持程度越高。

（注：PSSS 条目以及有关计分情况见本教材附录部分）

【经典阅读】

自 20 世纪 90 年代开始,姜乾金等学者逐步构建团体用心理社会应激调查表,并简称其为 PSSG。该量表可用来评估个体对生活事件的情绪反应和应对方式。姜乾金教授将其作为心理门诊的常规筛查工具。

在 1998 年发表的《心理社会应激因素的综合评估初探》一文中,姜乾金教授报告了该调查表的信效度。

具体请查阅文献：姜乾金.心理社会应激因素的综合评估初探[J].中国行为医学科学,1998,7(3):182-184.

（林大熙、江琴、王佳珺）

内容简介

第五章　心　理　干　预

我们的护理对象,除在生理功能方面有所改变之外,时常还存在不同程度的心理问题,如焦虑、抑郁、孤独感、神经症等。通过心理护理工作,帮助病人改善心境、消除心理烦恼和促进心理健康,是十分必要的。对于心理护理工作者而言,不但需要具备广泛的心理学知识,更应该掌握多种心理干预技能。

通过本章的学习,主要达到:表述心理干预的概念和层次,熟练运用心理支持技术,掌握放松训练、生物反馈与行为矫正的干预程序及相关原理,熟悉认知调整指导的原理与过程,了解集体心理干预、家庭干预、暗示等心理干预方法,能够理解药物的心理反应知识并提高相关意识水平。

第一节　概　　述

心理干预(psychological intervention)是指在心理学原理和有关理论指导下有计划、按步骤地对一定对象的心理过程、个性或行为问题施加影响,使之发生指向预期目标变化的过程。广义的心理干预常涉及心理支持和心理健康促进、心理健康风险预防与干预、心理治疗与心理咨询等多个领域。狭义地说来,心理干预主要包括心理治疗和心理咨询。

一、心理治疗

(一) 心理治疗的概念

心理治疗(psychotherapy)是以医学心理学原理和各种理论体系为指导,以良好的医患关系为桥梁,应用各种心理学技术包括通过医护人员的言语、表情、行动或通过某些辅助手段如仪器,经过一定的程序,以改善病人的心理条件,增强抗病能力,达到消除心身症状,重新保持个体与环境的平衡。

根据以上定义,心理治疗大致包括五个方面的基本要素:① 治疗者必须具备一定的心理学知识和技能;② 使用各种心理学理论和技术;③ 治疗要按一定的程序进行;④ 治疗的对象是具有某些精神、躯体或行为问题的人;⑤ 治疗的目的是通过改善病人的心理功能,最终消除或缓解其可能存在的各种心身症状,恢复健全的心理、生理和社会功能。非专业人员通过其良好的态度对病人进行安慰和劝告,虽然也可使病人的症状有所减轻,但这并不是心理治疗。

(二) 心理治疗的种类

近百年来心理治疗的发展,是心理治疗的各种理论和技术不断兴起和发展的过程:19世纪末至 20 世纪初梅斯梅尔(Mesmer FA)的催眠疗法,随后的弗洛伊德的精神分析疗法;20 世纪 20 年代日本森田正马的森田疗法;20 世纪 50 年代末的行为治疗;20 世纪 40 到 70

年代的来访者中心疗法以及 20 世纪 70 年代兴起的认知疗法等。目前,临床运用的心理治疗技术众多,下面各节将介绍一些具有相应理论指导且具有临床护理实际可操作性的治疗方法。

随着世界上多元文化的交融、各种理论的相互渗透以及相关学科之间的交叉,采用折衷心理治疗法(eclectic psychotherapy),即灵活选择、综合应用对病人最有效的治疗方法越来越盛行。在系统论和整体观不断向医疗卫生领域渗透的同时,以"人"为中心的综合心理干预理念,例如压力系统理论与多层次心理干预技术的结合,将推动心理治疗工作逐渐产生变革。

二、心理咨询

(一)心理咨询的概念

心理咨询(psychological counseling)是通过人际关系,运用心理学理论与方法,在心理上给咨询对象以帮助、劝告和指导的过程,目的在于解决其心理问题,从而更好地适应环境以促进其发展与成长。

心理咨询涉及的范围甚广。以美国为例,除了大部分心理咨询工作者受聘于大、中、小学之外,心理健康咨询者和社区心理咨询者成为学校以外两个最大的咨询群体。此外,商业、婚姻与家庭、发展成长领域的心理咨询工作者逐年增多,而且自 20 世纪 80 年代开始心理咨询更加强调为人的成长与发展提供服务,将心理咨询中发展的含义拓展到人的一生。对人类成长和发展的关心还表现在强调对道德的重视以及对心理咨询的跨文化问题的关注。

国内心理咨询一般的服务范围是:各种情绪与行为障碍,性心理与性功能障碍,心身疾病,就业,求学,婚姻恋爱,人际关系问题,儿童指导,某些与精神疾病有关的问题,自杀等重大心理危机,以及自我了解、发展的心理卫生咨询等。

咨询服务的重点常因组织机构不同而有明显差异。如在普通大专院校以恋爱、学习、人际关系适应等问题较多;热线电话咨询则以情绪问题、恋爱问题最多,其次为婚姻、家庭、人际关系等问题。

(二)心理咨询的主要方式

1. 门诊咨询

在综合性医院或心理卫生中心开设心理咨询门诊,是心理咨询最常见的咨询方式。由专业咨询工作者与咨询对象直接见面,能进行深入的交流,及时发现问题,提出建议,故咨询效果好。

2. 信函咨询

根据咨询对象来信描述的情况或提出的问题,咨询工作者以通信方式解答疑难,疏导教育。其优点是简单方便;缺点是不能全面深入地了解情况,故不利于问题的解决。

3. 电话咨询

专线电话只限于心理危机者使用,主要目的是防止自杀。目前国内在北京、上海、天津、南京、广州等地建立了"希望热线",除了处理各种心理危机,也为其他心理问题者提供服务。优点是快捷、方便、保密性能好。

4. 专栏咨询

针对公众关心的一些较为普遍的心理问题,通过报纸、杂志、电台、电视台等大众传媒进行专题讨论和答疑。这种方式便于普及心理卫生知识,影响面广,但缺点是针对性差。

5. 现场咨询

咨询工作者亲身深入学校、工厂、企业、部队、农村、家庭等现场,对咨询对象提出的各种心理问题给予咨询帮助。

三、心理干预的层次

面对需要心理干预的个体,首先要确定他存在哪一类问题,再采用一种什么样的干预(治疗)方法,然后解决他的问题。

(一)对心理问题的系统分析与判断

1. 心理问题与个体压力系统

在心理干预工作中,认识心理问题与其整体压力结构之间的关系,并制定相应的干预策略,是干预能否有效的前提条件。许多理论都试图解释心理问题与整体压力结构的关系。心理压力系统论的解释是:个体处于自身生物、心理与社会多因素相互作用的系统之中(参见第三章),其中某一因素出现问题,往往与其他因素相关联,必须从整体上予以分析。

2. 心理问题与干预的层次

我们将第三章关于压力多因素的系统关系,用图5-1的方式表示。

临床遇到的各种心理问题,首先是各种情绪的、行为的或心身的症状主诉或表现,这是压力系统中多因素相互作用的表现层次,即压力反应,往往最容易被本人所感受,也容易被其首先报告,例如焦虑、抑郁、失眠、夫妻不和、成绩下降、逃学。与之密切相关的是第二层次问题,包括生活事件、认知评价、应对方式和社会支持等主要压力因素,通过适当深入的整体分析,可以判断这些因素与压力反应之间的关系。例如因社会不公或生活变故而抑郁,因对性的认识错误而性功能障碍,因不善与人相处而失眠。同样作为压力系统中的一个因素,个性或人格因素是最不容易

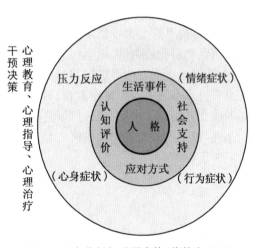

图 5-1　压力分析与干预决策(姜乾金,2005)

被本人感受和报告的,从干预的目的来看也是最难达到的,这是第三层次的问题。

显然,心理干预的直接作用点更多的是在上述第二和第三层次上,而在护理工作中又以干预第二层次为核心,即压力结构层次,而改善第一层次的各种症状,往往是心理干预的最终目标。

当然,以上三个层次上不同因素的关系,并不总是那样清晰可辨的,实际上这正是心理问题分析判断的难点之所在。

由于病人主动报告的或通过追踪所获得的各种信息是错综复杂的,涉及上述所有三个

层次,通过分析这些信息之间的关系,判断问题的中心点在哪里,是建立有效心理干预的前提。

(二)在系统分析判断基础上的干预决策

在分析判断心理问题与压力系统关系的基础上,有利于在系统论与整体观的水平上做出适当的干预决策。心理干预方法非常丰富,除了本章后面各节介绍的各种系统的心理疗法外,许多心理学技术也对某些相应的求助者有效。大致概括地说,可供临床护理工作中决策时考虑的干预方法包括心理教育或宣传、心理指导和系统心理治疗三方面。

1. 心理教育或宣传

对于单纯以知识缺乏或错误认识为主导致的问题,可以仅仅采用心理教育或宣传的方式展开干预工作。例如,因担心手术疼痛、害怕手术过程的病人可以通过术前教育减轻病人的焦虑。

2. 心理指导

对于以认知方式偏差、各种生活事件、人际矛盾和应对困难为主的心理问题,虽与其人格有关但不是主要因素者,尽管也存在各种心身症状,却应主要通过专业心理指导技术,包括认知策略指导、应对技巧介绍和提高社会支持等实施干预。例如,对于行乳腺全切除术而产生自己不再有魅力、丈夫必离她而去、在社会上自己不再是女人等认知困惑的病人,可通过心理指导途径帮助她们。

3. 系统心理治疗

临床许多疾病,诸如癌症、冠心病、原发性高血压、糖尿病等的发生发展都可能与心理社会因素有关,而其核心很可能来自人格特征,如癌症病人的压抑、追求完美等,原发性高血压病人的沉默和自我控制等,而这些人格特征又可能影响病人对疾病的认知、患病后的行为反应、患病后对社会支持的寻求以及紧张、焦虑等。各种心理治疗理论对此各有独特的解释,也各自可提供系统的治疗操作流程,目前使用较多的是认知行为疗法。心理治疗的过程就是逐渐改变人格深层次问题的过程(消除心理防御、形成新习惯、建立新观念)。

当然,以上三方面的决策思路只是相对的,在制定干预策略时不应截然分开,许多情况下应同时予以考虑。

第二节 心理支持

一、原理

人在生病时,不仅生理功能会受到影响,心理活动也会发生改变,甚至导致各种心理障碍。无论生病本身或是由于疾病产生的心理问题,病人都需要外界的帮助,他们需要得到理解和支持,需要鼓励,需要了解有关信息。这些需要若能得到满足,则可以缓解病人的痛苦,激发病人的斗志;这些需要若不能得到满足,则可加重病人的痛苦,导致应对无效,进而产生各种心理问题。因此,在临床中护理人员要善于采用劝导、启发、同情、支持、解释、提供保证及改变环境等方法,以帮助病人认识问题、消除疑虑、改善环境、提高信心,促进其心身康复。

心理支持作为一种心理干预方法其内涵非常丰富,是一种泛概念,从某种程度上说,所有的心理干预都会给病人以某种形式和某种程度的支持,由此也可以看出心理支持这一干预手段的重要性。

二、方法

心理支持首先要求护理人员与病人建立良好的护患关系,在此基础上,通过交谈等方式对病人的心身现状有全面的了解;其次,护理人员要采取各种科学的心理支持手段进行支持和干预。心理支持的手段是灵活多变的,无法制定一个固定的模式。因此可以说,凡是有助于改善病人的心理条件,而不能归入现有的各种心理治疗概念之中的心理学手段,都是心理支持手段,如倾听、关心与同情、解释、保证、鼓励、建议和指导、积极语言的运用等,现阐述如下。

（一）倾听

倾听就是听病人诉说,包括他们的问题、感受和需要等。倾听可以起到以下作用:

（1）倾听使病人能够自由自在地倾诉内心的烦恼或痛苦,使病人产生一种满足感、被信任感。

（2）使病人被压抑的情感得以表达和疏导。

（3）使倾听者能深入了解病人的心理活动、问题与需要。

（4）促进护患关系及治疗性关系的发展。

在倾听过程中,倾听者要有耐心、同理心和理解力,应热情接待病人,对他们的痛苦给予高度的重视和共情;要详细了解病史,认真倾听病人的叙述,表现出对病人的关心和理解,使病人感到倾听者在慎重地关注着他们的痛苦,让病人感到自己并不是孤立的。在倾听过程中,倾听者还要集中注意力,做出必要的反应,如目光注视,点头表示同意或理解,说"是吗"或"嗯……嗯"等表示你在注意听,你能理解等。在适当的时候可用如"你认为……""你觉得……""你感到……""你想……"等语句提示或归纳小结。

总之,倾听者的安慰、同情、关心及处理问题的方法,可极大地鼓励病人树立战胜疾病的勇气和信心,使其心情放松,消除负性情绪。

（二）提问

提问包括开放式提问和封闭式提问两种形式。封闭式提问通常以"是不是""有没有""好不好"等词进行提问,病人可以简单地做出肯定或者否定的回答。其优点在于可以精准收集所需信息,缺点则为信息量少。开放式提问通常以"为什么""是什么""怎么样"等词进行提问,能引导病人以更为自由和详细的谈话提供更多信息。其优点在于能获取的信息量大,缺点则在于信息内容可能较为分散。心理护理工作中要合理使用提问,谈话时注意开放式提问和封闭式提问的配合使用。

（三）重述

重述是指在谈话过程中,护士以强调性语气重复病人所表述内容中重要的字词或短句,引导病人对自己表述内容的注意或重视,进一步明确想表达的内容。重述技术是帮助病人探索自己内心真实想法的一项重要技术,能促进护士与病人的对话的深入,同时也有助于护士表明其对病人谈话内容的倾听和关注。

（四）解释

护理人员在对病人心理行为问题的实质以及病人所具备的潜能和解决问题的能力有了

充分了解后，就可以根据病人自身的特点，向其提出切合实际的、真诚的解释和劝告，以协助病人端正对困难的看法，调节和改善其心理行为问题。在给病人进行解释时，应避免使用专业性的术语，要用通俗易懂的语言，给予有针对性的解释。

（五）鼓励

鼓励是一种常识性的治疗干预手段，在临床中经常被应用。运用鼓励可以使病人充分发挥其主观能动性及治愈疾病的潜在能力，增强其克服困难及治疗疾病的信心。在临床中，病人总是容易将疾病看得过分严重，对自己的病情有很多顾虑和担忧，只看到消极不利的一面，看不到希望。此时，护理人员应鼓励病人接受现实，面对现实，充分认识到对自己有利的方面，以积极的态度和行为面对人生，面对疾病，还可介绍别人战胜疾病的事例，鼓励病人树立信心，与疾病抗争。

鼓励也是在与病人建立良好护患关系的基础上，通过护理人员权威性的解释和评价来实现的，如："通过我们的交谈，我相信你是有能力处理好这件事情的。""只要按照我们护理人员的要求去做，你一定会取得最后的胜利的。"鼓励必须根据病人的情况合理应用，必须与其治疗阶段结合起来，而不是泛泛地进行，只有这样才能克服病人的自卑情绪，增强自尊、自信、自主，逐渐消除不良的行为习惯。鼓励也可以非语言的形式表现出来，如眼神、手势、态度等，且当病人有所进步时，应及时给予语言强化，以增强病人战胜疾病的信心和勇气。

（六）指导和建议

指导就是直接的劝导，而建议与指导的含义相似，只是病人在做决定时有选择的余地。指导与建议的范围和内容可包括：① 日常生活方面，诸如个人生活料理、营养及睡眠调整等；② 工作方面，如与同事关系问题、变换工作问题等；③ 学习方面，如作息时间的安排、学校中的人际关系问题、考试成绩及升学问题等；④ 家庭方面，如怎样与长辈相处、如何协调与子女的关系、怎样协调夫妻关系及活跃家庭气氛等；⑤ 社会交往方面，如何掌握社交礼仪、怎样丰富自己的业余生活等。上述任一方面出现问题或不协调均可能对病人的心身产生影响。

指导和建议是心理支持中的重要手段，是跟病人一起分析、寻求应付困难或处理问题的恰当方法，并指导和建议病人正确运用。在指导和建议的过程中，护理人员的主要任务就是及时解答病人的各种疑问，消除其不必要的顾虑和误解，针对病人存在的问题提出指导和建议，帮助病人认识主观或客观存在的问题，为病人提供新的思路和方法，改变病人的认知活动或方式，改变其思想观念乃至行动，使病人从困惑中解脱出来，有新的、明确的目标和方向，并积极努力去实现。

心理支持的目标不只是帮助病人解决某个具体问题，还要指导他们学会处理其他问题的必要技能，使求治者知道如何认识和评价日常生活中的难题，并知道如何应付这些难题或应激事件，以便能独立而妥善地解决问题，指导和建议有助于达到这样的目的。因此在临床上，指导与建议是心理支持的重要环节，护理人员应学会灵活应用。

（七）积极语言的应用

俗话说："良言一句三冬暖。"美好的语言，可以使人听了心情愉快，感到温暖，有益于病人心身健康，起到促进治疗的作用。经常使用的语言有以下几类：

1. 安慰性语言

对病人表示同情和安慰,针对不同病人选用不同的安慰性语言。如说:"你的病不算严重,很快会好的";"既来之,则安之";"磨刀不误砍柴工";"留得青山在,不怕没柴烧";等等。

2. 鼓励性和积极暗示性的语言

鼓励病人树立战胜疾病的信心。如说:"你的病能够治好";"你看起来好些了";"你已经有进步了";"这种药效果很好,你吃了也会好的";等等。

3. 劝说性语言

对病人晓之以理,动之以情,使其配合治疗,采取某些必要的行为或改变某些行为,或遵守某些必要的规定。如一位肝硬化病人,不顾病情仍要每天喝大量的酒,家人再三劝说无效,而护士劝说具有权威性、有理、有说服力,使他愉快地接受了戒酒,病情很快好转并稳定。

三、在心理护理工作中的应用

心理支持看起来是一种易懂、易学、易用,并且确实行之有效的方法,是广大护理工作者都可以应用的基本心理干预方法,但最优的心理支持效果则是建立在丰富的心理学知识和深厚的实际经验积累基础之上的。该种干预技术多用于某些遭受挫折,或感到环境的严重压力和紧张,或其他灾难如患了癌症或绝症而造成精神上难以抵御和补偿的病例,这些病人需要一种心理上的支持和疏导。护士在护理实践中应学会并广泛运用心理支持,以促进护理效果。

第三节　暗　　示

一、原理

(一) 定义

暗示(suggestion)是一种利用间接的、含蓄的方式,对他人的心理与行为产生影响的过程。人都有一定的暗示性,即接受暗示的能力,但是人的暗示性有很大的差别。凡涉及陌生知识领域的问题,人容易接受暗示;如果暗示者有权威性或者被暗示者对暗示者非常信任,也容易产生暗示效果。

暗示作为一种心理干预方法主要是指利用暗示对病情施加影响使症状消除的过程。它是一种古老而有一定治疗效果的心理干预方法。说古老,是因为一些原始的占卜、求神治病活动就明显存在着暗示作用。说有效,是因为通过心理上的积极暗示,能明显改善病人的心身反应过程。暗示所具有的治病作用的机制并未被完全搞清楚,但是可以肯定的是,暗示的确使被试人体产生了明确的生理与心理变化,无论是实验还是临床经验都证明了这一点。

(二) 暗示性的测试方法

在实施暗示这一干预技术之前,通常要对病人的暗示性进行测量,常采用的方法有嗅觉法、平衡法和手臂法。

1. 嗅觉法

用事先准备好的三个装有水的试管,请被试分辨哪个装有水,哪个装有淡醋或稀酒精。

分辨不出的给 0 分,挑出一种的给 1 分,挑出两种的给 2 分。

2. 平衡法

令被试面墙而立,双目轻闭,平静但较深的呼吸后,治疗者低调缓慢地说:"请你集中你的注意,尽力体验你的感受,你是否感到有些站不住了,是否感到前后或左右摇晃?"停顿 30秒,重复问话三次后,要被试回答。如感到未摇晃者给 0 分,轻微摇晃者给 1 分,明显摇晃者给 2 分。

3. 手臂法

要求被试闭眼平伸右手,暗示它越来越沉,沉得往下落。30 秒后,下落不明显者给 0 分,下落 6~16cm 者给 1 分,下落 16cm 以上者给 2 分。

二、方法

暗示可直接进行,也可在其他干预过程中结合进行。直接暗示是护理人员以技巧性的言语或表情,给病人以诱导和暗示。病人接受护理人员的暗示过程,就是内心的逻辑活动过程,其结果是改变了原有的病态感觉和不良态度,达到减轻症状的目的。暗示疗法的方式一般有以下几种:

1. 言语暗示

言语暗示(verbal suggestion)是通过言语的形式,将暗示的信息传达给受暗示者,从而产生影响作用。如临床工作中护理人员对病人讲"针灸的治疗效果特别好""这种药物对你的疼痛缓解特别有效"等,均可将暗示的信息传递给病人。

2. 操作暗示

操作暗示(operant suggestion)是通过检查病人的躯体或使用某些仪器,使病人处于某些特定的环境中,引起其心理、行为的改变。此时若再结合言语暗示,效果将更好。

3. 药物暗示

药物暗示(drug suggestion)是通过给病人使用某些药物,利用药物的作用而进行的暗示。如用静脉注射 10% 葡萄糖酸钙的方法,在病人感到身体发热的同时,结合言语暗示治疗癔症性失语或癔症性瘫痪等。安慰剂治疗也是一种药物暗示,在临床中,护理人员经常采用这一方法,用其他的药物代替止痛药物达到了同样的止痛效果。

4. 环境暗示

环境暗示(environment suggestion)是使病人置身于某些设置的特殊环境中,对其心理和行为产生积极有效的影响,消除不良的心理状态。

5. 自我暗示

自我暗示(autosuggestion)即病人自己把某一观念暗示给自己。例如因过分激动、紧张而失眠者,选择一些能使人放松、安静的语词进行自我暗示,可以产生一定的效果。许多松弛训练方法实际上包含了自我暗示过程。

三、在心理护理工作中的应用

在护理工作中,暗示有许多的适应证,如神经症(如癔症)、疼痛、瘙痒、哮喘及其他心身障碍,也可用于性功能障碍、口吃等心理行为障碍,因此应用较为广泛。护士应擅长运用这一干预技术,尤其是对那些暗示性高的病人采用暗示的方法,效果会更好。暗示作用可以治疗疾病,但不良的暗示却可造成或加重病人的症状,这一方面应引起护理人员的注意,在使用时应慎重,要考虑到病人的个体差异,真正发挥暗示的治病作用。

[附] 催眠

（一）概述

1. 定义

催眠状态(hypnosis)是在催眠术(hypnotherapy)的作用下,人的意识处于一种恍惚的状态。用言语或其他心理手段使人进入催眠状态的过程称为催眠术。有10％～20％的人容易被催眠,能产生深度恍惚状态,这些人的暗示性高,同时相信催眠术或催眠者。有5％～10％的人不能被催眠,这些人暗示性低。处于上述两种人之间者,可在不同程度上被催眠。

在临床中,催眠作为一种心理干预技术,主要是指使用催眠术使病人进入催眠状态,此时病人顺从性和暗示性增加,护理人员通过暗示和疏泄等手段进行干预的过程。催眠干预实际上是在催眠状态下的一种暗示,故也称为催眠暗示。

2. 催眠的实质

催眠是一种极其复杂的现象,催眠的心理生理本质至今未被阐明。长期以来对其实质的理解众说纷纭,主要有:

（1）精神分析理论　该理论认为催眠是一种精神倒退的表现,是被催眠者将过去经历的体验中所产生的心理矛盾向催眠者投射,从而出现对催眠者的移情。因此,被催眠者就会在催眠状态下,呈现幼稚、原始的特征,像小孩一样富于模仿性和无条件顺从性。而且,通过催眠,易于使被催眠者回到生物本能或社会变化中被压抑在潜意识中的早年心理创伤,使焦虑得到宣泄,从而治愈疾病。

（2）生理心理学理论　巴甫洛夫认为催眠是脑的选择性抑制,类似睡眠,给予一个单调重复的刺激,会在大脑皮层产生神经性抑制。研究表明,催眠现象是通过暗示,产生一种电阻塞,这种阻塞位于脑干网状结构相连接的神经通路之间。沃斯特提出,催眠是通过良性词的刺激,引起一系列生理变化,从而使机体功能得到恢复。

（3）人际关系理论　人际关系的相互作用,是社会成员间通过交往而导致彼此在行为上促进或促退的社会心理现象。代表人物哈特认为,在催眠状态下,被催眠者放弃了自主性,感到对催眠者的指令有一种遵照履行的责任感。

（二）过程和方法

1. 准备工作

（1）了解病人的生活背景资料,如学习工作经历、家庭情况、社交活动、恋爱婚姻、幼年生活经历（包括正性与负性的经验）等。

（2）选择安静舒适的房间,尽量避免各种噪声、冷风、强光的刺激与干扰。

（3）进行暗示敏感性测定。

2. 催眠诱导

催眠诱导的传统方法是语言诱导,催眠者以简单的、柔和而又坚定的言语反复对被试进行催眠诱导。例如,"你的手臂放松了,……你的腿也放松了,……眼皮发沉了,……你要睡了"。同时,催眠者还要结合对被试进行集中注意的暗示过程,进而诱导其进入视想象

(visual imagery)。例如,令其"注意躯体某一肢体某一肌肉";令其"只听到催眠师的声音,其他什么也没有听到";"不论发生什么事情就让它发生吧";"在你的面前是美丽的草原,风景如画……";等等。

随着催眠诱导,被试逐渐觉得困倦、嗜睡,全身趋于松弛,但仍有少量自主活动。此时被试进入轻度催眠状态。经过继续诱导,可使之进入中度催眠状态。此时被试对外周的感觉继续减少,意识趋于朦胧,同时变得顺从,容易接受施术者的各种暗示和指令。Hilgard JR(1965)认为,典型催眠状态可有以下一些心理特征:① 决策能力减退;② 注意重新分配;③ 增加了对以往有益的视觉记忆的回忆和提高了幻想性;④ 减少对真实性的检验,结果对歪曲事实表示宽容;⑤ 增加暗示性;⑥ 角色行为表露;⑦ 对催眠状态挖掘出来的过去问题容易宽容。

上述催眠条件下个体所具有的各种心理特征和松弛的躯体状态,都有利于心理干预的实施。被试周围感觉减弱,但中枢某些局部的觉醒度反而提高,催眠暗示就可发挥更大的作用。此时医生可以指出病人的疾病原因,暗示他症状很快就会消退等,这就是催眠暗示疗法。

催眠诱导的时间因人而异,最快数分钟,最慢也不应超过半小时。

催眠诱导的方法很多,除上述方法外,常用的还有凝视法、倾听法(刺激听觉器官使其注意力集中)、抚摸法(刺激皮肤使其注意力集中)、观念运动法(通过体验某种观念并与身体某个部位运动相结合,使其注意力集中,如食指紧贴法、双手并拢法、身体摇摆法等)等。

3. 干预

催眠的目的在于解除症状去除疾病。因此,在进入催眠状态后的干预方法就更为重要。当病人确实已进入催眠状态,就可将为治疗疾病而编好的暗示性语句,以坚定的口吻告诉病人,或是治病,或是减轻疼痛。主要方法有直接暗示法、催眠后暗示法等。

(1)直接暗示法　施术者通过语句直接暗示病人的某些症状即刻消失。如对胃痛的病人可以这样暗示:"现在你已经感觉不到胃痛了,你已经恢复健康了,是这样吗?"如果病人接受暗示,随后胃痛即可减轻。

(2)催眠后暗示法　是用语句暗示病人,如"醒来后你的某症状一定可以消失",这种方法适用于非持续性病灶的治疗。

干预完毕,可通过数数引导病人解除催眠,告诉病人"你会随我数的数越大,你的头脑越清醒",如数到9,会完全醒来,解除催眠;也可用入睡暗示诱导病人进入睡眠状态,然后自然清醒。

(三)适应证和评价

催眠是专业化程度较高的心理干预方法,施术者需要经过专门的训练,该方法主要用于各种神经症、心身疾病和其他某些心理行为症状,包括癔症、心因性焦虑和恐惧、神经性呕吐、厌食、顽固呃逆、性功能障碍、失眠、某些疼痛病例等,不失为一种快速而有效的心理干预方法。此外,催眠可以与其他一些心理干预方法联合使用。例如精神分析可在催眠条件下进行,此时抗拒作用相对较弱。有人主张行为矫正疗法也可以与催眠法相结合以促进疗效。

第四节　认知调整指导

一、原理

认知调整指导是根据认知过程影响情感和行为的理论假设,通过认知和行为技术来改变病人不良认知的一类心理干预方法的总称。

1. 埃利斯的理性情绪行为疗法

埃利斯(Ellis A)创建的理性情绪行为疗法(rational emotive behavior therapy,REBT)的治疗模型可简写为"ABCDE"。该模型中包含五个关键因素,依次为激发事件(activating events,A)、非理性信念(irrational beliefs,B)、情绪行为后果(consequences,C)、辩论(disputing,D)、效果(effect,E)。埃利斯认为,个体对激发事件的不同态度和情绪反应,是因个体对事件的不同解释和评价所致。理性情绪行为疗法正是基于以上观点,通过与非理性信念展开辩论等方法,帮助个体反复练习合理的思维方式,逐渐以理性信念面对现实生活,最终改变负性情绪和不良行为。

2. Meichenbaum 的自我指导训练

自我指导训练的理论来自苏联学者鲁利亚等人的研究,认为语言,特别是内部语言与行为有着密切的关系,从某种程度上起着影响和控制行为的作用。Meichenbaum 认为消极的内部语言是产生和影响行为失调的重要因素,并指出通过矫正消极的内部语言,用正面的、积极的自我对话可达到矫正异常行为或心理障碍的目的。

3. 贝克的认知治疗

贝克(Beck)认为,心理障碍的产生并不是激发事件或有害刺激的直接后果,而是通过认知加工,在歪曲或错误的思想影响下促成的。错误思想常以"自动思维"的形式出现,即错误思想常是不知不觉地、习惯地进行,因而不易被认识到,不同的心理障碍有不同内容的认知歪曲。

4. 其他

(1)隐匿示范理论　由 Cautela JR 提出,基本原理是想象演练靶行为,让病人预先了解事情的结果和训练其情感反应,以产生对应激情景的适应能力。

(2)解决问题的技术　由 Zurilla、Goldfried 等人提出,基本设想是有情绪异常的人,往往缺乏解决问题的能力,较难选择情景的行为反应。基本方法是学习如何确定问题,然后是将一个生活问题分解为若干能够处理的小问题,思考可能的解决答案,并挑选出最佳的解决办法。

二、方法

(一)基本过程

认知调整指导和其他心理干预方法一样,始终重视建立融洽的护患关系。此外,护理人员要在干预过程中起积极主动的指导者和催化剂两大作用。该干预方法常以经验性提问方式推动病人由封闭逐步转向开放,并且,除了正面说服和积极解释"怎么样""为什么"以外,还要及时和适当地揭示病人的各种消极反应和阻抗。认知调整指导的基本过程包括评估、认知干预和预防复发等。

1. 评估

即通过诊断性会谈、现场观察、自我监督和有关问卷等手段充分收集和分析临床信息，包括病人的习惯性认知、情绪行为反应方式及发现症状的特殊应激源、早年身心发展概况、主要人际关系与适应水平，以及如何从过去经历角度思考解释目前的问题等。

2. 认知干预

此阶段制定一系列干预目标和干预计划并实施之。干预目标建立在临床评估基础上，以病人选择为主，双方协商制定，并根据进展状况作适当调整。干预计划主要包括"认知干预技术"和"行为干预技术"两大类。在此阶段，要继续不断对病人的认知、情绪和行为进行评估，以便随时检验和修正干预目标和干预计划。同时还要注意不断发现与排除各种移情和阻抗所导致的护患关系障碍。出现阻抗正说明涉及了潜在的不良认知结构，而出现移情常证实病人人际关系的不正常。对于许多病人总想逐个解决所有症状及有关具体问题的心态，护理人员需要为病人归纳总结出其中若干共同性的问题，做到举一反三，提高效率，这叫问题缩减(problem reduction)。

3. 预防复发

护理人员与病人共同协商逐步延长调整指导间隔，给病人充分机会逐步摆脱护理人员的帮助，使之独立解决自己面临的各种问题。

(二) 认知干预技术

这是认知调整指导过程中的核心部分，涉及多种具体认知干预方法，如识别自动性思维、识别认知性错误、真实性检验、去注意、监察苦闷或焦虑水平等，简述如下：

1. 识别自动性思维(identifying automatic thoughts)

所谓自动性思维，通常是病人的认知歪曲之所在，是外部事件与个体对该事件不良情绪反应之间的思维联结，并构成固定的自动化方式，但病人不能意识到不良情绪之前会存在这种不合理的思维。

自动性思维的特点是其内容大多反映与现有情绪相符的有关主题，时间极短暂，位于意识觉察的边缘，初看只有一个轮廓，是一两句内心对话或一两个想象片段，具有反复出现的不自主性，似乎有道理，但从多角度深入分析却是非现实、非理性、非适应的，甚至是不符合逻辑的。贝克(Beck)指出，典型的自动性思维认知歪曲有：缺乏客观依据的任意推理(arbitrary inference)、以点代面的选择性概括(selective abstraction)、从一点小事作普遍性结论的过度引申(overgeneralization)、对特定事件评价的夸大和缩小(magnification and minimization)、无依据地与自己作消极性联系的个人化(personalization)和非黑即白式的绝对论即两歧思维(dichotomous thinking)等。

识别自动性思维主要是通过病人的自动思维记录、日记、录音或口头报告、回忆等自我观察的方法，帮助病人逐步了解某些外部情景刺激与自己规律性出现的不良情绪和行为反应之间的"空白"，寻找和识别自动性思维的存在之处。

2. 识别认知性错误(identifying cognitive errors)

焦虑和抑郁病人往往采用消极的方式来看待和处理一切事物，他们的观点往往与现实大相径庭，并带有悲观色彩。一般来说，病人特别容易犯概念或抽象性错误，基本的认知性错误有：任意推断、选择性概括、过度引申、夸大或缩小、全或无思维。大多数病人一般比较容易学会识别自动性思维,但要他们识别认知性错误却相当困难,因为有些认知性错误相当难评价。因此,为了识别认知性错误,护理人员应该认真听取和记下病人诉说的自动性想法以及不同的情景和问题,然后要求病人归纳出一般规律,找出其共性。

3. 真实性检验(reality testing)

识别认知性错误以后,护理人员需要帮助病人一起设计严格的真实性检验,即检验并诘难错误信念。这是认知调整指导的核心,非此不足以改变病人的认知。在干预中鼓励病人将其自动性想法作假设看待,并设计一种方法调查、检验这种假设。结果他可能发现,95%以上的调查时间里他的这些消极认知和信念是不符合实际的。

4. 去注意(decentering)

大多数抑郁和焦虑病人感到他们是人们注意的中心,其一言一行都受到他人的"评头论足",因此,他们一致认为自己是脆弱的、无力的。如某一病人认为他的服装式样稍有改变,就会引起周围每一个人的注意和非难,治疗计划则要求他衣着不像以往那样整洁地去沿街散步、跑步,然后要求他记录不良反应发生的次数,结果他发现几乎很少有人会注意他的言行。

5. 监测苦闷或焦虑水平(monitoring distress or anxiety level)

鼓励病人对自己的焦虑水平进行自我监测,促使病人认识焦虑波动的特点,增强抵抗焦虑的信心,是认知调整指导的一项常用手段。

6. 其他

(1)增加认知的证据 对病人习惯使用的绝对性词语(属认知歪曲的表现)作讨论和质询,启发其思考事物发展的多种可能性等。

(2)识别和检验"应该"命令 病人常以"应该……"命令控制自己的情绪和行为反应。这些"应该"命令的常见表现形式是艾里斯所总结的各种非理性信念。通过对种种"应该"命令的可行性分析,从主客观条件、时间、精力、财力等方面帮助病人认识自己这些"应该"命令的非适应性和非现实性。

(3)识别和检验功能不良假设 病人自动性想法背后潜伏着的功能不良假设,就像音乐中反复出现的主旋律,其常见表达方式是"如果……,那么……"这些假设往往错误地把面临的情景视为无法克服的威胁。例如"如果这件事失败了,那么就不会有人看得起我"等。通过分析情景中的有利因素,考察性追问最坏可能的后果,可指导病人认识自己的认知性错误,帮助建立替代的建设性假设,达到认知重建的目标。

由于干预方法的发展,认知调整指导技术已从过去简单地识别自动性思维、检验自动性想法等技术发展到数十种肯定的心理干预技术。

(三)行为干预技术

认知干预技术目前通常也都结合一定的行为技术。行为干预的重要目的是帮助病人把上述认知干预技术应用于干预会谈以外的时间,指导病人建立每天、每周的生活日程,使之扩大干预影响。具体步骤如下:

首先,要求病人完成每天日常活动时间的记录,作为行为干预基线资料。

其次,护理人员和病人双方共同设计并实施家庭作业,内容是提高应对技能的学习和练习,例如应对技巧训练、解决问题技术、社交技能训练、羞愧非难练习、注意力外授、直诉己见训练等。具体方案按干预进展情况不同而异,应先设计有助于增加行动和抵制惰性的活动作业,然后遵循小步前进的原则设计阶段性作业,使病人不冒过多风险,逐步掌握最困难的作业。同时,为强化每一步的成功,要求坚持自我监督记录,评定每一段进步的体验,进行自我评分。此外,在每段作业实施前,双方一起进行角色扮演,做从想象到实际的行为演练,既能学习应对技能,又能矫正自动性思维。

最后,以小试验的方式,检验病人的自我贬低和自我失败假设,以及对他人贬低和非难性预测的行为反应,达到认知与行为共同矫正的目标。

三、在心理护理工作中的应用

认知调整指导强调认知活动在心理和行为问题的发生和转轨中的重要作用。在护理工作中,该方法得到了广泛的应用,既可用于学校咨询、婚姻咨询、家庭治疗、自助群体、社区精神卫生工作等领域,还可作为心身障碍、心身疾病和一些精神病的慢性缓解期综合治疗措施之一;既能用于个别干预,也能用于小组集体干预。

第五节 家 庭 干 预

一、原理

在20世纪30至40年代在美国掀起的儿童指导运动中,心理学家发现儿童情绪与父母关系密切,父母双亲的情绪将在很大程度上影响着儿童情绪的发展。50年代更多的学者意识到个人对家庭、家庭对个人的深刻影响,如 Wynne 等(1958)对住院接受治疗的精神分裂症病人的家庭进行研究,结果表明家庭中病理性人际关系是发病的主要原因;Bowen(1960)对精神病人及他们的父母进行研究,认为双亲病理性的婚姻关系是重要的病因学因素。此后家庭干预方法迅速发展。

在家庭干预的发展过程中,影响最大的理论是家庭系统理论。该理论的主要观点有:① 家庭是一个系统,在这一系统中包含着许多子系统,每个子系统又是由家庭各成员组成。父母和子女是最常见的子系统,父母子系统相对处于领导地位。家庭每个成员都有自己的角色规范和角色行为。当家庭各子系统之间没有任何差别,所有成员都纠缠在一起,或与之相反,每个成员都形成自己的子系统,此时就会出现家庭病态。② 家庭与其成员是相互影响的,个人的心身健康可以影响家庭功能,家庭功能障碍也会影响个人的心身健康。③ 家庭对个体的作用是以重复反应的方式进行的,即不断地作用于个体。④ 家庭问题的出现不是某一个成员的责任,而是家庭所有成员的责任。⑤ 家庭问题通常以个人的心身症状表现出来,并必对家庭其他成员造成影响。⑥ 健康家庭功能的标志是,有健全的家庭结构,适当的领导、组织与权威分配,成员间角色清楚且适当及有良好的沟通、情感交流、支持,对内有共同的"家庭认同感",对外有适当的"家庭界限",并团结一致适应家庭的各种变化。

家庭干预方法首先由麦尔(Meyer A)提出,他认为,一个人一生中每一阶段的心理发展都与其家庭影响有着密切的关系,采用家庭干预,可以纠正一些病态心理,改善家庭功能。

二、方法

家庭干预(family intervention)是一个系统过程,首先要对一个家庭进行评估,然后再通过干预改进家庭内部由于不良人际沟通、不良角色扮演等原因导致的一系列家庭功能障碍，另外，家庭干预的组织工作也是重要的一个方面。

（一）家庭评估

家庭评估是指应用家庭评估量表，通过对家庭结构、家庭生命周期、家庭功能等内容进行评定，并由此决定是否需要进行家庭干预。家庭评估的具体内容包括：

（1）家庭成员基本情况　包括家庭所有成员的年龄、性别、学历、职业、婚姻等。

（2）家庭结构　按家庭人员的组成可分为单身家庭、核心家庭、扩大型家庭等结构形式，这些资料可以从家庭成员基本情况中了解到。

（3）家庭生命周期　家庭生命周期主要是指从新婚到退休这段时间，一般分为八个阶段，每一阶段均有特定的发展内容，也可能会存在生物学、行为学和社会学等方面的问题。

（4）家庭功能　运行正常的家庭应为每个成员提供一个充分发挥潜能的环境，提供可以转用到家庭之外的社会化模式，提供性身份认同的模式等。家庭功能的评估是家庭评估中最重要的内容，多采用 Family APGAR 问卷，以判断是否存在家庭功能障碍。

Family APGAR 家庭功能评估问卷共有 5 个条目，分别是：① 当我遇到问题时，可以从家人得到满意的帮助；② 我很满意家人与我讨论各种事情以及分担问题的方式；③ 当我希望从事新的活动或发展时，家人都能接受且给予支持；④ 我很满意家人对我表达感情的方式以及对我情绪（如愤怒、悲伤、爱）的反应；⑤ 我很满意家人与我共度时光的方式。每条 3 等计分，"经常这样"得 2 分，"有时这样"得 1 分，"几乎很少"得 0 分。总分相加，7～10 分表示家庭功能良好，4～6 分表示家庭功能中度障碍，0～3 分表示家庭功能严重障碍，需要接受家庭干预。

（二）家庭干预模式

通过家庭评估，判断家庭中可能存在的问题，在此基础上，可针对不同情形，采用不同的家庭干预模式。常见的家庭干预模式有结构性及过程性家庭干预模式、心理动力学家庭干预模式、行为或社会学习家庭干预模式。

（1）结构性及过程性家庭干预模式（structural/process model）　这一干预模式是使用各种具体方法来纠正家庭结构上存在的问题，促进家庭功能的改善。例如，家庭成员间自我界线划分不清，没有各自独立的角色和行为规范，犹如粘在一起的"混合体"，可用"家庭形象雕塑技术"帮助家人了解各自的权力、义务、角色，并把干预重点放在建立家庭成员间应有的界限上。同时，根据不同的家庭生命周期的挑战，帮助家庭度过危机。

（2）心理动力学家庭干预模式（psychological dynamic model）　这一干预模式依据心理分析理论了解家庭各成员深层的心理与行为动机及亲子关系的发展，主要着眼于了解且改善家庭成员情感上的表达和满足以及欲望的处理，促进家人的心理成长和健康。

（3）行为或社会学习家庭干预模式（behavioral or social learning model）　这一干预模式运用行为学习原则（包括正强化、负强化、惩罚、消退、示范作用等）对家庭成员的不良行为表现加以纠正，促进家庭行为的改善。

（三）家庭干预的组织

家庭干预须组织所有与家庭功能混乱有关的成员参加。家庭系统理论认为，家庭中两个人在解决矛盾的时候总是习惯把问题定在对方身上。此时，就应在干预者指导下，改变这一定势,由家庭成员双方共同参与。所以家庭成员的组织是保证家庭干预顺利实施的必要条件。

三、在心理护理工作中的应用

家庭是病人获得支持和帮助的一个非常重要的来源和场所。如果一个家庭在结构、组织、沟通、情感表现、角色扮演等方面存在病态,此时病人就不能有效地获得家庭的支持,甚至可能影响病人的心理状态和躯体疾病。此时,就要求护理人员在准确评估的基础上,采用家庭干预来促进家庭成员间的沟通和交流,帮助病人恢复身心健康。

第六节　集体心理干预

一、原理

(一) 定义

集体心理干预(group psychotherapy)是一种为了某些共同的目的将病人集中起来进行心理干预的方法,它是一种相对于个别心理干预形式而言的治疗形式。通常情况下,由一位或两位治疗者主持,治疗对象可 6~20 人不等,甚至更多。治疗者采用各种心理治疗理论与技术并利用集体成员间的相互影响,以达到消除病人心身症状的目的。

(二) 作用原理

集体心理干预的作用原理主要有:

1. 集体的支持

在干预集体中成员可以感受到他人的接受与容纳获得情感支持,得到他人的同理(或称共情),获得相关信息等。

2. 集体的鼓励

在集体中他人的鼓励可让成员获得坚持的力量,包括坚持进行那些需经受痛苦的治疗;坚持改变不良行为等。

3. 集体成员间的相互学习

在集体中可以交流信息和经验,模仿他人的适应性行为,通过他人的反馈了解和调节自己的行为,以获得疾病适应性行为和社会适应性行为。

4. 集体的正性体验

在集体中,成员不仅可以享受集体凝聚力,体会到成员之间的相互关心、相互帮助等,而且让成员体会"人人都需要帮助"的事实,感受被他人需要的自我价值感。

二、方法

(一) 种类

集体心理干预主要有三种分类方法。

1. 按集体干预是否事先做计划进行分类

一类是结构式集体，即在集体干预前做了充分的计划和准备，安排有固定程序的活动让成员来实施的团体干预。此类集体干预有预定的目标，比较重视针对集体所要达到的目标，设计活动以引导成员参与集体活动。另一类是非结构式集体，即不安排有程序的固定活动，干预者配合成员的需要、根据成员的具体情况和集体中成员的关系来决定集体干预的目标、过程和运作程序。

2. 按集体的封闭式和开放式进行分类

在封闭式集体干预中，成员一旦确定下来就不再更换直至干预结束，其优点是可以不断积累资料，整个干预集体稳定可靠。在开放式集体干预中的成员可以随时变化，一位成员离开后可以再补一位新的成员参加进来，干预可以是不间断的连续体，其优点是新成员的进入往往会重新激起集体内的竞争意识，使整个集体显得较有生机，新成员在老成员的帮助下更容易接受干预。

3. 按集体成员的同质性和异质性进行分类

同质集体是指成员的组织成分（包括性别、年龄、职业、性格、病种、问题等）部分相同或相近；这种形式的心理干预往往可以使病人获得共情，增强正性经验、相互鼓励等；如乳腺癌病人的自我帮助小组。异质集体是指成员的组织成分各不相同的集体，这样的集体其问题的复杂性高，差别性大，越是能反映实际生活情景，其成员就越是有更多适合的学习模型，在综合性临床这种集体形式的心理干预不多。

（二）步骤

要策划做集体心理干预首先要确定人群，一般在精神科或综合性医院做集体心理干预往往是以同质、结构式集体形式进行，如抑郁症集体干预小组、乳腺癌集体干预小组。其次，确定干预总目标，如提高战胜疾病的自我效能，接纳症状，提高与增加应对策略等。集体干预的目标要根据小组的性质、成员的状况来制定。最后，设计干预若干个子目标，总目标的实现往往基于子目标的实现。一般地，每一次干预都要达到一个子目标，而达到子目标又要设计若干个达到子目标的活动（包括热身活动和核心活动）。

三、在心理护理工作中的应用

下列具有某类共同问题的特殊群体可以接受不同种类的集体心理干预：① 住院和门诊精神病病人；② 儿童及其家长（包括学校和医院）；③ 青少年（包括情绪紧张度过高过低、性问题）；④ 老人（多种问题和多种形式）；⑤ 烟瘾和酗酒者；⑥ 躯体疾病病人；等等。

可接受集体心理干预的躯体疾病有：支气管哮喘儿童及其家长、溃疡病、糖尿病、心血管病病人及其配偶、癌症病人、妇产科病人或孕产妇等。

以下是增强分娩自我效能和增加夫妻沟通技能的集体干预，基本体现了集体心理干预的整体方案设计，具体活动因篇幅限制不作详细介绍。

团体名称：准妈妈、准爸爸快乐营团体　　　**领导者(或称干预者)**：××

团体性质：封闭性、结构性团体　　　**成员对象**：妊娠期 32～33 周的孕妇夫妻

团体规模：12 人(6 对夫妻)　　　**筛选方式**：自愿报名

团体地点：集体干预室　　　**活动次数**：1 次/周,90 分钟/次,共 4 次

团体目标：

（1）协助成员学习增进彼此了解与情感的方法，夫妻能够用共情的态度相互理解；

（2）协助成员掌握建立良好家庭关系（夫妻关系、亲子关系）的技巧；

（3）协助成员们解决怀孕、分娩所带来的困惑；

（4）增强分娩的自我效能感。

活动方案：见表 5-1。

表 5-1   活动方案

次　数	活动主题	活动目标	活动内容
一	用心相聚	1. 成员互相认识，建立初步的集体凝聚力 2. 澄清团体目标、性质、进行方式等 3. 夫妻能够在共情的基础上理解对方	暖身活动：心情点唱机 1. 滚雪球 2. 情感沟通 3. 甜蜜的负担
二	相亲相爱	1. 学习有利于促进人际关系的沟通技巧 2. 学习如何更有效地赞美他人 3. 促进成员们相互了解对方的真正需求	暖身活动：拇指沟通 1. 积极倾听 2. 优点轰炸 3. 亲情超市
三	我心我情	1. 解决围产期带给准妈妈、准爸爸的困惑 2. 做好当一个好妈妈、好爸爸的准备 3. 提高孕产妇分娩自我效能感	暖身活动：心有千千结 1. 心事之一——男孩？女孩？ 2. 心事之二——分娩恐惧和担忧 3. 围产期相关知识讲座
四	同舟共济	1. 提高孕产妇分娩自我效能感 2. 团队活动结束前的准备	暖身活动：你拍拍，我拍拍 1. 成功的我 2. 助一臂之力 3. 介绍分娩室和分娩相关知识 4. 团队结束

第七节　行为矫正

一、系统脱敏法

（一）原理

系统脱敏法（systematic desensitization）为临床常用的行为矫正技术，是按一定的治疗程序诱导病人缓慢地暴露于导致焦虑、害怕及其他强烈情绪反应的情景中，并通过放松来对抗这种情绪状态，从而达到逐渐消除不良情绪的目的。该方法是由精神医学专家 Wolpe（1958）创立的，其工作原理是：第一，建立与不良行为相对抗的松弛条件反射；第二，使焦虑反应在与引起这种反应的条件刺激接触中逐渐消退。

（二）方法

系统脱敏法包括三个步骤。

1. 放松训练

放松可以产生与焦虑反应相反的生理和心理效果,如心率减慢、外周血流增加、呼吸平稳、神经肌肉松弛、心境平静等。常用渐进性放松技术。

2. 制定主观不适等级表

对引起病人焦虑、恐怖等不良行为反应的情景刺激作具体的等级划分。一般用主观不适单位(subjective unit of disturbance,SUD)来划分,具体可选用五分制、十分制或百分制来评定相应情景所引发的主观不适感。

以五分制为例,极度不适时评为 5 分,没有不适时评为 0 分,极度不适到没有不适之间,从重到轻评为 4 至 1 分。如表 5-2 所示,运用五分制评估某乘汽车过度紧张害怕的个体,将其主观不适感从轻到重列了一张等级表。

表 5-2　乘汽车恐怖症主观不适等级

刺激情景	主观不适单位
坐父亲开的车	0
坐父亲开的车在高速公路上	1
和同学坐公交车在非高速公路上	2
独自一人坐公交车在非高速公路上	3
和同学坐公交车在高速公路上	4
独自一人坐公交车在高速公路上	5

3. 脱敏训练

在完成上述两项任务后,逐步从主观不适等级表的低焦虑情景向高焦虑情景脱敏。让病人想象或接触等级表上的某一个情景并用学会的放松技术放松自己,完成接触某一情景所致焦虑的去条件化。当病人经过反复训练,对某一情景不再出现焦虑,或焦虑程度大幅下降时,可进入下一高等级焦虑情景的脱敏,直至顺利通过所有情景。

治疗时要掌握几个要点:第一,帮助病人建立对治疗的信心,要求病人积极配合,坚持治疗;第二,在引起焦虑的刺激存在时,要求病人不发生任何回避行为或意向;第三,每一次治疗后,要与病人进行讨论,并给予正强化。

(三) 在心理护理工作中的应用

系统脱敏法在精神科专科医院和综合性医院的精神科应用较多,大多用于焦虑症、恐怖症或强迫症及各种原因引起的情景性焦虑或躯体症状。在综合性医院内、外、妇、儿等其他各科使用得相对少一些,但对医院或手术室情景性紧张和焦虑的处理,系统脱敏法效果不错。也有人报道,使用系统脱敏法对肿瘤化疗引起的恶心与呕吐有干预作用。如 Morrow 和 Morrell(1982)随机将 60 位癌症病人分成三组,第一组为系统脱敏组,治疗者教会病人简捷的放松训练,同时想象化疗相关的刺激,譬如想象看见了化疗药物和插入静脉针的感觉;第二组为支持性咨询组,包括获得医生的注意、期望效应等;第三组为无任何心理行为干预的对照组。他们分别对这三组病人在化疗前和化疗后进行了恶心与呕吐的频率、严重程度、持续时间的评估;第一组和第二组病人分别进行了系统脱敏干预和支持性干预。结果显示,系统脱敏训练的病人预期性恶心与呕吐的发生率比其他两组病人低,即便有预期性恶心与呕吐的发生,其程度更轻,持续时间也更短,并都具有显著的统计学差异。

二、厌恶疗法

(一) 原理

厌恶疗法(aversion therapy)是通过附加某种刺激的方法,使病人在进行不适行为时,同时产生令人厌恶的心理或生理反应。如此反复实施,结果使不适行为与厌恶反应建立了条件联系,以后尽管取消了附加刺激,但只要出现这种不适行为,仍然会出现厌恶体验,为避免厌恶体验,病人不得不中止或放弃原有的不适行为。

(二) 方法

1. 确定要矫正的行为

厌恶疗法具有极强的针对性,所以首先要确定计划弃除的行为。

2. 选用厌恶刺激

常用的厌恶刺激有:①物理刺激;②化学刺激;③想象厌恶刺激等。

3. 把握时机施加厌恶刺激

一旦病人出现不适行为,必须立即给予厌恶刺激以形成不适行为与厌恶体验的条件反射,直到不适行为消失。

(三) 在心理护理工作中的应用

厌恶疗法在精神科专科医院和综合性医院的精神科及儿科应用较多,主要用于对不良行为的干预,如吸毒行为、尼古丁依赖、酒精依赖、性变态行为、儿童不良行为等。

尽管有不少厌恶疗法矫正不良行为的成功报道,但目前尚有两个存在争议的问题:一是技术实施较难掌控,二是伦理方面的问题,所以建议在护理工作中谨慎使用。

三、正强化

(一) 原理

正强化(positive reinforcement)是一种以操作条件反射为理论依据,通过正强化塑造和巩固某一行为的方法。

(二) 方法

1. 确定要强化的行为

操作条件反射的形成包括三部分内容:①情景;②行为或反应;③正强化物。情景为个体行为或反应的产生提供背景,而个体的行为或反应则导致一定的结果即正强化物,反过来结果又进一步促进行为或反应的产生。

所以正强化要分析在怎样的情景下、要塑造和巩固什么行为,以及选取什么强化物是很重要的。首先就是确定要塑造和巩固的行为。在实际操作中,有时要对所要建立的行为进行子目标行为的确定,并在子目标行为出现时给予正强化,这样一个个子目标行为的形成最终实现目标,即塑造和巩固了某一行为。

2. 选用强化物

按强化物的内容可将其分为:①消费性强化物;②活动性强化物;③操作性强化物;④拥有性强化物;⑤社会性强化物等。按强化物的性质可将其分为:①原级强化物;②次级强化物；③社会性强化物。强化物的选用要注意个体差异。

3．强化训练

一旦病人出现适应行为或要塑造和巩固的行为，必须立即给予强化物，直至这一行为巩固。

（三）在心理护理工作中的应用

正强化是一种在临床各科使用较多的方法，主要用于矫正某些社会行为障碍（如孤独症）、慢性精神病病人社会适应、某些慢性疾病病人的习惯性病卧、临床各科病人的遵医行为等。在康复病人中正强化可激励病人康复训练。如脑卒中后的行走康复训练，先确定目标行为，即行走并确定子目标等级，如站立、扶物跨步、独自跨一步、独自跨三步等。再选用强化物，成人更多地使用社会性强化物，包括赞美、激励、他人与病人同乐、对未来生活的遐想等。再就是当出现低等级子目标行为就给予强化，当低等级行为巩固时，要求向高一级迈进，直至能独自行走。诸如此类的康复训练，子目标行为的确定很重要，子目标制定得太细，训练过程太慢；子目标制定得太粗，病人不容易完成，影响其康复信心。

正强化可使用于老人、成年人、儿童各不同年龄阶段的病人。如在发达国家，行为治疗家已经设计了各种各样由儿童、父母、护士共同协商的鼓励计划，当儿童使用了治疗医生教给他们的技术时就能获得分数，达到一定分数就可获得儿童所希望得到的强化物。

四、示范法

（一）原理

示范法（modeling therapy）是指提供特定行为的模型、范本，即榜样，进行行为示范。观察者（病人）则通过对榜样的观察进行学习，获得榜样的示范行为并去进行模仿性操作。

（二）方法

示范法所用的示范榜样称示范模型。示范模型一般可分为活体模型和象征模型。

1．活体模型

活体模型是指现实生活中活生生存在的具体人物，如生活中的肿瘤康复病人，病房中的一位情绪积极、配合治疗的病人，婆媳关系良好的邻里等。这种模型的示范称为生活示范（live modelling）。

2．象征模型

象征模型是指电影或录像中的某一人物。这种模型的示范称为替代示范（vicarious modelling）。

示范模型是否能起到示范作用，除了与使用的模型类型有关外，还取决于模型与病人在年龄、性别、文化、身份等方面的相似性及疾病各方面的匹配性等。相似性越高，模仿学习的效果越好；匹配性越紧密，学习效果也越好。

（三）在心理护理工作中的应用

示范法也是一种在临床各科使用较多的心理干预方法，只要选取的干预模型匹配性高，使用便利，则效果理想。示范法可用于不良行为的矫正、社会技能的训练，以及消除临床病人所表现的诸如手术前焦虑、临床各项检查焦虑等，对焦虑源越敏感的病人，示范的效果越好（Boudeways PA，1982）。

　　护理工作人员可以用示范法改善病房中病人的消极情绪气氛,如可以有目的地选择情绪积极乐观的同类病人作为模型,不时有意识地对这类病人的行为表现给予赞赏;或者让这一模型给其他病人作现身说法,从而使其他病人的情绪状态也逐渐转向积极。同样,护士也可以调动康复病人对其他病人作现身说法,看到与自己患同样疾病的病人的康复,往往能提高病人矫正不良行为的信心,激发病人的康复信念和求生欲望。我国很多省(区、市)民间组织——抗癌俱乐部每年评选抗癌明星,并让抗癌明星在年度表彰大会上介绍抗癌体会,对其他癌症病人能起到很好的示范作用。

　　护理工作人员也可以用替代示范或生活示范,如看电影、录像或观察其他患儿的良好行为帮助儿童克服对住院、对手术的恐惧,并形成一系列的遵医行为,如配合检查、配合服药等。

第八节　生物反馈与松弛训练

一、生物反馈

（一）原理

1. 定义

　　生物反馈(biofeedback)是借助电子仪器将体内一般不能被感知的生理活动变化信息,如肌电、皮肤电、皮肤温度、血管容积、心率、血压、脑电等加以记录、放大,并转换成为能被人们所理解的听觉或视觉信号,通过对这些信号的认识和体验,学会在一定程度上有意识地控制自身生理活动的过程。

2. 原理

　　20 世纪 60 年代,米勒(Miller NE)等人用操作条件反射训练对各种内脏反应进行研究,发现许多内脏功能是可以经训练改变的,如训练鼠可以使它们的心率、血压及肠道收缩频率发生变化,为此提出了内脏操作条件反射。后来,Shapiro 和 Nowlis 分别在人的身上也成功地得到验证,证实人的血压和脑电波可以经训练发生变化。内脏操作条件反射则是生物反馈的重要原理。同时,20 世纪 40 年代兴起的"控制论""信息论"对机体的认识是生物反馈的另一原理。"控制论""信息论"认为,机体本身就是一个"自动控制"系统,由其控制部分(中枢神经系统)发出的信息对受控部分(内脏等)的活动进行调节,受控部分也不断将信息反馈给控制部分,以不断纠正和调整控制部分对受控部分的影响,两者之间进行信息传递,才能达到精确的调节。

3. 种类

　　目前临床应用的生物反馈种类主要有:①肌电反馈;②皮肤电反馈;③心率、血压反馈;④皮肤温度反馈;⑤胃酸反馈;⑥脑电反馈。国内除了已生产单信息的单导生物反馈仪外,目前已制造出可以同时记录多种信息的多导生物反馈仪。

（二）方法

1. 生物反馈仪的选择

　　生物反馈仪所提供的反馈信息可以分为特异性信息和非特异性信息两种。一般来说,特异性信息反馈的效果比非特异性信息反馈的效果要好。因此,如原发性高血压病人可选用血压反馈仪。

2. 病人和环境的准备

选择病种和病例时,应对病人疾病的性质及可能恢复程度做出全面的估计。还要对病人的视力、听力、智力水平、自我调节能力、暗示性、注意力及个性特征等做全面的了解,选择适合进行生物反馈的病例。

生物反馈治疗的环境应是安静、舒适的良好训练环境。可在一个单独的或与周围隔离的房间中进行,避免受外界的干扰。

3. 治疗过程

以肌电反馈为例。首先安放电极,安放电极的部位因人因病种而异。在安放电极前要用酒精棉球擦拭清洁皮肤,涂上适量导电膏。再进行生物反馈训练,训练在指导语的引导下进行。在训练的同时可采用一些放松训练。选择病人所喜欢的信息显示方式。每次训练之前先测出并记录病人的肌电基准水平值,以便参考并作为疗效评价的依据。预置放松目标不宜过高,以增加病人参加训练的信心。每一次训练后让病人回忆放松的体会和总结经验,以便靠自我体验继续主动引导肌肉进入深度放松状态,最终取代生物反馈。

生物反馈放松训练一疗程一般需 4～8 周,每周 2 次,每次 20～30 分钟。

（三）在心理护理工作中的应用

生物反馈的适应证范围较广,一般包括局部肌肉痉挛、抽动、不完全麻痹、卒中后肢体运动障碍等神经系统功能障碍及某些器质性病变;高血压、心律失常、冠心病等心血管系统的心身疾病;胃肠神经症、消化性溃疡等消化系统的心身疾病;焦虑症、恐怖症等神经症以及哮喘病、性功能障碍、紧张性头痛等。此外,还可用于生活应激和心理训练,如运动员、飞行学员、学生等的心理训练。生物反馈也可使用于如括约肌和骨骼肌的功能训练,以促进功能恢复。

但是,因为生物反馈训练特别强调病人参与的主动性,以及学习训练目标实现的相对困难,所以要使用这种方法,护理工作者要给予病人以鼓励,并耐心地做一些解释工作。同时,要注意以下方面:各类急性精神病,有自伤、自杀观念、冲动、毁物、不合作的病人不能使用生物反馈治疗;如果在训练过程中出现头晕、头痛、恶心、血压升高、失眠、幻觉、妄想等症状,必须即刻停止训练。

二、松弛训练

（一）原理

松弛训练(relaxation training)技术种类很多,其共同之处都是在医生指导下,通过各种固定的训练程序,经过反复的训练,使全身发生条件反射性松弛反应,从而对抗多种病理性心身紧张症状。

（二）方法

松弛训练的具体程式有许多,以下主要介绍临床上常用的三种。

1. 渐进性松弛训练

渐进性松弛训练(progressive relaxation training)由美国生理学家雅克布森(Jacobson)

于 20 世纪 20 年代提出,它要求病人首先学会体验肌肉紧张和肌肉松弛的感觉,从而能使自己主动掌握松弛过程,然后进一步加深松弛体验,直至能自如地放松全身肌肉。具体过程如下:

首先,让病人处于舒适体位(坐位或卧位)。指导者先要求病人放松,并深而慢地呼吸,在深吸气后屏息数秒钟,然后缓缓呼气同时放松全身。如此重复几次,让病人完全安静下来。

其次,指导者用缓慢的语调令病人逐一收紧、放松身体各处的大肌肉群。先从手部开始训练,依次训练前臂、肱二头肌、头颈部、肩部、胸部、背部、腹部、大腿、小腿、脚部。在每进行一块肌群的收紧和放松的同时要求病人体验紧张和松弛的感觉。

最后,反复训练,直至病人可以在任何情况下都能反射性地使自己放松。

2. 松弛反应

本森(Benson H)提出,松弛反应(relaxation response)是一种深度放松状态,可有效降低机体的压力反应。他认为达到松弛反应需要四个因素:安静的环境;肌肉的放松;重复听一种声音、一个词语或一个短语;一个随和的姿态。

1975 年,在东方静默法的基础上,本森设计了一套松弛反应训练方法,主要操作流程是:首先,在安静环境中舒适地静坐、闭目;然后,平稳地用鼻子呼吸,每次呼吸的同时默诵一个词(如"1"字,或"松""静"等字)。练习过程中,注意力集中在默诵的字上,保持一种随和的态度,同时寻求一种超然的感觉。训练结束时,闭目静坐几分钟后再睁开眼睛。每天进行 1～2 次,每次训练 20 分钟。

3. 松弛想象训练

松弛想象训练(relaxation with guided imagery)是一种在松弛训练的基础上结合想象的治疗方法。病人按放松训练程序放松全身,在体验全身放松和舒适的同时,利用指导语暗示或使病人自己展开想象。除了想象局部肢体放松的同时,体验肢体发沉(肌肉深度放松的自我感觉)、发热(外周血管扩张的自我感觉)外,还可进行两种形式的想象指导:其一是快乐景象的想象;其二是特异性想象,如肿瘤化疗病人想象自己的免疫系统杀伤肿瘤细胞的情景。

(三) 在心理护理工作中的应用

大量实践表明,松弛训练可以使机体产生生理、生化和心理方面的变化。它不但对于一般的精神紧张、神经症有显著的效果,也可处理应激引起的心身反应,而且可以增加病人对疾病的自我控制感。

渐进性松弛训练可以单独使用,但更多见的是与其他行为治疗技术结合在一起使用,如作为系统脱敏法的一个组成部分或与想象治疗相结合等。

松弛反应适用于治疗和预防多种功能性或器质性疾病,例如高血压、紧张性头痛、支气管哮喘、慢性腰背痛等,同时也可用于矫正一般的职业性紧张和焦虑症状。

松弛想象训练技术在临床上使用得也比较多,可用于治疗偏头痛、雷诺氏病等;Simonton 于 1980 年首次将这一技术用于癌症病人,以后不断被证实它不仅能减轻癌症病人的心理困惑,增加病人对疾病的可控制感,而且在减轻化疗引起的生理心理反应,增加机体免疫功能,抑制肿瘤细胞的增长方面具有广泛的使用价值。

放松训练由于其可操作性和安全性,已经引起了临床工作者的广泛注意,也有越来越多的病人愿意接受这种治疗。但是并非所有的病人都可以从中获得很好的效果。有以下三种情况的病人不宜使用：① 有中枢神经系统并发症的病人（如谵妄、痴呆）；② 有严重精神疾病的病人；③ 没有使用这一干预的动机、兴趣及积极性的病人。

第九节　药物的心理效应

一、药物的心理效应现象

（一）药物治疗行为的心理效应

每一种药物都有其一定的生理效应。每一种药物的使用，也都有其临床适应证，这是临床用药的依据，是药理学研究的结论。但是大量实践证明，药物除了上述生理效应外，还有不可忽视的心理效应。不少病人用药后疾病好转，并非药物本身的生理效应所致，而是通过"给予药物治疗"这一行为过程，在病人心理上造成良好的积极的感受，通过心理、生理的相互作用，导致疾病好转。

Wolf 曾做过一项有意义的实验：将吐根制剂（致吐剂）通过胃管灌入一呕吐病人胃内，并告知病人是止吐的药物，结果 30 秒内病人恶心呕吐消失，一小时后病人又呕吐，又一次灌入吐根，恶心又消失。这一试验结果一定程度上说明药物心理效应有时甚至超过了其本身的生理效应。

反之，若病人对药物不信任或厌恶，即便是使用有治疗效果的药物，效果也可能大打折扣，甚至没有治疗效果。

影响药物心理效应的因素很多，常见的有：① 医患关系、医生的态度和权威性；② 病人对药物的种类、药物的价格、医院的认知等；③ 病人的个性特征；④ 药名、商标、剂型、包装等；⑤ 用药时的心理状态和用药后的体验；等等。

（二）安慰剂

安慰剂（placebo）是由无药理活性（即既无药效，又无毒副作用）的中性物质制成的、外形似药的制剂，如用葡萄糖和淀粉制成的片剂、葡萄糖注射液等。

安慰剂对那些渴求治疗、并相信安慰剂有特殊治疗效果的人，临床上可以出现预期的疗效，称为安慰剂效应。一般认为，安慰剂是应用其非特异性心理作用或心理生理作用，产生心理效应，使得病人的症状减轻，从而取得疗效。根据研究发现，临床上约有 1/3 的病人使用安慰剂会有效。

1939 年，Evens 就发现 66 名心绞痛病人中有 25 人因服用安慰剂（$NaHCO_3$）而疼痛缓解。20 世纪 50 年代，Beecher HK 统计 15 篇论文中的 1082 例对照组（安慰剂治疗组）病人，其有效率也可达 35% 左右。因此，有人认为即使吗啡类止痛剂，其止痛效应也有相当的比重（约 36%）是由于"吗啡"这一药名所引起的心理效应。Byron 等报道有 77% 的癌症病人的疼痛可以由安慰剂获得 4 小时或更长时间的缓解。

安慰剂效应不是在每一位病人身上都会出现的。使用安慰剂时容易出现相应的生理心理效应的人，被称为安慰剂反应者。

（三）药物依赖

药物依赖（drug dependence）是指麻醉或精神药品被病人反复使用后，药物与机体相互作用造成的一种特殊精神状况，有时也包括身体状况，表现为一种强迫要连续或定期使用该药的行为和其他反应，为的是体验它的精神效应，或者是为了避免由于断药所引起的不舒适感。同一个人可以对一种以上药物产生依赖。

药物的依赖包括身体依赖（physical dependence）和精神依赖（psychic dependence）。身体依赖是由于反复用药所造成的一种适应状况，一旦中断用药就产生严重的生理功能的紊乱，表现为精神方面和身体方面一系列特有的症状，即戒断综合征，使人感到非常痛苦和难以忍受，有时甚至有生命危险。精神依赖是药物对中枢神经系统作用所产生的一种特殊的精神效果，使人产生愉快、满足感，这种欣快感驱使用药者产生周期地或连续地追求用药的强烈欲望，即"渴求"（craving）。长期滥用有依赖特性的药物，不仅损害用药者本人的心身健康，而且也给家庭和社会带来不良后果。

具有依赖性的药物有三大类：① 麻醉药品，如阿片类［诸如吗啡、可待因、海洛因、哌替啶（即杜冷丁）、美沙酮、芬太尼等］、可卡因、大麻；② 精神药物，如镇静催眠药和抗焦虑药（诸如巴比妥类、苯二氮䓬类等），中枢兴奋剂（诸如苯丙胺、去氧麻黄碱等），致幻剂（诸如麦角二乙胺）；③ 其他，如烟草、酒精、挥发性有机溶剂。

（四）药物的心理方面副作用

有一些药物表现出心理（精神）方面的副作用。这与药物的心理效应不同，是药物本身对机体直接作用的结果，严格说属精神药理学内容。

由于中枢神经系统包括大脑皮层和皮层下中枢（如边缘系统）结构复杂，突触种类多，联系广泛而丰富，因此凡能影响中枢突触传递过程的药物，如影响各种递质的合成、释放、与受体结合及各种离子通道的开闭等，都有可能产生相应的精神方面的副作用。例如常用药物利血平，据统计可使 7％左右的病人出现有临床意义的抑郁症状，这可能与利血平耗竭脑内儿茶酚胺神经递质的贮存有关。但这些反应常发生于剂量超过每天 0.5mg、长时间使用（2～8 月，少数仅 2～3 周）或原有抑郁症病史者。相反，使用单胺氧化酶抑制剂，由于单胺氧化酶被抑制而使儿茶酚胺类递质灭活减少，能引起兴奋症状。同样，诸如左旋多巴、普萘洛尔、甲基多巴、巴比妥类、地西泮、氯氮䓬等药物也都可以从不同的角度，影响中枢不同种类突触传递功能，产生心理症状。

内分泌活动与边缘系统生理结构关系密切，所以激素类药物也较易引起心理症状。如甲状腺素、性激素（如避孕药）以及常用的肾上腺皮质激素、促肾上腺皮质激素、螺内酯等都可能产生某些心理方面的副作用。

二、在心理护理工作中的意义

综上所述，药物使用像一把双刃剑，使用得好，在发挥最佳药效的同时，增加药物使用的积极心理效应，但也可能因内外因的影响使药物的效果降低，甚至因考虑欠妥使病人出现药物依赖，或对药物的心理毒副作用没有足够的认识而给病人带来伤害。

所以，护理工作者要掌握药物的心理效应知识，并提高相关意识，让病人使用药物的效果达到最佳,副作用减少到最低。如在病房发放药物时注意给予适当的积极言语暗示,而不要强调副作用,但又必须留意用药病人药物副作用的出现情况,以便能及时处理。对身患顽症或绝症无良药可施用者,以及某些以自觉症状为主的慢性病病人或某些种类的神经症病人,配合医生做好使用安慰剂的工作,以达到减轻疾病症状甚至治愈疾病的目的。一些兴奋、睡眠困难的病人,尽可能使用心理学的方法帮助他们,不宜轻易给予镇静药,以防病人出现药物依赖。对于使用影响中枢神经系统功能药物的病人要密切关注他们的精神状况和行为,以免发生不良后果。

【经典阅读】

埃利斯所创建的理性情绪行为疗法可简写为"ABCDE",D即辩论,是该疗法的关键环节,是与非理性信念展开辩论的过程。在《拆除你的情绪地雷》一书中,埃利斯详细介绍了辩论的方法。

具体请查阅书籍:埃利斯.拆除你的情绪地雷.赵菁,译.北京:机械工业出版社,2016.

（黄丽、高岩、厉萍、谢琳）

内容介绍

第六章 一般心理健康

传统的生物医学模式转变为生物—心理—社会医学模式,健康的概念也随之从仅局限于躯体的一维观点发展到重视生理、心理和社会对健康的共同影响。作为护理人员,具备心理健康的一般知识尤为重要。本章主要介绍心理健康等相关基础概念,以及不同年龄人群的心理发展特点等。

通过本章的学习,主要达到:解释心理健康、心理障碍的概念;列举心理健康的主要标准;列举判断心理异常的主要标准;结合生活体验,列举不同年龄段的心理特点;形成适应性的心理健康观;主动觉察不健康心理。

第一节 概　　述

一、心理发展

（一）发展

发展(development)是指个体随年龄的增长,在相应环境的作用下整个反应活动不断地得到改造,日趋完善、复杂的过程;是一种体现在个体内部的连续、有序而又稳定的变化,表现在生理、心理和社会等方面。

发展首先表现为一系列的变化,并非所有的变化都可以称作发展,只有那些有顺序的、不可逆的、且能保持相当长时间的变化才属于发展。发展通常使个体产生更具有适应性、更具组织性、更高效和更复杂的行为。发展从生命的开始直到结束,终其一生,其中儿童、青少年时期的心身发展最为显著,也是最受关注的时期。

心理发展变化从开始到成熟都遵循着一些共同的模式,概括起来,心理发展的模式体现在如下几个方面:

1. 心理发展是有序进行的

正常儿童心理发展通常遵循着一个预知的模式,在毕生发展过程中,个体发展的速度有差别,但是发展的顺序和发展的方向不会改变。

2. 早期的发展意义大于后期

在个体心理发展历程中,当前的心理发展总要以旧有的心理发展作为基础。心理学家们普遍认为,人生历程的头十年是一生行为发展的基础(Geseu,1956)。

3. 心理发展既有连续性又有阶段性

关于儿童心理发展有两种观点:一种认为,儿童不过是成年人的缩影,其发展似乎只是数量上的变化;另一种认为,儿童心理发展是一个不断由量变到质变的过程,即连续性与阶段性的统一。心理发展到某一阶段时的确具有前一阶段所不具备的本质特点,也就是说心理发展有关键期;而某一阶段总是包含着前一发展阶段的痕迹,同时也隐含着下一发展阶段的萌芽。衡量个体心理发展最方便的时间单位是个体的年龄,心理发展的年龄特征就是儿童心理发展阶段性的具体表现,即在一定的社会和教育条件下,儿童在不同的年龄阶段中所表现出来的最一般的、本质的、典型的心理特征。

（二）毕生发展观

发展心理学(developmental psychology)是研究人类心理系统发生、发展的过程和个体心理与行为发生、发展的规律的科学。狭义的发展心理学是从个体研究的角度,探究个体从胚胎开始一直到衰老死亡的全过程中,心理是如何从低级水平向复杂的高级水平变化发展的。发展心理学家曾经认为,成熟意味着心身发育过程的完成,大约17～18岁时人类个体发育成熟,所以将研究的重点集中在这个时期,发展心理学家便仅仅以儿童为研究对象,发展心理学就几乎等同于儿童心理学。直到20世纪60年代后期开始,受系统科学方法论的影响以及现代社会逐渐向老龄化过渡,加之发展心理学本身研究范围的扩展,毕生发展观才逐步成为发展心理学中的主流趋势。

毕生发展心理学是关于从人出生到死亡的整个生命过程中行为的成长、稳定和变化规律的科学。其核心是假设个体心理和行为的发展并未停滞于成年期,而是扩展到了生命全过程。其过程是动态、多维度、多功能和非线性的,心理结构和功能在一生中都有获得、保持、转换和衰退的过程。

毕生发展观帮助我们更全面、更深刻地理解人的发展过程;不仅为成人之前的心理卫生工作提供具体指导,同时也为成年人调整心态、接受终身教育提供了理论支持。

根据个体生物、认知和社会性发展的水平与状况,可以把人一生的发展历程划分为三个大的时期——童年期、青少年期和成年期。

（三）心理社会发展阶段理论

对于人一生的心理发展,许多学者提出了不同的理论。作为弗洛伊德的后继者,埃里克森(Erikson EH,1902—1994)提出了著名的心理社会发展阶段理论(theory of psychosocial development stage),认为心理的发展受到生物、心理和社会三个方面因素的影响,并把人的一生从出生到死亡划分为八个互相联系的阶段。他认为,个体在每一个发展阶段都将面对一种主要心理冲突或危机,如果该阶段的心理冲突得到良好解决,即可促进某种积极品质的形成。

1. 婴儿期(0～1岁)

这一时期,婴儿所面临的主要心理冲突被认为是信任感(trust)对不信任感(mistrust)。如果孩子的进食需求、情感需求等均得到抚养者的较好满足,他们将信任依赖抚养者并发展出希望(hope)的品质。拥有希望品质的个体对未来充满希望,更容易信赖他人,更有勇气去拼搏。

2. 幼儿期(1～3岁)

这一时期,幼儿所面临的主要心理冲突被认为是自主感(autonomy)对羞怯感(shame)或怀疑感(doubt)。他们已经具备一定的言语能力,还能独立完成许多动作行为。更重要的是他们将学会去坚持和放弃,并发展出意志(will)的品质。这一阶段,父母需要规范孩子的行为,适度改变不良行为习惯。同时,父母还需给予孩子一定的选择权,让孩子选择、接受或放弃,给孩子们练习自我控制的机会。另外,在管教方式上,家长要特别注意过于激烈的管教常会妨碍幼儿心理的健康发展,很可能让孩子们产生较为强烈的害羞感或自我怀疑感。

3. 儿童早期(3~5 岁)

这一时期,儿童所面临的主要心理冲突被认为是主动感(initiative)对内疚感(guilt)。他们对世界充满了好奇心和探索欲。如果孩子们的探索欲望以及相应的探索行为得到来自父母或其他身边人的包容、鼓励或赞赏,他们将会更积极主动地去探知"为什么";反之,若遭到身边人的忽视或随意取笑,孩子们的内疚感油然而生。若孩子们的主动性明显超过了内疚感,他们就拥有了一种叫"目的"(purpose)的品质。

4. 儿童后期(6~12 岁)

学龄期儿童所面临的主要心理冲突被认为是勤奋感(industry)对自卑感(inferiority)。孩子们已有能力担负起更多的生活任务。同时,他们进入了学校,接受来自学校的培养和管理,肩负起越来越重的学业任务。若较好完成这些任务,得到来自他人的肯定与自我肯定,他们就会获得勤奋感;而若遭遇频繁的挫败,技不如人的自卑感就很可能随之而来。当勤奋感以绝对优势压过了自卑感时,他们信心十足,感受到拥有了掌控生活的强大力量,赢得了能力(competence)的品质。

5. 青少年期(12~18 岁)

这一时期,青少年们所面临的主要心理冲突被认为是自我同一感(identity)对角色混乱(role confusion)。自我同一性,可以将其简单理解为一种知道自己将要怎样生活的确定感。身体上的改变突然降临,新的社会要求不断提出,尚不成熟的青少年一时难以接受,心理波动往往较大,极易产生理想的我和现实的我之间的混乱感。比如,自己在别人眼中的形象,自己在社会集体中所占的情感位置等,都令青少年感到迷茫。如果这个过程顺利,他们就会形成一个新的自我同一感,并将获得忠诚(devotion)的品质。

6. 成年早期(18~25 岁)

这一时期,青年人所面临的主要心理冲突被认为是亲密感(intimacy)对孤独感(isolation)。青年们的生活从学习为中心转向社交为中心,如何与他人友好相处成了生活的重心。在社会交往中,与他人互相合作发展为朋友或同事,与某人情投意合成为爱人。在各种亲密关系的发展中,青年们将获得爱(love)的品质。

7. 成年中期(25~60 岁)

这一时期,成年人所面临的主要心理冲突被认为是繁殖感(generativity)对停滞感(stagnation)。度过了前六个时期,成年人步入成家立业的重要时段。在事业上,专业能力长足发展,职位职责职权逐步提升;在家庭生活中,与爱人共建小家庭,教养关爱子女,赡养孝顺父母;在社会生活方面,遵循法律法规,主动参与社会事务。成年人随着年龄的增长,在各个方面都承担起自己的权利与责任,良好地实施各类角色功能,将获得关心(care)的品质。

8. 成年晚期(60 岁及以上)

这一时期,老人所面临的主要心理冲突被认为是自我完满感(ego integrity)对绝望感(despair)。在心理发展的最后一个阶段,个体将面对一个个生理功能上的新变化,比如,体力上的减退、睡眠习惯的改变或记忆能力的衰退等。个体将从曾经如鱼得水的工作岗位中逐步退出。个体将要迎来新的角色，升级为外公外婆或爷爷奶奶。如何看待自己逝去的曾经以及如何面对当下是核心内容。如果老人能从漫漫人生长河中汲取经验，用睿智去积极迎接一个个新变化，重新安排好自己的老年生活，活到老学到老，与家人和睦相处，适度参与社会事务发挥余热等，那就获得了明智（wisdom）的品质。

二、心理健康

（一）健康的概念

在传统生物医学模式下，医学界习惯于把健康问题局限于躯体有无疾病，而忽略了人所处的社会环境和心理状态对健康的影响。随着人类对疾病与健康的认识水平的不断提高，对健康的含义也不断地修正，20世纪40年代世界卫生组织（WHO）成立时的宪章中就明确指出："健康乃是一种在身体上、心理上和社会适应功能上的完好状态，而不仅仅是没有疾病。"这是对健康的比较全面的认识，是整体健康观。整体健康观奠定了现代生物—心理—社会医学模式的基础。

（二）心理健康的概念

《简明不列颠百科全书》关于心理健康的描述是：心理健康（mental health）指个体心理在本身及环境条件许可范围所能达到的最佳状态，但不是指绝对的十全十美状态。

心理卫生（mental hygiene）是指用以维护和改进心理健康、预防和减少行为问题与精神疾病的种种原则和措施。

心理卫生包括一切旨在改进和保持上述状态的措施，诸如精神疾病的预防和康复、减轻充满冲突的世界所带来的精神压力，以及使人处于能按其身心潜能进行活动的健康水平等。

（三）心理健康的标准

关于心理健康的标准，到目前为止仍然没有一个全面而确定的表述，不同学派、不同专家从自身的社会背景和立场观点给心理健康标准的表述不完全相同。其中，影响比较大的是人本主义心理学家马斯洛和米特尔曼提出的心理健康的十条标准：有足够的自我安全感；能充分地了解自己，并对自己的能力作适当的评价；生活理想切合实际；不脱离周围现实环境；能保持人格的完整与和谐；善于从经验中学习；能保持良好的人际关系；能适度地发泄情绪和控制情绪；在符合集体要求的条件下，能有限度地发挥个性；在不违背社会规范的前提下，能恰当地满足个人的基本需求。

综合我国心理学界对心理健康标准的代表性观点，心理健康的主要标准如下：

（1）与现实环境保持良好的接触 正常者首先能有效地认识现实，包括从对客观现实的感知到正确地思考，偶尔也会误解周围的人与事。他们能客观地承认现实，耐受生活中的挫折或不幸的打击，以变化着的现实作为行动的出发点，无过度的幻想。

（2）能保持良好的人际关系 正常者能同周围大多数人形成和睦和令人满意的关系。他们对别人的情感敏感，不会为了满足自己的需要而苛求别人。他们重视团体的需要，接受团体的传统，并能控制为团体所不容的个人欲望和动机，因而易被团体接纳和受人欢迎。

（3）有自知之明 "人贵有自知之明"，心理正常者了解自己的动机与目的，对自己的能力有适当的估计。对个人违背社会规范、道德标准的欲望不作过分的否认或压抑。能作自我批评,但不过分苛责自己,也不过分夸耀自己。有切合实际的生活目的,从事实际而可能完成的工作。

(4)具有安全感和自尊心　对自己的言行及个人的成就感到能为周围人所接受,有自我价值感。在社交情景中能够自然地做出适当的反应,容易与别人友好地相处。缺乏安全感、无价值感、不被接纳和受到疏远都是异常人中普遍存在的情感。

(5)有自制力、保持个性　对从事的活动具有自信心,行动的决定是受个人意志控制的,而不是冲动的结果。能保持人格的完整与和谐。有独立的价值观和判别真、善、美的原则,不觉得自己有义务顺从他人的意见,也不过分寻求社会的赞许。能从经验中学习及顺应环境需要而改变自己,个人的价值观也能视社会标准的不同而改变。

(6)热爱生活,投入工作　正常人能将个人的能力拓展到工作活动中去,从中寻找自身的价值与生活的乐趣,致使他们热爱生活,更加投入工作,不必驱迫自己满足时代的要求。至于经常缺乏精力或易于疲劳,往往是由未解决的问题引起的心理紧张的症状,一旦问题获得解决,便能再度投入工作。

三、心理障碍

(一)心理障碍的概念

心理障碍(mental disorder)也叫精神障碍或变态心理,指心理与行为显著偏离正常,是以精神病性症状、社会功能下降或本人感到精神痛苦为特征的一组情况。

长期以来,许多学者都从不同的立场对心理障碍的形成原因与机理进行过深入的研究,形成了一系列理论观点或模式。

1. 医学模式

把心理障碍产生的原因归于躯体因素或生物学因素的解释被称为医学或生物学模式。医学模式认为心理障碍的产生与先天遗传、脑损害、生物化学物质代谢障碍以及个体素质特征等躯体生物学因素有关。

依据医学模式的观点,可以解释脑器质性精神障碍、躯体疾病伴发的精神障碍、感染和中毒所致的精神障碍等心理障碍的产生,并且在对这些心理障碍的治疗上,强调以物理、化学治疗手段为主的躯体治疗,而且取得了较大的成功。遗憾的是,这种模式只能解释全部心理障碍病例的 10%,而不能解释其他 90% 的病例,由此看来,该理论模式还有很大的局限性。

2. 心理动力学模式

以弗洛伊德为代表的学者,在人类历史上第一次系统地研究了人类的心理过程对心理障碍发生的影响,从心理动力学角度对多种类型心理障碍的成因进行了解释。心理动力学理论认为,异常行为发生于人格的各部分或各方面之间的"动力"斗争或冲突中,行为部分地取决于个体毫不觉察的心理冲突,如焦虑来自不受社会欢迎的冲动。动力学模式认为,治疗就应使病人意识到他的潜意识过程,并发展出一整套心理治疗技术。

3. 行为模式

行为主义理论认为,人的一切行为都是学习的产物,包括病态的行为,并且也可以通过学习的过程将其改变。

新行为主义学派认为，人的行为（包括病态的行为），都是操作性条件作用的结果，其中强化起到了关键的作用。

在社会学习论者看来，人的许多行为（包括病态的行为）都是模仿的结果。疑病色彩浓厚的父母，往往会造就对身体健康过分关注的孩子。生长在暴力倾向家庭中的孩子，也往往通过模仿机制成为品行障碍的问题儿童。许多研究发现，在母亲的恐惧与她的孩子的恐惧之间存在着高度的相关。

4. 认知心理模式

认知心理学强调，在外界的刺激诱发情绪和行为反应的过程中，认知因素起着十分重要的作用。正常健康的认知产生正常的情绪反应，不合理性认知产生异常的情绪反应。在发生情绪障碍的过程中，认知的歪曲是原发的，而情绪的障碍是继发的。从认知心理学的立场来看，由于个体的特殊人格特点，使有些人对外界的事物做出不现实的估计或认知，以致出现不合理、不恰当的反应，这种反应超过一定的限度和频度，便以心理障碍的形式表现出来。认知心理治疗家们曾经对神经症和抑郁症病人的认知特点做过详细的描述，并认为治疗这些心理障碍者的根本途径在于改变他们的认知。

5. 人本主义模式

人本主义心理学派认为，每个人都有与生俱来的自我实现的倾向，只是由于种种环境因素的干扰与阻碍，才会使得这些潜能得不到合理的发挥。心理障碍究其本源，不过是自我实现的潜能遭到压抑、发生扭曲的外在表现而已。当一个人的自我观念与外界的价值观发生严重冲突时，便会引起内心的焦虑，为缓解焦虑，就不得不动用心理防御机制，心理防御机制的应用必然限制思想与情感的自由表达，削弱自我实现，从而影响人的心理健康发展，这种状态的极端表现便是精神病。因此，在治疗上强调创造医患之间平等的关系和真诚、尊重、理解、畅所欲言的人际氛围，帮助病人恢复真实的自我，释放自我实现的潜能，使其人格向积极健康的方向发展。

6. 社会文化模式

社会文化模式强调社会文化环境在心理障碍中的病因作用，认为心理障碍可能与生活的社会文化环境有关。每个人终将属于不同的社会团体，并沐浴在特定的人际关系下，因此每个个体都以自己独特的方式参与到社会文化环境中去。由于这种参与方式的差异，每个人的成长环境都是独一无二的。不同的社会文化环境塑造个体，形成一系列适应该环境的特定的社会角色。各种社会团体都允许其成员在一定程度上偏离其角色，当个体的社会角色发生冲突或不能在所属团体中发挥满意作用时，健康的人格发展就会受到损害而发生异常。此外，社会生活中的重大变动，城市生活环境和各种社会问题的影响都会增加心理障碍出现的可能性，容易产生行为异常。在治疗上，社会文化模式论者主张对心理障碍者的治疗应从只集中注意病人本身，转移到整个社会方面去，诸如国外的社区精神卫生以及国内的精神病三级防治网等统筹安排和管理体系，即是将防治的重点放在整个社会层面的一种举措。

以上六种理论模式基本代表了当前关于心理障碍研究的主要理论倾向。可以说，没有哪一种理论模式能对心理障碍的成因给出一个圆满的解释。随着人类对心理障碍研究的深入，人们发现，心理障碍的发生通常是多种因素交互作用的结果。因此，折中或综合的模式，即主张将生物、心理、社会因素整合为一体的见解，为越来越多的研究者所接受。只有这种综合的模式才有可能对心理障碍的成因给出一个相对合理的解释,对心理障碍的治疗才可能提出更加全面的治疗方案。

（二）心理正常与异常的判定

准确判定个体心理是否异常的前提,是对人类正常、健康心理特征的客观认识。法国实验心理学家 Dumas 认为:心理的正常与异常是在一个连续体上的不同位置,即心理的正常与异常之间并没有严格的界限,从心理健康到心理异常恰好是一个从量变到质变的过程。

判断来访者的心理或行为是否正常是临床心理工作者经常面对的一项任务。临床心理学家通常综合采用以下标准或尺度来判定:

1. 经验的标准

经验指两个方面。其一是指病人自己的主观经验,他们感到精神痛苦、没有明显原因的不适感或不能适当控制自己的行为,因而寻求医生的帮助。病人主观的痛苦体验往往成为医生判定病人是否异常的依据。但是,精神病病人常常否认自己是"不正常",然而这种违背客观的否认恰好是其行为异常的最好证明。

其二是指观察者根据自身经验作为出发点或参照点,根据自己的生活经验去衡量对方心理的正常与否。凡是与自己主观经验不同者都可能被视为异常或病态。如果观察者自己的心理并不健康或生活阅历局限,判断错误的可能性就会很大。

2. 社会的标准

以个人的行为是否符合社会标准来划分常态与变态。凡是符合社会规范、道德标准、价值观念等而为社会所接受者,即为正常,否则为异常。这种观念虽符合一般常识的看法,但不能作为普遍的原则应用,因为社会标准并不是一成不变的,而且此种标准又有地域性的限制。20 世纪 80 年代初,有的男青年因留长发、穿花衬衣被疑为异常,但后来便习以为常。我国旅店通常是将同性安排在一室,若在西方国家则可能被视为同性恋者。这就意味着异常的定义不能仅根据对某一社会形态的顺从性来考虑。

3. 生活的顺应标准

以个人对其环境顺应的优劣来划分常态与变态。顺应系指良好的适应过程及其效果。如果适应的后果无成效就称为顺应不良,严重者就成为适应障碍。按照这个标准,如果一种行为对个人或社会造成不良影响,那么它便是异常的。例如,步入大学生活的新生,因难以独立应付新生活而导致退学。一位男子酗酒、吸毒、自杀或制造事端。所有这些行为如果伴有精神痛苦和功能紊乱的话,都可被认为是异常。

4. 统计的标准

采用统计学上常态分布的概念来区分常态与变态。人类的许多心理特征在人群中呈常态分布,大多数人近于平均数而定为常态,只有极少数人偏于两极端而为变态。这种统计学标准由于应用心理测验,使提供的数据更为客观。但这种纯以数量为根据的观念也有其局限性,例如,我们不能说智力商数大于 130 的人是行为异常者,也不能将创造力极强的人视为变态。

5. 医学的标准

医学标准又称为症状和病因学标准。从医学的角度出发,用判断躯体疾病的方法来判断心理是否处于异常状态,即以是否存在症状和病因为依据,判断个体心理是否异常,或者依据是否存在病理解剖学或病理生理学的变化，判定心理是否异常。随着科学技术的进步，各种先进的诊断技术不断应用于临床，在很大程度上提高了病因和症状的判断水平。但是，由于心理异常原因的多元性，除了脑器质精神病、躯体疾病伴发的精神障碍、感染中毒所致的精神障碍等心理异常以外，对那些由于心理社会因素起主导作用的心理异常，这个标准就无能为力了，而这种情况下的心理异常却占绝大多数。因此，这个标准的应用范围比较局限和狭窄。

对于大多数心理障碍，还无法采用客观的手段去加以评估，只能从对行为的观察去进行判断，因此不同的观察者对同一对象的判断常常会得到不同结论。准确地判定一个人心理正常与否并不是一件容易的事情，即使是在专业领域也会发生判断错误，所以，给一个人下心理异常的结论，需要十分慎重。

（三）心理障碍的分类

由于对心理障碍理解的多维性和多层面性，以及与心理障碍有关的许多概念的时代变迁，对于心理障碍的分类一直是一个历史的发展变化过程，时至今日，尚未形成公认的分类方法。

20 世纪 60 年代初，世界卫生组织（WHO）为提高精神障碍诊断与分类水平，制定《国际疾病分类》（ICD），其原则是把病因与症状结合起来分类，截至目前已修订到第十一版，即 ICD-11，其中包括精神疾病的分类。

另外，由美国精神病学会编写的《精神疾病诊断和统计手册》（DSM），也是国际上影响较大的精神疾病分类体系，现在已经修订到了第五版，即 DSM-Ⅴ。

我国从 1995 年到 2000 年间，由精神病学家参考 ICD 和 DSM 分类体系，结合中国的实际建立了自己的心理障碍分类体系，即《中国精神疾病分类与诊断标准》，简称 CCMD，到 2001 年，已经发展到了第三版（CCMD-3），其具体内容包括十类，分别是：① 器质性精神障碍；② 精神活性物质或非成瘾物质所致精神障碍；③ 精神分裂症和其他精神病性精神障碍；④ 心境障碍（情感性精神障碍）；⑤ 癔症、严重应激障碍和适应障碍、神经症；⑥ 心理因素相关生理障碍；⑦ 人格障碍、习惯和冲动控制障碍和性心理障碍；⑧ 精神发育迟滞与童年和少年期心理发育障碍；⑨ 童年和少年期的多动障碍、品行障碍和情绪障碍；⑩ 其他精神障碍和心理卫生情况。

四、心理卫生的历史与现状

心理卫生，作为一种运动，有其漫长的历史过程。以 1908 年比尔斯（Beers C）所著《一颗失而复得的心》（*A Mind That Found Itself*）的出版为标志，心理卫生运动飞速发展起来。

比尔斯在得到各方面的赞助和鼓励后于 1908 年 5 月成立了康涅狄格州心理卫生协会。经比尔斯和同行们的继续努力，于 1909 年 2 月成立了美国全国心理卫生委员会。

1930 年 5 月 5 日，在美国华盛顿召开了第一届国际心理卫生大会，到会的有 53 个国家的 3042 名代表，中国也有代表参加。大会产生了国际心理卫生委员会，它的宗旨是：完全从事于慈善的、科学的、文艺的、教育的活动，尤其关心世界各国人民的心理健康的保持和增进对心理疾病、心理缺陷的研究、治疗和预防，以及全人类幸福的增进。

在 20 世纪 30 年代，在国际心理卫生运动日趋发展的影响之下，我国于 1936 年 4 月在南京正式成立了中国心理卫生协会。翌年,抗日战争爆发致使心理卫生工作被迫停顿。抗日战争胜利后,曾于1948年在南京召开过一次局部的心理卫生代表会议。其后,由于种种原因,直至1979年冬在天津召开的中国心理学会第三届代表大会上,许多与会者提出重建中国心理卫生协会的倡议。经过各有关方面的积极活动,中国心理卫生协会于1985年正式成立,随后成立了儿童心理卫生、青少年心理卫生、老年心理卫生、心身医学和特殊职业群体心理卫生等专业委员会,并开展学术活动。各省(区、市)地方和专业系统也纷纷组建心理卫生协会,开展活动。

第二次世界大战之后,心理卫生的发展趋势是逐渐将着眼点从对精神病的三级预防与治疗,转移到正常人的心理健康上,主张从个体生命萌发之始就要培养人健康的心理和完善的人格。

1961年,世界心理卫生联合会出版的《国际心理卫生展望》(*Mental Health in International Perspective*)中提出的任务是:"在生物学、心理学、医学、教育学和社会学等最广泛的方面,使居民的心理健康达到尽可能高的水平。"这一纲领远远超出精神病学的范围,是对原有纲领的重大修改。之所以有如此大的转变,与以下几点进展关系密切:

第一,生物医学的长足进步,为精神病、神经症的预防与治疗提供了生物学的和理化的手段。

第二,社会学和心理学的长足进步,提供了从心理、社会因素方面开展研究的途径。这种进步也为生物医学模式向生物—心理—社会医学模式的转化提供了科学依据。

第三,特别是生物—心理—社会医学模式的应运而生,表明了人们对疾病认识的不断深化。

第二节　各年龄段的心理发展与心理卫生

一、出生前后的心理发展与心理卫生

(一)孕妇要保持愉快的心境

我国古代早有孕期要"清心养性,避免七情所伤"之说。一些严谨的实验研究证明,母亲发怒、害怕或忧愁,会使内分泌腺尤其是肾上腺分泌出不同种类和不同数量的激素,使细胞和新陈代谢发生变化,血液成分也发生改变,这些新的化学物质被送到胎盘,使胎盘循环系统产生变化,由此影响胎儿的发育,并造成各种畸形胎儿的出生。所以孕妇要心胸开阔,理智地对待生活中遇到的烦恼,加强心理的自我调节,保持心理平衡。丈夫则要对怀孕的妻子备加关怀,尽可能为她营造一个轻松愉快的环境。

(二)科学地进行胎教

一般说来,7个月的胎儿就可以接受来自听觉、触觉以及视觉的刺激并做出反应,这是对胎儿进行"教育"的心理生理基础。有人据此提出两种直接训练胎儿的方法:一是对胎儿进行抚摸训练,做法是让孕妇平卧,腹壁放松,双手手指轻压腹部,胎儿受压后出现蠕动。经过这种训练的婴儿站立行走较早。但是有早期宫缩者禁用此法。二是对胎儿进行听觉刺激的训练,可以给胎儿放轻柔的乐曲,也可以通过胎教传声器经常向胎儿讲话。这种训练可以使胎儿出生后对音乐和人类语言刺激的敏感性增强。胎教以怀孕后 7 个月左右开始为宜。

（三）及时满足乳儿的生理需要

婴儿一生下来生命力极差,离不开成人对他的照顾。他们对自己的需要无能为力,只能通过哭叫来表达。母亲是第一位能理解乳儿这种表达并且给他及时帮助的人。母亲给他换尿布,给他乳汁,逗他玩耍,这使他逐渐感到母亲是这个世界上最可信赖的人,进而导致对周围人乃至世界的基本信任。相反,如果母亲或替代母亲的人对他的照顾反复无常或是不充分,他就会产生基本的不信任感,从而形成对周围人的恐惧和怀疑(艾里克森的观点)。所以,母亲或替代母亲的人,应该善于从孩子的哭声中发现他的需要,及时地给予满足,决不能因为孩子的哭闹而失去耐心。

（四）丰富环境刺激,增加社会性接触

心理学家的研究表明,老鼠、猫、狗等动物,如果在发展早期较多地受到刺激或经常受到摆弄,它们将在以后的测验中成为平庸中的佼佼者;通过对儿童的观察研究,人们也得出了类似的结论。所以有人提出,在一定限度内,儿童通过感官摄入头脑中的信息量的多少,与其智力的发展成正比。因此,父母要创造条件给乳儿以丰富的环境刺激。一些调查表明,收容所里的婴儿与家庭里抚养的婴儿相比,常表现出许多不同:他们哭得少,笑得也少,对事物毫无兴趣,孤僻冷漠,一幅冷冰冰的面相就好像失去了生命的火花。据分析,这是因为这些孩子缺乏社会性接触的缘故。所以,父母应尽可能多地与乳儿接触,并且尽可能提供乳儿与周围人接触的机会。

（五）让乳儿饱尝母爱

有人把物质营养、信息刺激和母爱称为儿童发展的三大营养,这不无道理。儿童从出生到 3 岁是生命过程中的重要阶段,母亲的爱抚对心理的健康发展至关重要。研究指出,如果 3 岁以前儿童被剥夺母爱,那么他日后的生理、心理以及社会适应性的发展均极迟缓,甚至导致异常。儿童对母爱的需要有人称之为皮肤饥饿,即必须以亲昵、拥抱、抚摸来得到满足。美国威斯康星大学的哈洛曾以恒河猴为对象进行了实验研究,证实了母爱的缺失会对幼猴的成长带来不可补救的损害。为使乳儿饱尝母爱,母亲应采取母乳喂养,在喂奶时也要一边喂奶一边对孩子微笑抚摸,平时也要多抱孩子,和他进行皮肤接触。有人认为,孩子抱惯了就放不下了,其实"放不下"正反映了他渴望母爱的需要。另外,孩子被抱起后,视野大大开阔,信息刺激量成倍增加,从而使其心智发展得到促进。

二、婴儿期的心理发展与心理卫生

（一）抓住言语发展关键期

3 岁以前是口头言语发展的关键期,这个时期的儿童不仅学说话的积极性高涨,而且也很容易获得口头言语表达能力。所以父母应不失时机地对孩子进行言语训练,让他们听儿歌,给他们讲故事,鼓励他们自由表达。交谈中成人说话一定要标准,并且要及时纠正他们不正确的表达。

（二）满足孩子求知的欲望

随着婴儿认知能力的发展，其好奇心越来越强，对自己不懂的事情总要问"为什么"，以至于有些儿童心理学家把这一发展阶段叫作诘问期。这恰好是增长他们知识的好时机，家长应有足够的耐心，尽可能每问必答，要用孩子能够理解的语言，满足他求知的欲求。

（三）正视孩子独立的愿望

处在第一反抗期的孩子常常显得不听话，表现为任性、违拗。有些父母不懂得这是儿童心理发展的必然历程，认为孩子是在跟自己作对，于是采用各种手段试图制服孩子的"倔劲"。这种做法不仅会扼杀孩子独立意识的萌芽，还可能给孩子造成精神上的创伤。

（四）注意培养孩子良好的习惯

虽然良好习惯的培养要贯穿儿童所有的发展阶段，但对于婴儿来说，这一工作显得尤为重要，因为许多习惯的形成都是从婴儿期开始的。这一时期要让孩子养成规律的生活习惯，引导他们不偏食，不挑食，爱清洁，养成合群开朗的性格。

三、幼儿期的心理发展与心理卫生

（一）重视游戏的功能

游戏是幼儿的主导活动，他们喜欢做游戏，也需要做游戏。游戏活动需要幼儿的思维、想象和创造，要求他们自觉遵守规则、团结合作、克服困难，所以在游戏过程中，幼儿的智力得到开发，性格得到塑造。也正是在与同伴的游戏过程中，他们才初步了解了社会规范，形成了一定的与人交往的能力，并且使他们的情感变得丰富起来。因此，成人应鼓励孩子多做游戏，并组织他们完成高质量的游戏。

（二）注意强化孩子的性别意识

幼儿期是性别角色获得阶段，所以在孩子的穿着打扮、言行举止上，应要求其与性别身份相一致，即要使男孩子像个男孩，女孩要有女孩子的行为特点。这对预防成年期的性变态心理具有重要意义。当前我国的幼儿园很少有男教师，小学中男教师也较少，所以父母对幼儿性别意识的强化显得更重要。

（三）摆正孩子在家庭中的地位

幼儿正处在个性形成的初期，家庭成员对他的态度、他在家庭中的地位、扮演的角色，都会对他的性格产生巨大的影响。关心幼小，喜欢孩子是人之常情，但是不少家庭往往把溺爱与疼爱混淆起来，把孩子摆在至高无上的地位，父母和四位老人（祖父母和外祖父母）围着一个孩子转，娇生惯养随其所欲。这样做，从眼前看来孩子高高兴兴，大人心情舒畅，但从心理卫生的角度来看，不利于孩子心理健康地发展，因为这样的环境容易使孩子形成自我中心、任性、无礼、自私、懦弱等不良性格特征，不利于其日后的社会适应。

（四）营造一个温暖和睦的家庭环境

儿童在发展成熟的过程中，大部分的时间是在家庭中度过的，因此可以说家庭是孩子的第一个学校，父母是孩子的第一位老师。在一个和睦的家庭中，人们之间敬老爱幼互相关心，这种和谐温暖的气氛能唤起孩子愉快的心境，而且还可以通过模仿机制，对其成年后的道德情操都会产生终身的影响。相反,有些家庭夫妻不和,拉着孩子盲目参战,把孩子夹在中间推来推去,弄得孩子无所适从,心里十分痛苦。当夫妻关系紧张到必须离婚的程度,对孩子的伤害就更大了。当前国内外许多研究表明,离异家庭的孩子其问题行为发生率远高于正常家庭的孩子,这是因为父母各自对孩子的影响都是对方所无法替代的。另外,离异家庭的子女易受人歧视,这使他们容易形成自卑、孤僻或富于攻击的性格。

（五）不要过分保护

父母对子女的过分保护,主要表现在两个方面:一是包办代替,二是控制。包办代替表现在父母不让自己的孩子做力所能及的事,不培养孩子独立生活的能力和技巧,而培养孩子对父母的依赖感。孩子已经可以自己吃饭了,父母却要喂他们,快上小学的年龄了,还让父母替他们穿衣服。这种包办代替的直接后果是,剥夺了孩子们在困难中锻炼成长的机会。控制是指父母对子女实行直接的尽可能完全的控制。孩子的活动范围被严格地限制在起居室内,或限于母亲的身旁,不让孩子与同伴游戏,唯恐被人欺侮或受到不良的影响,由此断绝了来自家庭外对孩子的一切影响。研究表明,长期受到过分保护的孩子,容易形成独立性差、缺乏自信、自我中心、神经质、性心理不成熟等不良的心理品质。

四、童年期的心理发展与心理卫生

（一）做好从幼儿园进入小学的衔接工作

孩子在幼儿园的生活学习规律与小学有很大的差别,所以就有一个衔接和适应的问题。为防止孩子发生适应困难,可在小学之前提前改变他们的饮食起居习惯,使之逐渐与学校的要求相适应,尤其要培养孩子求知的兴趣,令其向往学校生活。有些家长和教师缺乏这方面的常识,从而导致部分孩子不适应学校的生活,失去了入学前那种天真活泼的面貌,有些学生甚至形成了"两面人格",在家里和在学校判若两人,更有甚者发展成为"学校恐怖症"。

（二）注意非智力品质的培养

过去人们普遍认为,智力是儿童学习成绩的决定因素,但近十几年来,非智力因素与学习成绩的关系越来越受到专家们的重视。其实,学生之间智力水平并没有太大的差异,但非智力品质却是千差万别的。一个智力平平的学生可以因为其勤奋,对学习有浓厚的兴趣以及坚忍不拔的意志而获得好成绩,但非智力品质发展不良的孩子,即使其智商再高也不会取得好成绩。学生厌学常常从学习成绩下降开始,而厌学又是他们发生品行问题的直接原因。所以重视非智力品质的培养,在童年期具有十分重要的意义。

（三）对学生一视同仁

在应试教育模式尚未完全改变的今天,学生的考试成绩直接关系到教师的切身利益,所以不少老师只喜欢那些学习成绩好的学生,而讨厌学习成绩差的学生,这种不公平的待遇常使差生产生敌意、逆反、甚至攻击的心理,从而妨碍了他们心理的健康发展。因此,教师对待学生一定要一视同仁。

五、青少年期的心理发展与心理卫生

(一)科学的性教育

儿童进入青春期后,生殖系统迅速发育,第二性征也逐渐出现。男孩子身体变得魁伟,长出黑胡须,声调发生变化,开始遗精;女孩子乳房发育,声调变细,并且有月经来潮。这些生理变化虽然在生理卫生课中有所了解,但对他们来说毕竟是初次经历,难免感到惊讶、疑惑、害羞或不知所措。很多人担心自己不正常,但又不好意思问别人,有时这种顾虑会成为沉重的心理包袱。随着生理功能的日益成熟,性欲越发强烈,许多青少年(尤其是男孩)会出现手淫行为,而且男孩子遗精频繁。

社会上对手淫和遗精有着各种错误的认识,致使不少青少年因此而悔恨、自卑、忧心忡忡,这种心理困惑常常成为他们婚后性功能障碍的"祸根"。其实,现代医学研究已经证明,遗精是正常的生理现象,遗精和手淫的真正危害并不在于这些事实本身,而在于对这些事实的错误认识。有些学者认为,性的适应不良是使青少年性格改变、甚至导致犯罪的重要原因。所以,对青少年进行科学的性教育是十分必要的。当然,性教育并非只是性知识的传授,它也包括严肃的性道德教育。对于现代青年来说,重要的是要让他们认识到,性是人类的一种正常的生理功能,它不是什么神秘、可耻的事情;但同时也应该让他们知道,人不同于野兽,人的性行为必须遵守道德原则和社会规范的约束。

(二)尊重青少年独立的愿望

随着第二反抗期的到来,青少年具有强烈的独立愿望,不希望父母再把他们当作孩子来看待,希望父母能尊重自己的隐私,允许自己有点内心的秘密,对此家长和老师应因势利导施之以民主,切不可与孩子形成对抗的状态。日本学者诧摩武俊认为,心理反抗并非青少年心理发展的必然历程,如果父母讲民主明事理,把孩子当成自己的朋友看,就不会发生这种反抗现象。另外,青少年也应该认识到自己不成熟的一面,重视父母经验,从中吸取有益的成分,相信亲情是世界上最真的情感。

(三)善用同伴对孩子的影响

前已述及,对于青少年来说,同伴之间的相互作用远大于成年人对他们的影响。所以,青少年能形成怎样的人格品质,很大程度上取决于他们经常与什么样的人交往,应该说"近朱者赤,近墨者黑"的逻辑,在青少年身上体现得最为明显。因此,家长和老师要时刻注意孩子交往的情况,为他们创造良好的同伴交往条件,使他们在交往过程中受到积极的影响。

(四)引导青少年学会驾驭自己的情绪

在人的心理发展过程中,青少年期是情绪最不稳定的时期,他们可以为一点称心之事而得意忘形,也可以为一微不足道的小事而懊丧不已,甚至厌世轻生,情绪波动幅度极大,易出现极端化的倾向,他们还不善于用理智来控制自己的情绪。所以,学会有意识地调节和控制自己的情绪活动,建立正常的积极的情绪生活,做情绪的主人,就成了青少年心理卫生的一项重要任务。成人要引导他们学会用多维的、客观的、发展的观点去看待周围的事情,逐渐纠正他们偏激的认识,使他们的情绪趋向于成熟。

（五）树立正确的人生观

从健康心理学的立场来看，人应该有一种坚定的信念，因为它会使人面对困难百折不挠，陷入绝境而仍能看到希望。青少年正处在人生观定型的时期，父母和教师要适时引导，让他们树立起正确的人生观。

六、成年早期与成年中期的心理发展与心理卫生

（一）处理好择业问题

在成年期内，大多数人都要从事某种职业活动。从表面上看，职业是维持个人或家庭物质生活的必要条件，但深一层分析，职业或工作对人的最大意义，是使人获得生活的意义和生存的价值，给人以成就感，使人获得心理上的满足。所以，一个人从事什么样的职业，关系到其一生的幸福，当然也就与他的心理健康密切相关了。从健康心理学的立场来看，人应该选择自己喜欢做，又能做好的工作。

（二）处理好恋爱与婚姻问题

青少年期虽然有对两性的好奇、爱慕甚至求偶的表现，但由于社会风尚和法律的约束，除了一些落后的国家和地区外，真正的两性间的恋爱和婚姻过程，都是在成年早期开始的。

婚姻生活是成年人最基本的活动。婚姻是否幸福，直接影响到夫妻双方的生活质量和心理健康，间接影响到孩子的心理发展，所以，如何建立美满幸福的家庭，是成年期最大的心理卫生问题。感情因素是婚姻幸福的基础，所以婚前恋爱双方要有感情基础，婚后也切莫忘记感情的维护和培植，在生理和心理上都要相互关心理解，相互尊重。

（三）处理好角色的冲突

中年人扮演着多种社会角色，他们担负的责任远超过其他任何年龄段。在社会活动中，他们是生产活动的核心和组织者。由于他们有着较丰富的经验与良好的工作技能，使他们具有很强的影响力，他们联系着青年人和老人，已经走向事业顶峰，为实现自己的社会角色，许多中年人都辛勤地工作着；在家庭里，沉重的物质与精神负担压在中年人的肩上，他们"上有老，下有小"，年老多病的双亲需要他们照顾赡养，年幼的子女需要他们抚养教育。

在中年这个特定的发展时期，几十个角色一下子落于一身，而这些角色之间又常常发生矛盾冲突，所以许多中年人陷入力不从心、困惑、焦虑的境地。因此，中年期心理卫生的一条重要原则就是，放弃求全的观念，要知道"有一得必有一失"，"鱼和熊掌不可兼得"的道理，根据自己的价值取向和事物的轻重缓急，有序地扮演和放弃某些角色，切莫将自己的预期定得太高。

（四）平稳地步入老年

50岁前后，女性有非常明显的变化，卵巢萎缩，月经逐渐停止，性欲明显降低，记忆力下降，出现各种感觉上的不适，这是机体从发育成熟走向衰退的转折阶段，在医学上把它叫作更年期。男性的更年期比女性要晚到一些，并且变化没有女性那样明显。上述变化对大多数人来说是一个缓慢发展的过程，但在有些人身上，变化得较为突然，会出现自主神经系统功能紊乱的症状，如疑病、焦虑、抑郁，从而影响工作和家庭生活。

步入更年期后,首先,要认识到更年期是生命过程中的必然阶段,是不以个人意志为转移的自然规律。每一位进入更年期的人,尤其是妇女,都要有准备地迎接这一变化。其次,要正确对待症状,感到身体不适时,要及时求诊,发现疾病及时治疗。但是如果没有查出器质性疾病的存在,就要相信科学,顺其自然,把注意力转向外部世界。再次,周围的人应对处于更年期的人多一分理解,他们的敏感多疑、情绪不稳、唠叨多话是暂时的反应,切不可认为他们是借故生事而与其争吵,当事人自己也应该加强自知之明,提高自己行为的理性成分。

七、老年期的心理发展与心理卫生

(一) 尽快适应退休后的生活

工作对于多数人来说,不仅是谋生的手段,而且与他的社会地位、人际交往、自我价值等许多方面密切关联。所以,对于任何人来说,退休都是人生的一次巨大震动。一般说来,退休带来的心理变化要经历如下三个阶段:第一,矛盾期。不管退休是出于自愿还是无奈,临近退休时心情总是矛盾的,感到失意的占大多数。第二,适应期。刚退休时,从有明确的工作任务,每天有较多人际交往的社会环境,退到狭小的家庭圈子里,生活的内容和节奏都发生了很大的变化。这时,许多老人会产生烦躁抑郁的情绪,感到无所事事也无所适从。这是最困难、也是最痛苦的时期。闲散的生活虽然可以暂时给人以轻松,但是天长日久之后,带给人的却是寂寞和厌倦。国外有学者把这种状态称为"退休震荡"(retirement shock),若这种消极的情绪长期得不到化解,还会引起身体功能上的失调,此即所谓的"退休综合征"。一般说来,适应期需要一年左右。第三,稳定期。此时老人逐渐建立起了新的生活秩序。那么,怎样才能尽快适应退休后的生活呢?首先,每一位老人都应学会对生命现象的超然理解,要认识到新陈代谢是宇宙间最永恒的法则。在文明社会里,每一位从业者都有退休的那一天,自己不过是退休大军中的一员,没有理由不坦然地面对它。其次,老人在退休之前要对退休有充分的思想准备,提前做好退休后的生活安排,以便尽快有序地适应退休后的生活。

(二) 注意保健、防治疾病

老人由于身体功能的衰退,一般都患有这样或那样的疾病,或处在疾病的易感状态之中,而身体是否健康,又常会影响到心理的健康,所以注意身体保健,防治疾病是老年心理卫生的另一要点。老人对待自己的身体往往有两种态度:一种是不服老,意识不到自己已进入老年,仍和年轻时那样生活,不注意爱惜自己的身体,不重视防治疾病。另一种态度则是过分担心自己的身体,常常怀疑自己得了什么不治之症。其实,正确的态度是:既要服老又要不服老。"服老",就是要正视现实,不勉强从事超负荷的活动,承认自己年龄已高,要注意身体、重视预防保健;"不服老",就是人老心不老,能勇敢地面对身体的衰老和疾病,自信地去调节自己的生活。

(三) 乐观豁达

人到老年会失去昔日的地位和权力,身体一年不如一年,子女长大离家而走,同辈亲友相继离世,这些事实难免造成老人的悲观失望。老人应学会豁达地对待这一切,要认识到这些经历是任何一个老人都无法回避的,要学会情绪的自我调整,泰然地对待生活上的各种变故。

（四）生命不息、活动不止

这里所说的活动是指广义的活动，包括家务劳动、生产劳动、体育锻炼、脑力劳动以及钓鱼、养花、集邮、旅游、练字、绘画、跳舞等各种娱乐活动。很多长寿老人的经验证明，丰富多彩的活动可以增添老人的生活乐趣，唤起积极的情绪体验，促进新陈代谢，增加他们的社会接触。

（五）互敬互让、家庭和睦

家庭是退休后老人生活的主要场所，家庭是否和睦直接关系到老人的精神状态和生活质量。老年父母能否与子女和睦相处，取决于双方的努力程度。首先，年轻的子女应该理解老人一生的坎坷，不能忘记他们对自己的养育，尽己所能关心、体贴照顾他们，让父母安度晚年，同时也为自己的子女树立起了敬老的榜样；老年父母应尽可能不干预儿女的生活琐事，宽大为怀、忍让为先，如果身体允许，适当参加一些家务劳动，协助儿女照顾孙辈的学习和生活。老年父母与年轻子女之间，只有互敬互爱，才能真正取得家庭的和睦。

【经典阅读】

在 1950 年出版的《童年与社会》一书中，埃里克森首次明确提出了心理发展的八个阶段。之后，埃里克森陆续撰写了一系列相关著作。1986 年，年过八旬的埃里克森和他的妻子以及克福尼克三人合著了《整合与完满：埃里克森论老年》，其第二章向我们展示了成年晚期的生活世界和心理发展特点。

具体请查阅中文译本：埃里克森 E H，埃里克森 J M，克福尼克. 整合与完满：埃里克森论老年[M]. 王大华，刘彩梅，译. 北京：中国人民大学出版社，2021.

（高岩、王佳珺）

内容简介

第七章　临床心理健康

在临床情景下,服务对象通常是患病的人。患病,通常意味着机体出现了生理功能的损害或组织器官的器质性病变。患病的人,则被"赋予"了主观病感,心理和社会功能状态随之变化。如古希腊希波克拉底所言:"了解什么样的人得了病,比了解一个人得了什么病更重要。"在临床护理工作中,理应依据护理对象的个性特点以及心理变化等灵活调整沟通交流的方法和护理工作的进程。而负有优质护理责任的护士群体,自身良好的心理弹性、情绪管理能力等心理素质,不仅是职业认同和事业发展的保障,更时刻助力护理对象的心身适应。

通过本章的学习,主要达到:列举病人的心理变化特点,识别病人的角色适应问题、优势需要,以及常见情绪反应等;列举重症病人、临终病人、手术病人的心理变化特点,识别病人的常见心理反应;列举良好的职业心理素质;列举职业倦怠的主要表现。

第一节　病人的基本心理特点

一、病人的角色变化

随着健康和疾病概念的转变,健康不仅是没有躯体疾病,而是身体、心理和社会功能同时处在和谐状态。健康的实质是机体内环境的相对稳定、心身统一以及人与自然和社会环境的和谐。患有各种躯体疾病包括生理障碍、心身障碍或精神性疾病的个体,不论求医与否,均称为病人。尽管人的职业、地位、信仰、生活习惯、文化程度各异,所患疾病和病情也不尽相同,但病人角色相同。因此,深入研究病人角色变化过程和规律,并针对不同时期、不同角色特征采取恰当的心理护理措施是非常重要的。

（一）病人角色的概念

角色(role)是借用舞台表演艺术的用语,本意是指在戏剧表演中,演员在舞台上的言谈举止要符合所扮演者的身份和社会地位。"角色"一词比较形象地反映了行动中人与人的关系,是社会行为和社会规范的具体体现。病人角色(sick role)又称病人身份,指被医生和社会确认的患病者应具有的心理活动和行为模式。当一个人患病后,便会受到不同的对待,人们期待他有与病人身份相应的心理和行为,即担负起病人角色。

（二）病人的角色特征

1951年,美国社会学家帕森斯(Parsons T)提出了病人的四种角色特征。

(1) 免除或部分免除社会职责　免除职责的程度根据病人疾病的严重程度不同而异。例如,急危重症病人可在较大程度上免除父亲、工人、丈夫等角色职责。

(2) 不必对疾病负责　病原微生物侵入机体不是病人所愿意的,同时患病后病人不能靠主观意愿治愈,而只能处于一种需要得到帮助的状态。所以,不应责怪病人为什么得病,而应尽可能地使他从患病状态中解脱出来,恢复原来的健康状态。

(3) 寻求帮助 寻求医疗、护理帮助和情感支持。

(4) 恢复健康的义务 病人自身也需要为健康而努力。例如,配合医疗、护理工作,适宜的锻炼,以加速康复。

诸多学者对帕森斯的"病人角色"进行了某种程度的补充和润色。如 Frederson 认为应主要从两个方面来分析社会认定的"病人角色"内涵。一方面是个体疾病表现的严重程度,如果疾病很轻,社会只期望病人暂时或不离开他通常的角色,如感冒,这种情况通常不产生新的特定角色。如果疾病很严重,如心肌梗死,社会就要求病人进入新的特定角色,即病人角色。另一方面,Frederson 对进入病人角色的个体又从个体进入新角色后应承担的义务或获益来进一步分型。第一型叫条件性获益,如肺炎病人被允许暂时免除角色责任和义务,但要以努力去恢复原有角色为条件,相当于帕森斯的"病人角色";第二型叫非条件性获益,如癌症病人患了无康复希望的疾病后,这种个体被无条件地永久性地免除正常责任与义务,相当于慢性病人或濒死病人角色;第三种类型叫有耻辱性的获益,如成瘾病人或精神病病人,虽然病后可免除某些正常责任与义务,但须承担社会带来的某些不公正的歧视与耻辱。

作为社会角色,一种特殊类型的病人角色,也具有一定的社会规范性。病人脱离了他们平时生活和工作中不同社会角色的责任和义务,改变了他们以往的社会行为。对于这种解脱社会义务的状况,病人是无责任的。但作为社会人的病人有责任和义务尽快康复,重返社会,承担起原有的正常人的社会角色。因此,病人应该求助于正规医疗部门的帮助,积极配合医疗护理工作,尽快康复。

(三) 病人角色转变

角色转变(transition of role)是指个体承担并发展一个新角色的过程。当个体被诊断患有某种疾病时,原来已有的心理和行为模式以及社会对他的期望和责任都随之发生了相应的变化。

1. 病人角色转变的影响因素

角色转变是一个失去原来的社会心理平衡达到新的社会心理平衡的艰巨的适应过程,对病人来说,适应这个角色转变是很不容易的。影响病人角色转变的因素很多,主要有三方面:其一,个人情况,指病人的年龄、性别、文化程度、职业、医学常识水平等。其二,疾病情况,指所患疾病的性质、严重程度、病程发展、疗效等。其三,医疗机构情况,指医护人员的水平、态度、医疗环境等。

2.常见角色转变类型

通常病人角色转变有以下几种类型:

(1) 角色适应 病人基本上已与病人角色的"指定心理活动和行为模式"相符合。表现为比较冷静、客观地面对现实,关注自身的疾病,遵行医嘱,主动采取必要的措施减轻病痛。病人角色适应的结果有利于疾病的康复。

(2) 角色缺如 没有病人角色的"指定心理活动和行为模式",多发生在常态角色向病人角色转化时,或发生在疾病突然加重时。表现为意识不到有病,或否认病情的严重程度,其原因是病人不能接受现实而采用否认心理。有时,那些自信心强、自认为能把握自己的人不愿意扮演病人角色;有时疾病会影响就业、入学或婚姻等,使病人处于某种现实矛盾中而不愿承担病人角色。所以护理人员对这类病人要多介绍一些有关的医学知识,使其正视疾病,尽快进入角色。工作中不要过分强调诊断的结果,也不要让病人相信什么,只是遵循科学的治疗原则,促进病人的康复。

(3)角色冲突　这是指个体在适应病人角色过程中与其病前的各种角色发生心理冲突,使病人焦虑不安、烦恼,甚至痛苦。人在社会上总是充当多种社会角色的,患病意味着要从正常的社会角色向病人角色转化。当某种非病人角色强度超过求医动机时,病人就容易发生心理冲突。非病人角色的重要性、紧迫性以及个性特征等因素会影响心理冲突的激烈程度,使病人难以进入病人角色。

(4)角色恐惧　病人对疾病缺乏正确的认识,表现为过多考虑疾病的后果,对自身健康过度悲观而无法摆脱,产生焦虑和恐惧,导致"病急乱求医、滥用药"或拒绝就医的行为。因此,护理人员要对这些病人进行心平气和的、有目的的心理护理和药物治疗护理,同时,耐心地讲解疾病知识,必要时用各种方法来驱逐焦虑和恐惧,如护士应主动给病人以帮助,细心地倾听他们的不满,满足其需要,尽可能地排除不良刺激,等等。

(5)角色强化　角色强化多发生在由病人角色向常态角色转化时。由于适应了病人的生活,产生了对疾病的习惯心理,即按时打针、吃药,按医嘱办事成了自己的行为模式。虽然躯体疾病已康复,但病人的依赖性加强和自信心减弱,心理上产生了"衰弱感",对自己的能力表示怀疑,对承担原来的社会角色恐慌不安,安心于已适应的病人生活模式,不愿重返原来的生活环境。

(6)角色减退　已进入角色的病人,由于强烈的感情需要,或因环境、家庭、工作等因素,或由于正常社会角色的责任、义务的吸引,可使病人角色行为减退。此时,病人不顾病情而从事力所不及的活动,表现出对伤病的考虑不充分或不重视,从而影响疾病的治疗。例如,一位患高血压病住院治疗的老先生,得知患癌症的老伴想吃水果,于是就偷偷跑出医院买苹果送到家中,结果因劳累而使病情加重。这就是丈夫角色冲击了病人角色,造成病人角色减退的表现。

了解影响角色转变过程的因素,有助于尽早地适应病人角色,有助于使病人以积极的心理状态和行为方式配合治疗护理,有助于医疗服务部门顺利地开展卫生保健服务,控制和减少疾病对社会的影响。同时对于以上各种病人角色变化,护理人员要予以重视,勿使医疗、护理、关怀、安抚等行为成为不利于病人角色承担的负面因素。护理人员在对病人进行治疗护理的同时,要注意创造条件促使病人角色转化,随着疾病的好转、康复,要使病人从心理上逐步摆脱这种角色,恢复其应当承担的社会角色。

二、病人的需要

人类在健康时往往是自己去满足需要。在健康发生问题时,就无法按照通常的方式满足需要,医护人员的职责之一就是帮助这些人满足基本需要。因此,了解病人的需要乃是医护人员的一项基本技能,而且不仅关注生存的需要,还要了解病人的高层次需要。

(一)患病期间的生存需要

饮食、呼吸、排泄、睡眠、躯体舒适等生存需要在身体健康时完全自动化,很少被特别关注。一旦患病,这些基本生存需要的满足受到障碍或威胁,例如,吞咽障碍病人对食物的需要,呼吸困难病人对呼出二氧化碳、吸入氧的需要等,不仅直接影响生理功能,对情绪也有极大影响。疾病急性期,机体缺氧、疼痛,重要脏器功能失调常是危及生命且需要在第一时间内解决的问题。所以,我们首先建立静脉通道,遵医嘱给予相关药物、给氧及止痛,以保证病人生命的延续。在尊重病人爱好的基础上,根据病情需要,给予治疗饮食,如冠心病病人,给予低盐低脂饮食,对急性胰腺炎病人,则予以禁食等。因用力排便会加重心脏负担,故应保持大便通畅,必要时给予缓泻剂或低压清洁灌肠。病情危重时,宜卧床休息,防止病情加重。待病情好转后开展渐进性的活动以利病情恢复及生活的适应。

（二）患病期间的刺激需要

感觉剥夺实验表明,寻求新鲜感,探索和动手操作等需要也是人类不可缺少的。患病时满足这些需求的条件受到限制,可导致病人厌烦和抑郁,如果长期卧床,缺少活动,其影响可能更大。

在现代社会中,瞬息万变的信息对个体身心发展有着重要影响,同样也对病人的疾病治疗和康复具有重要的导向作用。但病人对信息的需要,更集中地反映在他们对有关自身疾病范围信息的关注。特别是病人进入医院,完全改变了自己的生活规律和特定的习惯,急需了解新环境中的新信息。他们不仅需要知道医院的各种规章制度、治疗设备及水平情况,还急于知道疾病的诊断、治疗、护理、愈后等信息;有些病人对院外的其他有关信息也急想获得,如家庭、工作单位的某些情况、医疗费用的支付问题等。提供适当的信息不仅可以消除病人的疑虑,还可避免他们产生消极情绪反应。如果病人得不到诸如诊断、治疗、护理、康复等有关信息,病人就会感到茫然和焦虑。因此,护理人员同病人要进行良好交流,这样必然增加信息量,也会增加病人对护理人员、对医院的信任,从而为顺利地开展治疗护理奠定良好的基础。

病人住院后,其生活限于一个狭小的范围内,个人感兴趣的事情都不同程度地减少。这样病人就会感到无事可干、度日如年。面对这样的情况,护理人员根据医院及病人的主客观条件,安排适当的活动和有一定新鲜感的刺激,是非常必要的。

（三）患病期间的安全感需要

许多疾病本身就是对安全需要的威胁。但患病时,日常有规律的生活秩序受到干扰,更会使病人有不安全感,常体验到深深的孤独,热切期盼亲人的呵护。住院期间,病人可能会产生一种下意识的期望医护人员具有通晓一切的超人力量。丧失安全感常使病人害怕独处,唯恐发生什么意外,害怕误诊、害怕痛苦的检查和手术,害怕护士用错药、输错液体。病人的这些心理反应,应当引起护理人员的重视。因此,护理人员必须有严谨、有序的工作态度,高超的护理水平,应避免任何一个可能影响病人安全感的行为,对任何诊断、治疗、护理措施,都要尽量与病人沟通,耐心说明解释,以减少疑虑和恐惧。护理人员亲切的关怀,尊重照顾他们的需要。当病人感到护理人员在用最好的、最正确的方法全力地护理他时,便会增加安全感和希望,从而焦虑减少了,情绪也稳定了,就会充满信心地主动配合护理人员的治疗和护理。

（四）患病期间的爱与归属需要

爱与归属的需要,不仅是指男女之爱,还包含情感,关怀、仁慈、亲密以及理解等,缺少了会造成不愉快的情绪。患病时这类需要不仅不消失,甚至更为强化,尤其是安全感得到保证时,这种情感的需要会油然而生。病前人们是生活在熟悉的群体中,患病住院后进入陌生环境,归属的需要就特别迫切。护士应及时予以心理疏导,使其顺利进入病人角色,安心养病;

建立探陪制度,允许病人最亲近的人员陪伴,让病人充分感受到家庭的温暖,产生被爱与归属感。护理人员应尽可能多地接触病人,主动交谈、互相结识,这样既便于护理工作,又满足了病人的心理需要,护理人员也要把新住院的病人介绍给同室的其他病人。这些都有助于病人形成和保持积极的心理状态,使病人感到这是一所信得过的医院,面对的是信得过的护理人员。

(五)患病期间的尊重需要

人在受到爱、关注等情感的满足后就会增强自尊的需要。疾病会干扰尊重需要的满足。病人可能体会不到对人或己的价值,常感到在生活中"落后",成为别人的负担或累赘。在现今社会中,身体健康常成为被他人或自己看重的一种财富,患病常使自尊心降低,因而对尊重需要会强于健康人。

自尊是一个人对自己主观的感受,也是对自我价值的一种衡量。生病时,由于个人暂时性或永久性地丧失了某种功能,导致身体心像的改变,常会造成病人自尊的降低,严重者甚至陷入忧郁的状态。病人对自我的感受在此时需要做重新的调整,以维护个人的自尊。病人由自恋性的补偿中,给自己正向的加强以提高自尊的方式,在此时可能很难应用,护理人员从与病人的互动中给予支持、鼓励与赞许,即成为病人维持自尊的必要途径。面对一个因疼痛而哭泣的男病人,如果护理人员的反应是:"大男人还哇哇地哭!"只会使病人微弱的自尊受到更多的伤害,相反地,如果反应为"你很坚强"或"你很努力"倒更能维持病人濒于崩溃的自尊。

从病人心理上考虑,有些病人认为赢得更多尊重,可获取护理人员更多的重视,从而可得到更多的关怀和更好的治疗。病人往往表现出自己的社会身份,与护理人员亲切地交流感情,以期得到良好的或破格的对待。而那些内向又不善于交往的病人,则希望能得到一视同仁的对待。护理人员必须以高尚的医德行为,亲切和蔼的态度,高超的技术以保证实现病人的权利与义务。因此,护理人员对待每一个病人必须亲切而有礼貌,不要直呼床号,而要称呼姓名,不要被动冷淡,而要主动热情,不要有亲有疏,而要合理公平;否则,会影响病人的治疗信心,也会对护理人员产生不信任感。

(六)患病时的自我成就需要

患病时最难以满足的就是自我成就的需要。这种需要是指:① 表达个人的个性;② 发展个人的能力。患病使人感到力不从心,因为病人常要依赖他人照顾自己,而自我成就既需精力又需体力。有些意外事故致残者,其自我成就需要受挫更严重。

Orem自理理论强调病人的自理能力。人是具有学习和发展能力的,而人的自理能力正是通过学习和发展得到的,护理是帮助病人满足自理需求、恢复和提高其自理能力、保持健康的服务行为。护士的任务在于增进病人自理的主观能力。护士结合病人可能达到的自主程度给予知识和技术上的指导,逐步促进病人的自理能力,提高病人参与自立的积极性,满足其自尊和自我实现的需要。

三、病人的心理反应

(一)病人心理的主要影响因素

1. 认知因素

病人的认识特点一定程度上决定各种心理反应的程度和内容。有的人对严重威胁生命的疾病信息不敏感,因而其心理反应可不明显;相反,有的人对轻微的疾病,都可因误信江湖庸医或偏听周围人讹传而严重地高估预后的严重性,致使终日惶惶不安,表现出强烈的心理反应。病人对疾病信息的认识差异与个人知识、社会环境、文化素质及个性心理特征等相关。例如敏感者,对轻微的疾病都经常去求医;而对疾病信息不敏感、耐受性强的人,往往会贻误早期诊断和治疗的机会。

病人对疾病信息的认识不同,可产生不同内容的心理反应。例如,当疾病使人受损时,如可能影响升学、就业、晋升、婚姻的时候,部分病人可出现讳疾忌医的情况。与此相反,如疾病能使病人获得"继发性获益"(secondary gain),如摆脱责任、减轻债务、获得同情、受到亲友照顾、得到公费医疗或营养补贴等,则个别病人会出现不愿出院的情况。这些人听到自己有病时会暗自庆幸,特别是无致命的伤残,如工伤、交通事故和斗殴致伤等,由单位或肇事的对方负担赔偿病人全部损伤时,易出现夸大病情或迁延不愈的"赔偿性神经症"等情况。

另外,有些人存在不同程度的侥幸心理,其心理基础是否认机制。例如,患病初期不少人迟迟不愿进入病人角色,特别是对疾病信息不敏感、耐受性强的病人侥幸心理更严重,总希望医生的诊断是错误的。有些已经明确诊断的病人也往往存在侥幸的心理,一方面是对自己所患疾病的诊断半信半疑,不按医嘱办事,另一方面是缺乏医学知识和科学态度,按自己的主观意愿行事而贻误病情。

2. 个性因素

不同的人对疾病的敏感性与耐受性不同。有的人病情轻微,却小病大治,无病呻吟;有的人身患重疾,却能泰然处之,但可能延误治疗。这首先与不同的个性有关,如坚强、灵活性好、充满活力的个性,遇病可以很好地面对现实,适应它,平衡期望与绝望,找到生命的意义与目的;常常善于从坏事中看到好的一面,保持着自尊心,抵制着无助与无望感的侵入,积极参与治疗。而性格不良的人则常常很难适应患病这一应激,如不安,易冲动,对预后有不现实的过高期望,干扰医生护士的治疗和护理,以致影响疗效。表 7-1 列出了一些不良的性格类型对疾病的不同心理反应与干预方法。

表 7-1　几种不良个性特征与患严重躯体疾病后心理反应的关系

性格类型	心理行为特点	对疾病或应激的反应	可能的干预方法
依赖型	渴望被人关注;迫切需要别人无时不在的照顾;常反复要求得到被照顾的保证	害怕被遗弃,无助;焦虑增加,导致求助的要求增加	告诉病人可得到尽可能完全的照顾;对无法照顾之处给予病人尽可能合理的解释;尽可能满足病人的要求
强迫型	过分拘泥于细节;谨慎地表达情绪、痛苦、恐惧;犹豫不决,易焦虑	认为疾病会威胁自控力;内控制力下降,表现为模棱两可,焦虑	给予病人客观、充分的有关疾病的信息;帮助病人控制焦虑;与病人一起参与制订治疗计划(如控制饮食、运动等)
戏剧型（癔症样）	轻诺寡信,好交友,易形成性关系;常用否认、回避、压抑或"忘却"来对待焦虑;感情多变,行为戏剧化;可能有恐怖症状	疾病被体验为一次女性化或男性化的侵袭	欣赏其吸引力;如果焦虑很重,可给予一般性的保证（非详细的）;让病人参与讨论担心的问题

续　表

性格类型	心理行为特点	对疾病或应激的反应	可能的干预方法
自我牺牲型 （martyr like）	有反复患病史；有坚定的自我牺牲性；自觉不被人欣赏	认为患病是一种理应有的惩罚；依从性减少	欣赏病人所承担的困难；不表示同情与安慰；告诉病人现有的治疗也有利于别人
偏执型	敏感，多疑；固执；常与"迫害者"争吵	认为患病是来源于外界的迫害；治疗过程也多疑，可能认为是有意伤害	向病人详细告知治疗护理过程；耐心倾听病人主诉；承认患病与住院是一件痛苦的事
自恋型 （narcissistic）	很难求助或接受帮助；强制自己表现得坚强，适应性强；担心自己会依赖他人	认为患病对自己是一场考验；努力表现出自己的耐受力（如过度运动）和独立性（如不遵医嘱）	让病人积极参与治疗过程；承认病人的耐受力
孤僻型（aloof）或分裂型 （schizoid）	离群，不关心周围事物；工作与生活尽可能不与人打交道	认为患病是一种对生活的严重干扰；可能病后更离群，孤僻	尊重病人的离群索居行为；给予热情的照顾

3. 社会文化因素

每个人都有自己的文化背景，生活在由特定社会习俗、价值观念和信仰所组成的文化环境中，一旦他们接受和运用这样的文化，那么与这一特定文化一致的价值取向和行为表现及处理各种事物的态度就形成了，从而影响个体对健康与疾病概念的认识和求医方式，对待心理、生理、社会压力的行为反应及适应方式也不同。

如东南亚和中国人患病后信仰中医、中药、针灸治疗；日本人信奉中医阴、阳、五行学说；而生长在美国阿伯接契地区的人们，以"宿命论"来对待健康问题，一般情况下是不去求医的。护士同样是社会的一员，具有自己特有的文化模式。在护理实践中，要注意了解服务对象的文化模式特点，对健康与疾病的观念、求医态度、生活习惯及传统治理方法等与科学的生物—心理—社会模式进行比较，发现护理服务的异同，提供满意的护理服务。

由于不同的人拥有不同的文化模式，对疼痛表现出的反应也不同。如英国绅士对疼痛采取忍受的态度，保持镇静，决不允许大喊大叫，而意大利人认为疼痛影响他的康宁和正常的生理活动，必须立即解除疼痛。由此，护理人员在观察疼痛时，要注意个体文化差异、各自对待疼痛采取的态度，以正确判断疼痛的程度和病情变化。

文化价值冲突在现代社会较为普遍。这种冲突可以产生压力，适应不良往往可给人带来一系列的健康问题。如大多西方国家，孩子自幼时家庭和社会就培养独立生活、主动和自觉学习的能力，表现出很强的独立性、竞争性。这些孩子易出现的文化价值冲突是：固执己见，以自我为中心，爱和被爱、被照顾冲突等。而我国有些年轻父母"望子成龙"，学校教师追求升学率，部分孩子承受不了，表现出焦虑、恐惧、抑郁等，从行为上表现出反抗、不服从、逃学等。

病人因病住院，从家庭的熟悉环境来到医院陌生的病房文化环境，造成病人不适应而出现精神紧张综合征（即文化休克），表现为生物、心理、情绪三方面的反应，常见的症状有焦虑、恐惧、沮丧、绝望等。护士是帮助病人减轻和解除文化休克的最重要成员，应积极有效地实施护理。

（1）做好入院介绍，使服务对象尽快了解病室环境、医院制度、工作人员、设备等，加快对环境的适应。

（2）用通俗易懂的语言与服务对象交谈，对某些诊断、治疗名称、医院用语、医学术语作必要的解释。

（3）建立良好的护患关系，正确理解病人的要求，尽早识别文化休克的表现，采取有效的措施满足其要求。

（4）尊重服务对象，用服务对象习惯的称呼呼唤，尊重服务对象的风俗习惯和宗教信仰。

（5）提供良好的健康教育，如手术前指导、操作前指导、出院前教育等。

随着社会的发展，不同民族文化的人的交流增多，导致多元文化现象的出现。多元文化渗透到护理专业之中而导致多元文化护理的产生。多元文化护理是护理人员按照不同人的世界观、价值观，不同民族的宗教、信仰、生活习惯等，分层次采取不同的护理方式，满足不同文化的人的健康需要。多元文化护理是社会进步的产物，在实际护理工作中，如何提供多元文化护理是值得研究的课题。

（二）病人的常见心理反应

健康人的心理活动主要是适应社会生活，提高社会功能，而疾病状态下病人的心理活动更多是指向疾病和自身体验感受。患病后病人的心理反应不同，对疾病的态度、表现也各有差异，但其中总有些是属共性的、带有规律性的东西，值得我们去探讨和分析。其中情绪和行为的变化是患病后最常见的心理反应，主要有以下几种表现。

1. 焦虑

焦虑是一个人感受到威胁时产生的情绪体验，是最常见于综合性医院病人的一种情绪反应。调查发现有63％的内科病人出现焦虑。焦虑的生理基础是交感神经系统兴奋，可表现出心慌、出汗、呼吸加速等。

产生焦虑的原因是多方面的，主要有以下几点：

（1）患病本身就容易形成不良心境，让人心烦意乱而出现焦虑。

（2）对疾病的担心，对病因、转归、预后不明确。

（3）对有威胁性的特殊检查怀疑其可靠性和安全性，对于治疗手段的必要性不理解，常引起强烈的焦虑。

（4）手术所致的焦虑（第二节专门介绍）。

（5）医院陌生环境或监护室本身的紧张氛围，特别是病人看到危重病人或听到病友间的介绍，看到为抢救危重病人时医护人员的严肃、紧张面孔和来回奔走时，都易产生恐惧和焦虑，好像自己也面临威胁。

完全消除病人的焦虑是很困难的，何况轻度的焦虑状态对治疗疾病还有好处。但对于高度焦虑或持续性焦虑反应的病人，护理人员应给予格外重视，应设法帮助他们减轻心理负担。在接触病人的时候，护理人员要热情、主动、认真地进行护理，通过交谈了解病人焦虑的原因，采取各种心理干预给予解决。对不同年龄病人有针对性地给予心理指导和护理，适应医院环境、制度，建立良好的护患关系、病友关系。对有些检查和治疗方法给予简要介绍，让病人有一定的心理准备，手术之前的心理准备是心理干预的有效途径，实践证明是一种减轻焦虑的好方法。

2. 抑郁

抑郁是一种由现实丧失或预期丧失而引起的消极情绪。患病时因失去健康、因器官组织或社会功能的损害,使抑郁情绪油然而生。临床报道约36％的门诊病人和33％的住院病人有不同程度的抑郁症状,女性的发生率比男性高一倍。抑郁一般常发生于躯体疾病所引起的功能障碍病人、有抑郁家族史的病人、应用某种药物、酗酒、面临应激事件及有抑郁人格倾向的病人。

绝大多数病人的抑郁状态属于反应性抑郁。Seligman认为,当一个人对情况失去控制力,并深知无力改变它的时候,就会产生失助感和绝望情绪。这是一种无能为力、无可奈何、悲愤自怜的情绪状态,多发生在预后不良或面临生命危险的病人身上。由于还未来得及也不可能有正确的思维推理和判断过程,因而这种情绪状态多数是不稳定的,只要病情略见好转,或外界环境稍加改善就能烟消云散。个别病人的抑郁状态,即使已经走出病人角色,但这种情绪却持续存在,有的还可诱发继发性疾病。对于老年病人,由于身体衰弱、经济困难、缺少社会支持,其痛苦绝望的情绪更加明显。

部分病人的抑郁状态属于准备性抑郁。准备性抑郁是一种伴有理性思维的抑郁形式,有坚强的信念和稳定的推理、判断能力。准备性抑郁出现于病人与世长辞的心理准备过程中,不太可能被一些心理疏导方法所缓解。它常常是病人策划和安排后事的表现或反映,多见于濒临死亡和患有不治之症的病人。

护理人员应评估病人的抑郁状态,为病人提供安全的环境,采取单独陪护、心理支持,防止病人自杀;帮助病人减轻无效应对的症状及体征,鼓励及增加病人的自理活动,增加病人的社交活动,尽量鼓励家属多探视病人,给病人以心理支持;对严重的抑郁应聘请心理或精神科医生进行心理治疗或使用抗抑郁药。

3. 孤独感

患病使人离开熟悉环境,在医院陌生环境中接触陌生的人,这本身就使病人产生孤独感。住院后各种信息减少,亲和的需要不能满足,每天和医护人员接触交谈的时间不多,到了晚上夜深人静如不能入睡,孤独寂寞感会更突出。对于依恋心理较强的儿童和老人,孤独感要更明显一些,因而总希望有人照顾和陪伴。长期住院的病人由于病房生活单调、乏味,也会加重孤独感。

社会信息剥夺和对亲人依恋的需要不能满足是病人产生孤独感的主要原因。因此,在设备和管理水平允许的条件下,允许亲友经常探视或昼夜陪护;向病人提供必要的社会信息和有适当的文化娱乐活动。护理人员应多深入病房,增加与病人交流的机会。沟通可以在帮助病人服药、接受治疗、观察病人的行为或在简单的对话中进行。

4. 被动依赖心理

一旦进入病人角色,部分病人变得顺从、被动、依赖、自我中心、情感脆弱、行为退化甚至带有幼稚色彩,希望获得家庭和社会支持,亲朋好友的关心、照顾和探望。过分的被动依赖心理不利于疾病康复过程中病人主观能动性的发挥,因而不要过分迁就和姑息,而应鼓励病人增强意志,增强自信,主动自理,克服被动依赖心理。

当前护理学新的理论观点认为,病人患病后所产生的被动依赖心理对疾病是不利的,故提出"健康自控"说,主张发挥病人在病程转归当中的积极主动性。他们认为,医院都喜欢病人照医嘱办事,唯命是从,并以为这就是好病人,而坚持"自理权"者往往受批评。实际上,后者比前者的疾病恢复快、效果好。因此,他们主张不应迁就姑息病人的依赖心理,而应尽量鼓励病人积极主动地去自理。

5. 主观感觉异常

健康时,人的心理活动经常指向外界客观事物,而患病后,注意力往往转向内部。因此,患病时人的主观感受和体验与健康时有差异。进入病人角色后,外界各种刺激减少,环境安静,对躯体的感受性提高,尤其对自身的呼吸、血压、心跳、胃肠蠕动、体位、姿势等感觉异常敏感,总觉得什么姿势都不舒服。主观感觉异常也伴随时间、空间、知觉异常。长期住院遭受痛苦折磨的病人可以产生时间知觉异常,有度日如年的感觉;久卧病床者,有时会出现空间知觉异常,躺在床上感到房间在动,床铺在摇;甚至有的病人会出现异常的味觉,对美味食物感到口淡无味或想呕吐,对鲜艳的颜色感到讨厌,对悦耳的音乐感到烦躁。主观感觉异常更多发生于隔离室或监护室病人,有的甚至出现思维紊乱和幻觉。但应指出,患病后有些异常感觉,可能是躯体疾病的心理反应,与以上描述的主观感觉异常不同。

第二节　几类特殊病人的心理特点

一、重症监护病人的心理问题

临床上病人患病种类繁多,其病因纷繁复杂,病情轻重不一,疾病过程变化多样,病程长短各异,以至于病人的心理反应在不同疾病、疾病的不同时期都会有很大不同。只有了解不同疾病病人不同时期的心理特点,才有可能有针对性地为病人提供最佳服务。

重症监护病房专门用于抢救心功能衰竭、呼吸功能衰竭、肾功能衰竭与脑外伤等病情危重与垂危的病人。这时病人可以得到优先的与最全面的医疗与护理照顾,有许多痊愈与恢复的机会,但进入重症监护病房对于神志清楚的病人,显然是一种严重的精神威胁。虽然心理护理对重症监护病房的病人与其他科病人并无本质不同,但重症监护病房的病人病情危重,生死存亡往往在瞬息之间,常要求护士迅速做出正确的处理。

(一)重症监护病房的临床特点

1. 环境特点

住在重症监护病房对病人本身就是一种沉重的心理压力。陌生的环境和非人性化倾向,会加重病人心理的神秘感。房间布置单调,被各种抢救和监护医疗设备所充满;一切只为抢救方便,24 小时灯火通明,很难维持正常人的昼夜生物节律;病人目睹的是医护人员的严肃面孔,紧张而繁忙的工作,各种不同类型病人的呻吟、衰竭或濒死挣扎的状态,甚至还要目睹其他病人的抢救或死亡。这一切必然加重病人的心理负担。

2. 疾病与治疗

疾病的危重性使病人产生恐惧和焦虑。疾病带给躯体难以忍受的痛苦、疼痛和睡眠障碍,都可加重心理应激。各种抢救措施和创伤,如气管插管、使用呼吸器、吸氧、鼻饲管、导尿管、心电监护、固定体位、连续不停的静脉输液给药,也给心理带来难以承受的负担。此外,疾病在治疗过程中影响脑功能,也可产生不良心理反应,例如,当用利多卡因治疗心律失常时,如果静脉给药过快或心脏病人出现心功能不全,继发脑缺血、缺氧等,临床上会发现不同程度的谵妄,慢性心功能不全引起代谢紊乱,导致慢性中毒,也可表现情绪的抑郁、疲倦、萎靡和乏力等。

3. 人际交往减少

重症监护病房的工作有严格的制度和程序,医护人员必须严格遵守,认真执行。在这种紧张、严肃的氛围中,医护人员彼此很少说话,也很少与病人交往,更没人开玩笑,这种严肃的气氛,限制了病人的亲和、归属和与人交往的需求,况且家属很难进入监护室看望病人或陪伴,从而增加病人的孤独和寂寞感。

(二)重症监护病人的心理特点

依据进入重症监护病房后时间的不同,病人的一般心理反应有以下特点:

1. 初期焦虑

大多数病人在进入重症监护病房后 1~2 天,出现明显的紧张焦虑反应和睡眠障碍,少数严重者可有惊恐发作或精神病性症状发生。除给予安慰、支持、保证等支持性心理治疗外,必要时应用抗焦虑性药物。

2. 心理否认

约 50% 的病人在住进监护室后的第 2 天开始出现,第 3~4 天达高峰,否认自己有病或根本不严重,无须住重症监护病房,这种否认可以缓冲病人的过度紧张焦虑情绪,对心理具有保护性作用。

3. 中期抑郁

约 30% 的病人在住进监护室后的第 5 天开始出现悲观失望、抑郁等消极情绪,对任何事物都不感兴趣。这是因病人认识到病势已成定局,身体状况、社会功能定会受损,躯体与心理上的损失感导致了抑郁情绪的出现。

4. 离开重症监护病房时的焦虑

住在重症监护病房可获得及时和最全面的救治和护理,能使危重病人起死回生,转危为安,使病人获得安全感,因而有些病人对监护病房产生了适应或依赖心理,当病情稳定需要离开时,没有充足的心理准备,担心复发时不能被及时救护而表现出不安、烦恼或焦虑,甚至不愿离开监护病房。

此外,继发于原发躯体疾病与治疗的情感、行为、认识紊乱也多见,且较严重,常见有谵妄、重性抑郁、焦虑障碍、物质滥用、戒断反应等。

二、临终病人的心理反应

美国学者罗斯(Kübler-Ross E)通过研究,把"绝症"病人从获知病情到临终时的心理反应划分为五个阶段,而忧虑、痛苦、悲伤等情绪则始终贯穿疾病全过程。

(一)否认期

"我不可能患绝症!"这是许多病人获知病情后的第一个心理反应,以否认机制来掩饰内心的极度痛苦,缓冲心理应激。病人在这阶段常去各地医院重复检查,试图否认诊断。但否认机制也可导致少数病人的心理变态,以自杀等行为表达否认意识。否认期多数短暂,也有至死否认者。

临终病人的这种否认反应是应对突降不幸事件的一种自然心理防御反应,这种暂时的否认并不是不健康的,有时能起到应激缓冲作用,能使病人有时间应对一些挫折,使病人不需要一下子面对所有问题。如果否认机制能使病人得到安慰且并不妨碍治疗,则可以任其自然发展;假如否认持续过久而且影响治疗,影响病人对治疗护理的配合,则应运用心理干预帮助病人面对现实,配合治疗护理。

（二）恐惧与愤怒期

当病人知道生命岌岌可危时,不再坚持否认态度,表现出恐惧、愤怒、怨恨,甚至是嫉妒的心理——为什么偏偏让我患癌症？在身心备受煎熬中病人自控能力下降,焦躁、烦恼而不近人情,常迁怒于人,指责呵斥,对医护人员百般挑剔,这是病人失助自怜心理的表露。因为理性的人很难把愤怒指向模糊不清和抽象的事物,如命运或终末期疾病,故常常把愤怒指向环境中潜在的、更可控制的、具体的人或事物,如家人、医护人员、医院制度、医院的食物等。护理人员需要对病人的愤怒做出反应,但是,应该对其真正的而不是表面的意义做出反应。如当病人抱怨食物太烫,甚至发脾气时,家人和护理人员不是对病人的言行做出反应,为食物过烫道歉,而应当对愤怒源做出反应,如"我知道你很气愤,病成这样是太痛苦了,我也为此而感到难过"。从应对的角度看,愤怒有时能帮助病人获得一种对实质上不可控制的情况的控制感,也能有助于病人的适应。

（三）妥协期

病人由愤怒转入妥协期后,不再怨天尤人。心理状态变得较平静、友善,沉默不语,能顺从地配合治疗,希望医护人员能想尽办法延长他的生命,减轻病痛,缓解症状,使身心舒适。

护理人员在执行治疗护理时,应更重视与病人的沟通,让病人确信护理人员始终对他是无条件积极关怀的,除了言语沟通外,可使用非言语沟通进行交往,如抚摸病人、拍拍胳臂、握握病人的手等。这种交往方式常能传递一些言语无法表达的关怀信息。

（四）抑郁期

病人意识到不久即将离开人世,表现出极度的伤感,身心疲惫、衰竭、消瘦、食欲睡眠极差,处于消沉绝望之中,并急于向亲人交代后事,留下自己的遗言。此时病人希望家属整日陪伴,减少孤独,以度过最后的时刻。

临终病人的抑郁程度因人而异。对于轻微的抑郁可采用心理支持疗法、认知疗法、松弛疗法等心理行为干预手段;对于长时间较严重的抑郁,则仅仅运用心理治疗是不够的,还应使用抗抑郁药。

（五）接受期

病人心理平静,已经默认死亡即将来临。这是垂危病人的最后时刻,对死亡已有充分准备,而且认为身后重要的事情都已安排妥当,于是等待着与亲人的最终告别。病人不再呻吟,既不悲伤也不害怕,以平静、安详、坦然接受死亡。

此时,让病人获得最佳的生活质量是首要的。因此,更需要医生、护士、家属及心理学家等共同努力,提供能缓解疼痛和其他痛苦症状的措施,特别是在精神上、心理上提供充分的治疗、护理和安慰,尽可能使病人以一种轻松的心理走完人生的最后一程。

三、手术病人的术前焦虑反应

无论何种手术,对病人都是比较强烈的应激刺激,会产生一定的心理反应,严重的消极心理反应可直接影响手术效果,并导致并发症的发生。

(一)手术病人的临床特点

手术是一种有创伤的治疗方法,麻醉、手术效果、并发症、术后恢复均有很大的不确定性。大多数病人手术前会产生不同程度的心理反应,常见的有焦虑(53.8%)、抑郁(23.1%)、恐惧(10.2%)和睡眠障碍。这些消极的情绪反应可影响机体内分泌系统,机体大量释放促肾上腺皮质激素和肾上腺素,影响机体免疫功能,降低机体对外界有害因子的抵抗力,减弱病人对手术的耐受力,增加术后发生并发症的机会。有研究发现,手术前夜恐惧性焦虑得分最高,提示手术越临近,焦虑程度越高,一般认为,有轻度焦虑者,手术效果较好,因为轻度焦虑恰恰反映了病人正常的心理适应功能,但过度焦虑、恐惧则会妨碍麻醉及手术治疗效果。

(二)术前焦虑的影响因素

1. 一般因素

产生术前焦虑的原因是多方面的,国内研究结果认为主要与以下因素有关:

(1)对手术缺乏了解 由于缺乏医学知识,不了解手术过程,对麻醉效果持怀疑态度,害怕疼痛,意识丧失,担心术中出现意外,对手术所带来的痛苦和危险性过分夸大。对手术的效果担忧,害怕出现并发症,影响术后康复。有人采用问卷调查发现,术前病人最担心的问题依次是麻醉意外、术后伤口愈合不良、手术成功率。

(2)医护人员的影响 病人对医护人员的熟悉程度和信任度是影响病人心理应激的重要因素。大多数病人在术前会设法了解麻醉医师和主刀医师的医术及责任心,主管护士的工作态度和水平,为此忧心忡忡。另外,医护人员的言语、态度行为均可加重或减轻病人的焦虑。若医护人员举止轻率、对病人漠不关心,病人对医护人员缺乏信任,则会感到焦虑。

(3)既往手术体验 有手术史者焦虑水平高,有局麻手术史者焦虑水平高于全麻手术者,以往有不良手术经验的病人,焦虑程度高且对本次手术影响更大,担心类似情况发生。

(4)手术大小及种类 不同种类及大小的手术会引起病人不同的心理反应。手术越大,损伤就越大,焦虑程度也就越高。而修复性手术病人的心理反应较稳定,损伤性手术(如截肢)病人心理应激较强烈,急诊手术病人焦虑明显高于常规手术。

(5)社会支持与负性生活事件 病人的家庭关系状况、社会支持状况、经济状况、今后的工作和生活改变情况等也是引起焦虑的原因。最近1年遭遇负性生活事件,社会支持状况差者,术前焦虑情绪较重。

(6)医院陌生环境的影响 病人离开自己熟悉的生活或工作环境,进入陌生的医院环境,接触陌生的人,会缺乏安全感。或环境中存在不良刺激,如周围有术后危重病人,或同病房病人去世,更会加重病人的焦虑程度。

2. 心理因素

个体的人格特征直接影响个体的适应能力,影响个体在手术情景中产生焦虑的程度。个性外向者,在面对应激事件时,能够积极应对;个性内向者,在应激事件作用下,易产生消极应对。

根据心理行为学原理,术前焦虑可能有以下一些机制(Shipley RH,1982):

（1）认知作用　对医务工作者来说，手术室或检查室、医疗器械、白大褂等都是习以为常的工作场所或工具，所以在医疗操作过程中，医务人员的认知焦点（也就是关心的方向）是如何给病人以正确的诊断和合理的治疗；但是对病人来说，此时的认知焦点却是医疗环境的不可知性和威胁性，手术或检查器械的致痛性和可怕性，他们对医疗操作过程所关心的是"医生们正在干什么？我的疼痛感觉会如何？"等。这种对医疗操作活动的不可预见和不可控制感越强，病人产生的焦虑和害怕情绪自然越强烈。

（2）条件反射作用　一些病人以往有医源性疼痛的经历或生活中的痛苦经历，由于条件反射作用使目前的医疗操作环境或器械也变为一种条件刺激。例如，曾因牙科手术而经历过疼痛的病人，以后可能对所有医院里的手术刀、针筒、钻子、钳子，甚至白大衣、诊疗室等都产生焦虑反应，一些敏感者甚至在联想起医疗手术活动时都会有恐惧感。

（3）示范作用　有的病人曾因现场观看过别人接受医疗手术时（如分娩）的痛苦行为表现，通过示范作用，自己现在也产生对各种医疗操作的恐惧和害怕反应。

（4）失助机制　许多医疗手术或检查过程都是使病人处于一种被强制服从的状态，例如心导管检查需要捆绑固定病人。病人由于"失去独立性"而产生失助感，从而增加焦虑反应。正如 French（1979）所指出，"病人似乎不愿意放弃独立性而躺着受人控制"。

（三）术前焦虑与手术结果的关系

术前恐惧和焦虑反应，往往能降低病人的痛阈及耐痛阈，结果在术中和术后可产生一系列的心理生理反应，如感觉痛苦、全身肌肉紧张、对止痛药的依赖以及卧床不起等，从而影响手术预后。临床上不少病人由于心理上不适应，虽然手术顺利，但术后自我感觉却不佳。近几十年，这方面的研究报告大多集中在讨论术前焦虑与术后心理生理适应之间的内在联系方面。

Janis（1958）首先采用晤谈及临床评价法研究手术应激的心理生理效应。他提出了术前焦虑程度与术后效果之间存在着倒"U"字形的函数关系。具体地说，就是那些术前表现高度焦虑和恐惧的病人，以及术前表现很低焦虑的病人，手术后都可能有较高的心身反应，包括术后焦虑和躯体康复过程延缓等。相反，术前表现中等程度焦虑的病人，术后结果最好。对这一现象 Janis 作如下解释：由于中等焦虑的病人在心理上对手术及其可能带来的影响有比较现实的认识和准备，因而能正确对待手术，也能适应手术以及手术带来的一些问题，结果术后个人体验较好，躯体恢复过程也较顺利；相反，对手术有高度焦虑者往往表现为神经质样的害怕（neurotically determined fears），因而术后仍有类似的高度焦虑和紧张；而术前低焦虑反应者则由于在心理上对手术采取了简单的回避和否认机制，对手术过程和结果缺乏心理准备，在实际经历手术后就容易将手术体验为一种严重的打击。

Janis 的观点被后来一些研究结果所支持，但也有许多研究结果与其不一致。

第三节　护士心理健康

护士通过护理实践为病人减轻痛苦，帮助病人恢复健康。为病人实施最佳临床护理服务，不仅需要护士有娴熟的专业技能，还需要护士具备良好的心理素质，现代护理工作对护士的心理素质提出了更高要求。护理心理学既要研究在护理情景中病人心理活动的规律和最佳心理护理方法，又要研究护理主体——护士的心理活动规律和特点，重视护士自身心理健康的维护，研究优化其职业心理素质的方法。护士需要提升自我情绪管理能力，有适当的情感表达能力和自控力，需要提升人际沟通能力，能与病人有效沟通，需要提升压力管理能力，缓解护理工作中的诸多压力。护士心理健康的维护和发展，既关系到护士本身，同时也和病人的疾病康复和健康促进紧密相关，如何培养这些优秀的心理素质，是护理心理学的重要内容。

一、护士心理素质

护士的职业心理素质是指护士从事护理工作时综合及稳定的心理特征，是护士顺利开展护理工作的重要基础。其中包括护士的感知觉、注意力、记忆力、思维想象力等一系列认知过程和情绪、情感以及意志过程，同时包括护士的需要、信念、价值观等人格倾向性，以及能力、气质、性格等心理特征，还涵盖护士对自我的认知、自我体验、自我调控等。

护士必须具备敏锐的观察力，通过对病人各项生理指标、临床症状和指征、行为反应等的观察，及时知晓病人的病情变化，掌握病人的心理特征，了解病人的需求。护士工作的严谨性、细致性、复杂性、重要性，使护士需要眼观六路、耳听八方，及时获取病人的信息，同时护士的注意力需要保持良好的指向性和集中性，排除、减少无关信息的干扰，确保病人的医疗护理安全。护士需要具备良好的记忆力，执行各项医嘱时做到心中有数、准确无误。面对多变危急的护理临床工作，需要护士具备一定的果断性，能赢得时间挽救生命。对于情绪性格不稳定的病人和家属，需要护士有容忍和克制的态度，具备意志的自制性。护士还需要有独立思维能力，面对千变万化的病情，有应对能力采取正确有效的措施。

医院特殊的工作环境和护理工作的特殊性，护士的工作充满挑战和压力，容易使人产生紧张、焦虑、无助等情绪。而护士稳定、沉着冷静的情绪状态可积极地影响病人。

护理工作是一项人际敏感复杂的特殊医疗服务工作，护士是和病人接触最为密切的群体，是连接医院复杂人际关系的纽带，是医患关系、护患关系的中心，需要为病人提供包括生理、心理、社会、文化的多方面照顾。其良好的人际沟通能力能协助医生和病人的沟通，促进病人之间、病人和家属之间的关系，有助于病人的心身康复。

良好的人格特征有助于护士角色功能的发挥。一般来说，具有平静、随和、谨慎、节制、活泼、开朗、健谈等个性特征的人，更适合从事护士职业。

二、护士心理健康

护士的心理健康状况不仅直接影响其自身的身心健康和社会适应，同时直接影响护理工作的效能，影响病人的心理健康。国外学者早在 20 世纪 80 年代就开始对医护人员的心理健康水平进行研究。尽管研究者对护士心理健康研究的视角不同，方法各异，但达成的共识是护士心理健康问题突出，不容忽视。研究表明，护士体验较高的职业压力，持续的高水平应激和压力使护士皮质激素水平升高、身心疲惫、机体内平衡失调，表现为与情绪相关的躯体症状明显，身心疾病的发病率增加。同时情绪不稳定，表现为焦虑、易激惹、抑郁等，睡眠障碍也影响护士的身心健康。

国内关于护士心理健康的研究从 20 世纪 80 年代开始逐渐开展,近些年来越来越多的研究者投身于关于护士心理健康的研究。大量研究表明,临床护士普遍存在心理健康问题,在护士群体中,特别是 ICU、手术室、精神科、肿瘤科、急诊室、儿科的护士,焦虑、抑郁、失眠、情绪枯竭的发生率较高,其中护士的职业倦怠尤其值得关注。

职业倦怠是指长期从事与人打交道的在职人员,因工作要求持续付出情感,人际互动中因矛盾冲突而引发挫折感加剧,导致个体出现情绪、情感、行为方面的身心衰竭状态。这种状态又称为身心耗竭综合征。多项研究显示,护士是职业倦怠的高发人群,高水平的职业倦怠不仅会导致身心痛苦,而且影响护理质量和病人的疾病康复和健康促进。护士的工作主要是关照存在健康问题的病人群体,工作烦琐、工作强度大、工作要求高,病人的病痛和丧失使护士处在负性情绪的职业环境中,同时需要共情、同理病人和家属,心理能量在长期奉献中被过多索取,精力衰竭的同时伴随情感枯竭。

职业倦怠包括情感枯竭、个人成就感降低、人格解体三个维度。其中,情感枯竭是职业倦怠的核心,也是倦怠症状中最为突出的表现。在护理工作中,护士感受不到付出的同时被认可、被尊重、被滋养,对工作缺乏主动性,有强烈的挫败感,甚至出现心身疾病,害怕、抵触工作。个人成就感降低是对自身工作价值产生怀疑,甚至觉得毫无成就感,消极评价自我,否认工作成绩和取得的进度,对护理工作的信念产生动摇。护士的人格解体可能表现为情感的疏离,回避同事和病人,刻意与工作相关的人和事物保持距离。职业倦怠会对护士的身心健康造成消极后果,躯体上容易出现疲劳、犯困、头痛、睡眠障碍或者其他各种心身疾病,心理上出现焦虑、抑郁、低自尊、易激惹等,损害其工作热情、工作效率和社会功能。

三、护士心理健康的影响因素

有诸多因素影响护士心理健康,包括外在因素和内在个体因素。

外在因素包括社会文化因素、职业环境因素、组织管理因素、工作环境因素、工作性质因素和人际关系因素。公众对护理工作的重要性认识不足,对护士的职业价值认可度不高,护士的专业社会地位较低。"以人的健康为中心"的护理模式,使护士的工作从原来单纯的生理关注转到为病人提供生理—心理—社会—文化的全面照顾,需要护士付出更多的劳动和精力。相对滞后的护理管理理念和组织模式,不能很好适配新模式下护士的工作职责,护士工作内容庞杂,职责范围模糊。护士常年面对生理、心理双重受损的病人,置身于充满病痛的职业环境,直接面对和真切感受病人的痛苦和丧失,濒死和死亡的直接冲击,病人和家属的负性情绪使护士需要不断付出自己的情感资源。护理工作中的护患关系、医护关系、护护关系以及和其他相关医院人员的关系错综复杂,众多的人际关系和相互之间的角色冲突给护士带来巨大的压力。

内在因素主要指护士本身的人格特征、认知和应对模式。不同人格特征的护士在情绪、认知、行为上的不同会影响其心身健康。这在心理应激的章节中有详细阐述。

四、护士心理健康促进

护士心理健康是护士保持良好工作状态,保证病人治疗和康复成效的前提,也是维护和发展人类健康事业、提高人们生活质量的先决条件。基于影响护士心身健康的外在和内在因素的分析,维护和发展护士心理健康需要从组织策略、个人策略等方面入手。组织策略包括重视护士心理健康,构建完善的社会支持系统,加强民众对护士群体的理解、尊重和认同,加强医疗机构对护士的支持和保护,合理配置人力资源,明确护士的工作职责和权利,提供必要的职业素养培训和心理辅导。个人策略是根据心理应激系统模型,对认知、社会支持、应对方式等方面做出调整。

【经典阅读】

历经两年半,罗斯采访了两百多位病人,她以病人为老师,了解在这个生命特殊阶段有血有肉的人的心理历程。在《论死亡和濒临死亡》一书中,罗斯将临终病人的心理防御机制总结为五个阶段,这五个心理阶段,常被称为"哀伤的五个阶段"。

具体请查阅书籍:罗斯.论死亡和濒临死亡[M].邱谨,译.广州:广东经济出版社,2005.

(任蔚虹、杨颖、缪群芳)

内容简介

第八章 护患关系

维持良好的人际关系是心理健康的主要指标之一。"以病人为中心"的临床护理工作中,护士与病人建立良好的护患关系,不仅是彼此心理健康状况的体现,更是恢复与促进心理与生理健康的必要基础。

通过本章的学习,主要达到:理解护患关系的意义;列举护患关系的主要影响因素;列举常见护患关系模式;列举护患沟通的主要原则;列举护理交谈的基本过程;结合生活体验,尝试运用沟通技巧提升沟通和谐度。

第一节 护患关系的重要性及其影响因素

一、护患关系在护理工作中的重要性

人际关系(interpersonal relationship)是指在社会生活实践过程中发生、发展和建立起来的人与人的关系,它是社会关系的基本成分。临床护理活动中,同样出现多种形式的人际关系,其中核心内容是护士与病人两者之间相互联系和相互作用的交往过程,即护患关系。

护患关系是一种人际关系,但不同于一般的人际关系,是帮助者与被帮助者之间的关系。护患关系的特点是护士对病人的帮助一般是发生在病人无法满足自己的基本需要的时候,其中心是帮助病人解决困难,通过执行护理程序,使病人能够克服病痛,生活得更舒适。因而作为帮助者的护士处于主导地位,这就意味着护士的行为可能使双方关系健康发展,有利于病人恢复健康,但也有可能是消极的,使关系紧张,病人的病情更趋恶化。

护患关系是一种专业性的互动关系,通常还是多元化的,即不仅是限于两人之间的关系。由于护患双方都有属于他们自己的知识、感觉、情感、对健康与疾病的看法以及不同的生活经验,而这些因素都会影响互相的感觉和期望,并进一步影响彼此间的沟通和由此所表现出来的任何行为和行为结果,即护理效果。

护士作为一个帮助者有责任使其护理工作达到积极的、建设性的效果,而起到治疗的作用,护患关系也就成为治疗性关系。治疗性的护患关系不是一种普通的关系,它是一种有目标、需要谨慎执行、认真促成的关系。由于治疗性关系是以病人的需要为中心,除了受一般生活经验等因素的影响外,护士的素质、专业知识和技术也将影响到治疗性关系的发展。

二、护患关系的影响因素

人际吸引力(interpersonal attraction)是人际关系理论研究的一个主要问题,也是影响人际关系和人际交往的重要因素,包括仪表的吸引性、态度的类似性、情感的相悦性、对才华的敬仰、个性心理素质。在临床护理中,护理人员与病人相互之间的吸引程度是建立良好护患关系的重要基础,吸引力增强能促使护患关系变得融洽和协调,反之会使双方关系恶化。

为建立一个互相信任的良好护患关系,有效的护患沟通则显得十分重要。有许多因素可影响护患沟通,主要有以下几方面:

1. 缺乏信息和信息需求的差异

临床上,双方都需要掌握有关的各种信息。病人迫切需要及时了解关于疾病诊断、治疗和预后的有关信息,而护理人员则需要及时了解病情发生、发展和转归过程的变化信息。及时沟通信息,会使病人感到护理人员可亲可信,而护理人员也会及时地做出准确判断;否则,缺乏信息,容易造成双方之间的不信任感,导致病人对病情的胡乱猜测和误解,从而影响进一步的交往。又如手术前病人期望了解手术的必要性及危险性、手术中是否疼痛、麻醉师及手术医师的业务水平、疾病预后等问题;而护士术前交流内容主要为术前准备及注意的问题,以及如何配合等。手术后病人希望了解术中的情况和疾病严重程度等事项;而护士术后交代注意事项包括导管护理、疼痛程度评分、饮食要求、指导功能锻炼等。

护患间信息需求的差异常在于护士以护理操作的内容为沟通主题,而病人渴望得到有关自己切身利益的信息为沟通切入点,更希望通过护士的心理安慰而减少焦虑。

2. 缺乏理解

这是护患交往中,双方在语言表达、行为方式和风俗习惯等方面的差异,引起对方误解,使交往出现困难。最常见的是护理人员在交往中使用"术语""行语",病人使用"方言"来表述病情,结果使双方都感到难以理解,影响交往顺利进行。

护理人员应重视反馈信息。所谓反馈,是说话者所发出的信息到达听者,听者通过某种方式又把信息传回给说者,使说者的本意得以澄清、扩展或改变。病人与护士谈话时,护士对所理解的内容及时反馈给病人,例如,适时地答"嗯""对",表示护士在仔细听,也听懂了,已理解了病人的情感。同样,护士向病人说话时,可采用目光接触、简单发问等方式探测病人是否有兴趣听、听懂没有等,以决定是否继续谈下去和如何谈下去。这样能使交谈双方始终融洽,不致陷入僵局。

3. 护士同理心不足

同理心(empathy)即共情,常被描述为感同身受。当我们看到或听说他人所遭遇的不幸时,随之揪心难过起来,这就是同理心。良好的同理心,会给人带来被关心、被理解、被包容的感受,让彼此更乐意亲近。当临床病人面对具有较好同理心的医护人员时,他们感受着来自专业人士的更多关心和爱护,有助于激发其战胜疾病的积极心态,更乐于配合治疗与护理操作,对医护人员的满意度也相对更高。

护理人员应该抱更多的同理心,"穿病人的鞋子走一走",设身处地地站在病人的角度想问题,感受疾病带给病人的痛苦,这样才能减少护患冲突。对病人态度诚恳,注意倾听病人诉说,即使一时无法办到的事情,也必须加以解释,让病人了解和熟悉护理人员,便于病人知晓护理人员亦有苦衷,彼此角色互换,促进沟通。

4. 病人依从性不良

病人依从性(patient compliance)即病人与护理人员的配合度。比如与病人交代第二天早上的某项检查需要空腹,晚上10时后不得喝水,不得吃任何东西,病人表示理解并遵照执行。病人依从性受多种因素的影响,护患交往不良会对病人依从性造成明显影响,而依从性不良反过来又会妨碍护患双方的有效沟通。

如护士要求一位行阑尾切除术后的病人早期下床活动,以促进早日恢复,减少并发症。

病人非但没有遵从,反而认为护士态度生硬,工作刻板,无同情心。若护士除了提出下床活动的要求,同时还示范指导如何减轻伤口疼痛,并在一旁鼓励,此时病人不仅积极配合,还对这位护士有很好的评价,建立了良好的护患关系,并对今后的护理活动能主动地依从。

总之,建立良好的护患关系,护理人员除了需具有高尚的职业道德外,还必须掌握人际交往的技巧。

第二节　护患关系模式

可以从不同的角度将护患关系模式分成多种类型,目前主要采用的是美国学者萨斯(Szasz TS)和荷伦德(Hollender MH)所提出的三种医患关系模式。

一、主动—被动模式

主动—被动模式(the model of activity-passivity)是古今中外护患关系出现最多的一种模式。病人寻医问药来到医院,将自身健康、疾病治疗的愿望寄托于所求的医生、护士,这就决定了护士处于主导地位的一方,获得了给予病人治疗和护理的主动权,要求病人绝对服从护士的命令,无条件地执行护士在治疗和护理方面提出的要求。这样,护患双方不存在相互作用,而是只强调护士对病人单方面的作用和影响。一般情况下,病人服从护士的吩咐,执行护士的要求,无疑被认为是合乎情理、应该的,特别是对那些病情危重、精神疾患或婴幼儿等病人,他们无法做出自我决策,所以更是如此。由此可见,这种护患关系类型过分强调护士的权威,护理工作中不存在护士需要与病人进行言语交流和情感上的沟通及听取病人的意见和建议,护士往往可以对病人发号施令等。例如,护士发药时对病人说:"把药吞下!"对正需测血压的病人说:"伸出手来,卷起袖子!"要求病人无条件服从,甚至护士可以不说一句话或一个字完成某项护理操作,如给卧床病人换床单时,全不顾病人体位不适、渴望交流的心理需要,随意搬动病人改变体位。在治疗和护理过程中应该避免否认和忽略病人的积极主动作用。

二、指导—合作模式

指导—合作模式(the model of guidance-cooperation)表明,护理人员与病人同处于主动位置,但护理人员仍具有权威性,从病人的健康利益出发,提出决定性的意见,病人则尊重权威,遵循其嘱咐去执行。这种主观能动性的发挥是有条件的,只有在一定限度内才能发挥。落实各项护理措施需要病人的配合,如翻身、注射、灌肠、洗胃等。这种关系类型相对主动—被动型前进了一步,但护士的权威仍是决定性的。当护士向病人询问病情时,病人要与之配合,回答问题;病人对护士提出的要求同样要绝对执行,病人对护士既不能提出问题,也不能争论。如静脉输液时,护士告诉病人不能擅自调节输液速度。

三、共同参与模式

共同参与模式(the model of mutual participation)是指人际交往过程中,双方之间同处于平等的相互作用位置,即护理人员与病人均处于主动位置,双方都有治疗疾病的共同愿望,互相支持,共同配合。其特点是调动了病人的积极性。病人在治疗护理过程中不仅主动配合,而且还主动参与,如诉说病情、与护士共同制定护理目标、探讨护理措施、反映治疗和护理效果等。特别是在病人身体力行的情况下,自己主动完成一些力所能及、有益于健康的活动,如日常生活料理活动、个人卫生护理、整理床单位、留取大小便标本、康复锻炼、病情变化或疾病复发症状的自我监护、用药后副作用的观察和效果评价等。

共同参与型护患关系是目前落实"以病人为中心"的整体护理理念的较为理想的护患关系。这种关系在治疗和护理的过程中能充分发挥病人的主观能动性,能促进护患相互交流,使病人心理状况达到最佳水平;注重对病人的健康教育,通过教学互动过程,病人主动学习有关自我保健的知识与技能,参与自我护理活动,尽可能发挥自我潜能,加快疾病的康复。强调参与并不是可以把一些由护士亲自执行的护理专业工作交给病人或病人家属来完成。例如,病人自己去药房取药、取检查报告单、打扫病室卫生、更换输液、拔静脉穿刺针、自行上氧、吸痰等,这些都是不恰当的。共同参与的目的在于调动病人的主动性,认识自身疾病,正确评估自身健康状况,树立战胜疾病的信心和提高病人自我护理的技能。

一般说来,在特定的情况下,这三种护患关系模式都是正确、行之有效的。但是三种模式也是难以截然分开的,需要哪种模式要根据病人的病情、环境、医疗设备、技术力量等条件来决定,但只要病人能表达自己的意见,护理人员就应该注意发挥病人的主动性和能动性,共同参与疾病的诊疗和护理。

第三节　护 患 沟 通

沟通(communication)是人们以交换意见、表达情感、满足需要为目的,彼此间相互了解、认识和建立联系的过程。人们在共同生活中,需要他人的同情和理解,需要情感的交流。从护士一接触病人就开始了双方的信息交流,护士询问病情,病人回答护士的提问及介绍自己的情况,同时也开始有了情感的沟通。良好的护患沟通就是一种治疗护理手段。治疗性沟通是一般性沟通在护理实践中的具体应用,信息发出者与接受者是护士和病人,而要沟通的事物是属于护理范畴以内的专业性事物(不仅限于在医院范围内的,可包括家庭和社区的,所有与健康照顾有关的内容),并且治疗性沟通是有目的的,即为病人健康服务、满足病人需要。较好地运用沟通技巧能使我们与病人真诚交往,达到整体护理的效果。

因此,护士为使自己的沟通行为对病人起到积极的作用,不仅要学会如何将信息清楚地传递给病人,使病人能够接受和理解,而且要善于观察其对各种信息的反馈,以判断病人是否准确地接收到信息。

一、护患沟通的原则

1. 消除疑虑

病人入院就诊,其心境不佳,精神痛苦,往往表现出消极的情绪状态和被动依赖的心理特点。他们顾虑重重,既担心自己的病情,又担心家庭、工作。对此,护士在交谈过程中要注意掌握病人的心理特点和心理反应,给予必要解释,以消除疑虑。

2. 有针对性

医院是社会的一个缩影。就诊病人来自四面八方,病人的文化层次、个性心理特征、年龄、病情等差异很大。交谈中要做到因人因病而异,因时因地而异,因事因情而异的交谈原则,针对不同情况,讲究交谈技巧。

3. 及时反馈

这是交谈过程得以顺利进行的重要原则。病人对病情的进展、治疗方案的确定、预后情况等问题十分关心,有关医疗知识的介绍、生活上的指导也是病人感兴趣的话题,如果每次交谈都能让病人有所启迪,心理上有所支持,那么将能激发病人交谈的兴趣和积极性,否则,病人会感到枯燥无味。

4. 增强信心

增强病人战胜疾病的信心以及应对病情变化的能力是护患沟通的宗旨。护士要对病人的生活产生积极正面的影响,因此要让病人尽可能地了解自己所患的疾病,提高自我护理的能力,同时提供积极的心理支持,以减轻病人的心理压力,增强信心。

5. 宽容和接纳

护士的工作是对病人的身体和心理进行护理。疾病会使病人的身体和精神发生变化,有时会变得焦虑或蛮不讲理,甚至会对护士横加挑剔,如果不能宽容和接纳病人,沟通就很难进行了,这时护士就要用爱心真诚地与病人沟通,在不违背原则的前提下,尽量满足病人的要求,使病人感受到护士的关心与帮助。

二、护患沟通的技巧

为保证积极有效地进行护患沟通,需要护士掌握良好的沟通技巧。沟通具体表现为两个方面:一是言语沟通;二是非言语沟通。

(一) 言语沟通

言语是信息的一个重要来源。交往过程中,言语不仅担负着传递信息的功能,而且是激励或抑制双方情绪,影响其心理状态的手段。言语性沟通(verbal communication)是用语言或文字进行的沟通,包括所说的话和所写的字,是传递信息的符号。

语言是护士与病人进行沟通最基本、最重要的工具,是沟通护士与病人思想、情感的重要媒介。护士对病人的语言可治病也可致病。理想的语言可促进护患沟通,增进护患关系,有利于整体护理水平的提高和病人的身心健康。在医院里,护理人员与病人的交往,护理人员处于主动地位,病人是被动的。因此,护士的语言艺术、语言修养至关重要。护士与病人交流时应注意以下几个方面:

1. 语言通俗易懂、简单明确

护患共同参与护理活动是一种理想的活动形式。护理目标、计划、措施的制定和落实均需要病人的参与,用于交流的语言应能相互理解,用词应简单明了,避免过于专业化的术语和医院常用的省略句。如预防压疮的护理,要向病人和家属说明压疮是怎么一回事,是由于身体某个部位长时间受压,造成血流不畅,导致受压部位组织缺血、营养障碍而致溃疡。因此,要勤翻身,按摩受压部位,否则就会发生压疮。相反,如果告诉病人或家属要勤翻身以防压疮发生,病人或家属也许难以理解,并不知压疮是什么,有何严重性,而不重视护理要求和措施,难以主动配合。因此,应尽可能把一些医学术语变成通俗易懂的语言,以便病人或家属理解、接受。对于有严格要求的注意事项,必须明确无误地再三交代清楚,绝不含糊,如服药的剂量、时间、用法等。

2. 使用礼貌性语言,尊重病人人格

"请""谢谢""对不起"等礼貌用语,可以反映一个人的素质,对不同年龄层次、职业的人,也要采用恰当的称谓。同时,使用礼貌性语言,会减少护患关系中的纠纷,即使有少数个别态度蛮横、不讲道理、脾气粗暴的病人,护士也要礼让三分,达到化解矛盾的效果。

3. 使用安慰性语言

病人求医问药来到陌生的环境,对护士首要的期待是同情、和蔼可亲,得到体贴和温暖,满足感情的需要。病危、预后不佳的病人更是焦虑万分,更需要语言的慰藉。俗话说:"良言一句三冬暖,恶语伤人六月寒。"安慰性语言可以增强病人战胜疾病的信心,减轻焦虑和恐惧。如对疗效不明显的病人在晨间护理时说:"您今天看上去气色好多了。"对于急诊病人或家属说:"请您放心,我们正在尽一切努力积极抢救,希望转危为安。"这样,病人从语言信息中得到理解、安慰,感受到安全感。

安慰性语言并不是说假话去欺骗病人,而是在语言上讲究婉转,考虑交流的对方能够接受,在临床护理工作中,护士用语言来安慰病人,可使遭受疾病折磨的病人感到亲人般的关怀。

4. 讲究科学性

要求在语言上实事求是,对疾病的解释和病情的判断要有根据,回答病人提出的问题要合理,切不可因为病人不懂自身疾病的有关知识而胡编乱造,临时应付。特别是对于病情的判断,病情很重时,切不可为了暂时安慰家属而轻描淡写,把病情说得很轻,向家属保证或许诺没问题或很容易治好等;否则,一旦病情恶化、生命不可挽回,家属一时无法理解和接受现实而导致对医疗效果的争议。

5. 语言要有针对性

针对性即要求语言应根据病人的个体差异而采取不同的沟通技巧,如根据年龄、性别、职业、受教育程度、社会家庭文化背景等。对于老人,语言不应唠叨,宜恭敬;对于青年人,语言宜风趣、幽默些;对于小儿则可以多夸奖,语言活泼些;对于急危重病人,语言宜精练、少而沉稳;对于慢性病病人,语言宜鼓励、多一些支持等。

6. 语言的道德性

护士的语言应高尚,符合道德伦理原则,注意语言的保密性,尊重病人的人格与权利,应视不同病情、不同对象采取不同的交流形式,对病人的隐私应严格保密。

（二）非言语沟通

非言语沟通(nonverbal communication)在人际交往中亦占有重要的地位,因为人们相互交往在许多情况不可能全部以言语的方式来表达,但可以通过表情动作、目光接触、周围环境信息等手段表达自己的情感,从而达到交往的目的。非言语沟通可分为动态与静态两种。动态主要包括面部表情、身段表情和人际距离等。静态包括衣着打扮、环境信息等。

1. 面部表情

面部表情动作包括眼、嘴、颜面肌肉的变化,是人的情绪和情感的表露。据研究,喜悦与颧肌,痛苦与皱眉肌,忧伤与口三角肌都有一定的关系。如眉间舒展、嘴巴放松表示快乐;眉头紧锁表示怀疑、紧张;噘嘴和鼻孔张开表示生气。面部表情是人的情绪和情感的生理性表露,一般是不随意的,但又可以受自我意识的调节控制。

无论是护士对病人,还是病人对护士的面部表情都是思想感情的流露。在某种情况下,即使可以做出掩饰真实情感的表情,那也只能是暂时的、有限的。因此,护士对病人的表情,只要留意,就能"透过现象,抓住本质"。弗洛伊德说过:"没有一个人守得住秘密,即使他缄默不语,他的手指尖都会说话,他身体的每个汗孔都泄露他的秘密。"故护士应当善于表达与病人沟通的面部表情。有的护士话语并不多,但微微一笑,往往比说多少话都起作用。可见"微笑是最美好的语言"不无道理。发自内心的微笑会感染人,会鼓励人们把自己的想法更充分地表达出来。微笑可以迅速缩短两个陌生人之间的心理距离,是传递温暖和情意的使者。

护士从容、沉着、和蔼的表情易得到病人的信任和好评,愁眉苦脸或遇事惊慌失措易引起病人的误解,难以赢得病人的信任。因此,护士既要有善于表达情感的面部表情,也要细心体察病人的面部表情。

2. 身段表情

身段表情是身体各部分的姿势动作,反映了个体对他人的态度,例如沉痛时肃立低头,惧怕时手足失措。此外,挥手、耸肩、点头等方式都表达一定的意思。双手展开的舒展状态表示有信心、能控制,直立放松表示有兴趣、有安全感,低头哈腰表示顺从,昂头踮脚表示趾高气扬、信心百倍。在和病人交谈时,要面对病人,注意对方所说的话。若左顾右盼、晃来晃去,则病人会感到你的不耐烦和不被尊重。其实在临床活动中,护理人员诚恳友善地点头,病人的温暖和安全感就会油然而生。

3. 目光接触

俗话说:"眼睛是心灵的窗户。"眼睛既可以表达和传递情感,也可以提示某些个性心理特征,影响他人的行为,是非言语交往中的主要信息渠道。

目光接触可以帮助谈话双方的话语同步,思路保持一致。但目光相互接触时间过长,则成凝视。凝视有时带有敌意,有时也表示困苦。病人对护士的凝视多是求助。在临床上,护士和病人交谈时,要用短促的目光接触检验信息是否被病人所接受,从对方的回避视线、瞬间的目光接触来判断对方的心理状态和信息接受的程度。

4. 人际距离与朝向

两人交往的距离与朝向取决于彼此间亲密的程度,它在交往初期显得十分重要,直接影响到双方继续交往的程度。研究表明,每个人都需要有一个属于自己的空间以进行思想、情感交流。如病人空间被侵犯,则会产生焦虑、失控感和不安全感等心理问题。美国心理学家霍尔将人际距离分为四种:亲密的,约0.5米以内;朋友的,约0.5~1.2米;社交的,约为1.2~3.5米;公众的,约为3.5~7.0米。在护患交往中,护理人员要有意识地控制和病人的距离,表示关切、爱护时,尤其对孤独自怜的病人、儿童和老年病人,可以适当地缩短人际距离,促进情感间的沟通;站立与病人或家属对话时,多采用社交距离;一些护理操作,如口腔护理、皮肤护理,必须进入亲密距离时,应向病人解释说明,使之有所准备并给予配合;护士对病人或群众进行集体教育时,一般采用公众距离。

如护士关切地注视着病人,主动询问:"张女士,今天伤口疼痛减轻点了吗?"同时,身体略前倾,一手可抚摸她的肩膀或握着她的手,认真地倾听病人的主诉,适时地应答,"我们现在想查看您的伤口,好吗?"一边询问一边拉好床帘遮掩,得到病人同意后,协助病人摆好体位。检查过程中,除了与同事讨论伤口护理情况外,应注意将病人关心的内容及时告知病人。在此过程中,病人感受到了护士的尊重和关心,同时也了解了自己的伤口状况,并愿意主动配合护士的工作。

在与病人进行一段时间的交谈时,也应注意避免过于正面的交流,否则易让病人体会到一种压迫感,易出现防御心理。护患双方可取 45°角左右的位置,使双方均有一片开放的空间,有利于自然真实地袒露内心体验。

因此,在临床上,应考虑不同个体的病人特点、病情、护理活动的需要等,合理把握与病人间的距离与朝向。

5. 语调表情

语调能传递言语以外的深刻含义,也是很重要的非言语交往手段。语调是一种超词语性提示,就是我们说话时所强调的词、声音的强度、说话的速度、流畅性以及抑扬顿挫等,它会起到帮助表达语意的效果。如"我给你提点意见"这句话,如果说的声音低一点,语气很亲切,就被人理解为恳切的帮助;如果声响很高,语气又急又粗,就会被人理解为情绪发泄;如果加重"你"这个词,就突出对你一个人的不满意;等等。

三、护理交谈的分期

护理交谈是临床护理工作的基础,是建立良好护患关系的重要途径。通过交谈不仅可以获取病情资料并获得客观的护理诊断,同时还可以密切护士与病人的关系。交谈是双方通过语言交往来实现的。

交谈有特定的目的,其效果如何与交谈的内容是否满足双方各自的目的直接相关。护患关系中,虽然交谈的内容是多方面的,但双方都是围绕病人的心身健康为主题展开的。因此,掌握交谈不同阶段特点和交谈原则,对提高交谈质量,促进护患之间积极交谈是有益的。

(一)交谈初期

交谈初始,双方注意力往往集中在某些表面信息方面,如双方的表情、年龄、言语谈吐和表情等,一旦印象形成对双方态度有持久的影响。病人在此阶段很注重护士的言行,从而判断对护士的信任度。护士应注意热忱相待、诚恳相处,多给病人以语言支持、心理上的安慰与体贴,为建立相互信任的关系打下良好的基础。

在与病人交谈之前,护士应知道病人的姓名、性别、年龄等一般情况,并初步明确此次交谈的目的,但要注意避免对交谈对象有任何预定的设想,或对交谈的结果抱有固定的期望。应做的具体准备工作有:

(1)复习病人的病历记载,了解过去的病史、诊断、治疗经过、护理诊断及护理计划等;

(2)参阅一下有关此次疾病的诊疗情况;

(3)必要时向其他护理人员了解本病的有关情况;

(4)写下几个你准备提出的问题,以便集中话题,达到交谈的目的。

其他应做的准备是安排好交谈的环境,如关上房门、拉好隔帘,请旁人暂时离开以保护隐私;关上广播或电视以避免分散注意力;选择合适的时间以避免检查或治疗的干扰等;特别要注意的是病人的体位、姿势是否舒适,能否坚持较长时间的交谈;是否有当时就要予以满足的需要等。

为了能给病人一个良好的首次印象,护士除了做好以上准备以外,应创造一个温暖的气氛,并表示接受的态度,使病人愿意敞开心扉说出自己的想法。这时要注意的是:

(1)有礼貌地称呼对方;

（2）作自我介绍；

（3）向病人说明本次交谈的目的和大约所需的时间；

（4）告诉病人在交谈过程中，希望他随时提问和澄清问题。当病人已了解交谈的意义，并且已无紧张情绪时可开始交谈。

这一阶段在询问病史和症状的方式上，应该采用"开放式"提问，让病人回答时有一定的范围，促使病人用自己的词汇表达问题，从而建立起一种鼓励交往的氛围和有效的继续交谈的条件，取得有关疾病和心理方面的信息。提问时应注意：

（1）一次只问一个问题；

（2）把问题说得简单清楚；

（3）根据病人的背景，用他能了解的语言提问；

（4）尽量少问"为什么"的问题，以免使病人感到回答不出而紧张；

（5）在这时候尽量少问只用"是"或"不是"就能回答的问题。

同时护士给予一般性反应，如在倾听病人诉说时不时地点点头，或说"是""哦"等，表示对病人所说的感兴趣，希望能继续讲下去。

（二）交谈中期

在交谈过程中，有时病人对某一问题感到不知如何叙述，甚至有的病人因涉及自己隐私而出现缄默。此时应采取"启发式"言语进行启发、诱导，以洞察其原因，及时解除病人顾虑，也可以采用过渡性语言，或复述部分或全部病人所述以鼓励他继续往下讲，让他知道你已听到他所讲的。当复述你所感兴趣的内容时，可起到引导病人在这方面进一步阐述的作用，暗示病人就叙述话题继续交谈下去。在交谈中期，护理人员要避免单方面扮演交谈主角，使双方交谈变成"一言堂"，从而使病人感到无所适从，甚至产生反感或厌恶，应当采取半结构式的"讨论"方式，既认真听取病人意见，又不使交谈内容偏离太远。在此期间，护士用具体的行动帮助病人解决问题。病人可以分享那些通过思考和解决问题而表现出来的个人感知和感情，从而使病人自觉增进行为的改变。要注意的是，没有信任的行动会造成病人的被迫感而影响护理效果。

协助病人表达他的思想和感受，护士要做好接受和应付病人所表达的感受的准备，使病人感到你是关心他的，可采用：

（1）分担观察所见　　如护士观察到病人在发抖，护士可说"你在发抖吧"，以与病人分担所观察到的行为，这样既可说明病人是集中注意点，突出了病人的情况，也可表达护士对病人的关心和进一步讨论的兴趣。

（2）理解病人的感情　　护士应协助病人感到他的感情是能被理解和接受的，并鼓励他继续表达。如病人说"我讨厌医院里的一切，我想回家"，护士应回答"我能理解你的心情……"

（3）选择性反映　　是指选择最重要的问题给以反映。如病人说"我感到很累，我的腰很疼"，护士可问："你累了？"或问"你的腰很疼？"以进一步探索。

（4）使用沉默　　沉默可给病人一个考虑的机会，同时也给护士提供观察非语言性行为的时间。对有焦虑的病人，温暖的沉默常常会使他感到你很体贴和舒适。

（5）给予信息　　在交谈过程中，若能适当地提供一些有关信息，如回答一些问题，纠正一些错误的概念，讲一些维持营养以及自我调节的知识，会使病人感到有帮助。

为了确保相互理解，即双方对语言或含义有一致的认识，可用澄清、核实等技巧。

（三）交谈末期

顺利地结束交谈常为今后的交谈和护患关系打下良好的基础。由于开始时已说明所需时间，所以最好能在结束前事先提醒时间快到，不要提出新问题以便能按时结束。在结束时，把交谈的内容小结一下，并要求病人提出意见以核实其准确性。可以表示由于病人的配合使交谈很成功对制订护理计划很有帮助，并相约下次交谈的时间和内容。如对准备手术的病人说："在你手术前，我会与你详谈注意事项"；或介绍给病人一些学习材料，如"你可先看一些科普材料，把问题写下来，下次我们再谈"等。

交谈结束，护理人员应该说一些安慰体贴的话语，不可突然中断谈话或无缘无故离开病人，以免使病人产生疑虑。

【经典阅读】

1956 年，《内科学文献》上发表了美国学者萨斯和荷伦德的一篇文章，两位学者提出了三种医患关系模式，即主动—被动模式、指导—合作模式以及共同参与模式，也常被称为萨斯—荷伦德模式。

具体请查阅文献：Szasz T S, Hollender M H. A contribution to the philosophy of medicine—the basic models of the doctor-patient relationship [J]. Archives of Internal Medicine, 1956, 97(5): 585-592.

（任蔚虹、杨颖、王撬撬）

内容简介

第九章　心理护理程序

心理护理是临床各科护理的重要组成部分。本章将心理干预的主要环节与护理程序的关键环节相结合,展示心理护理的一般操作过程。在护理评估阶段,选用观察法或其他心理评估方法,获取护理对象的心理反应及其相关影响因素等资料;在护理诊断阶段,识别主要心理行为问题,选用心理应激过程模型或其他心理理论,解析问题形成的关键因素,列出主要护理诊断;在护理措施阶段,选用临床可操作且护理对象易接受的心理干预技术,适度调整关键因素,促进护理对象的心身适应。

通过本章的学习,主要达到:表述心理护理的基本要素;列举心理护理的主要特点;列举心理护理的主要原则;表述心理护理的基本程序;列举过度焦虑的护理对象常见的护理诊断名称;列举抑郁的护理对象常见的护理诊断名称。

第一节　心理护理概述

一、心理护理概念

现阶段,对心理护理(psychological nursing)有多种认识,但大多出自两种视角。一种通常将心理护理视为日常基础护理的"高配版"。基于该视角,心理护理常被等同于日常护理工作中对病人良好的态度和周到的服务,或等同于心理卫生健康宣教。另一个常见视角则是对心理护理提出了更高的专业要求,将心理护理视为临床护理中的"专业版"。有些学者将心理护理视作临床护理这一特殊领域中的心理咨询或心理治疗,心理护理必须由经过规范系统心理培训的心理学专业人员来进行。有些学者将心理护理等同于精神科专科护理。更多学者则将心理护理视为与医学照顾、病情观察、健康指导等并列的整体护理必备工作内容之一。正是出于这样的理解,本教材对心理护理的定义如下:

心理护理是护理人员以心理学知识和理论为指导,以良好的护患关系为桥梁,按一定的程序,应用各种心理技术,消除或缓解护理对象存在的或潜在的心理行为问题的护理过程。护理人员通过心理护理积极维护护理对象的心理健康,切实践行"促进健康、预防疾病、恢复健康和减轻痛苦"的护理宗旨。

基于以上定义,心理护理的基本要素包括以下几方面:

(1)需由具备一定的心理学知识和技能的护理人员实施　缺乏系统的心理知识,对现代心理学理论不了解,没有一定的心理干预技能,仅仅通过良好的态度对他人进行安慰或劝告,虽然可以引导他人的心理症状得到缓解,但并不是心理护理。

(2)需按一定的程序有步骤、有计划地实施　心理护理应以护理程序(即评估、护理诊断、计划、实施和评价五个步骤)为基本的工作方法,互为联系、系统地解决问题。

(3)需综合使用各种心理学理论和技术　基于心理现象的复杂性,几乎每一种心理行为问题,不同的心理学理论体系对其发生、发展机制等都有着各自不同的理论解释,相应地采用各种不同的技术缓解或消除心理行为问题,促进个体心理健康。面对护理对象形形色色的心理状态,护理人员应选择那些临床中简便易行、行之有效的相关理论和技术。

(4) 针对护理对象存在的或潜在的心理行为问题实施护理　心理护理过程中,护理人员评估护理对象现存的心理行为问题,或评估心理平衡遭受破坏的可能性及其相关因素,然后针对存在的或潜在的心理行为问题进行心理护理。

二、心理护理在整体护理中的意义

长期以来,我国医疗工作都基于生物医学模式的医学观,护理工作的主要内容是协助医生诊断和治疗疾病,护理工作局限在医院,并按医疗操作、生活料理、体征观测等不同的功能进行分工操作。护理人员在护理过程中忽视了护理对象是一个身心相互作用的统一整体,只重视局部疾病的护理,而轻视对人的全面照顾。

20 世纪八九十年代,随着护理程序(nursing process)和责任制护理(primary nursing)模式的引入,整体护理思想在中国大地上茁壮成长。时代在发展,人民的健康需求也在不断提升。《健康中国行动(2019—2030 年)》将"各类临床医务人员主动掌握心理健康知识和技能,应用于临床诊疗活动中"纳入了心理健康促进行动。《全国护理事业发展规划(2016—2020 年)》中明确指出:"继续推动各级各类医疗机构深化'以病人为中心'的服务理念,大力推进优质护理服务,落实责任制整体护理。护士运用专业知识和技能为群众提供医学照顾、病情观察、健康指导、慢病管理、康复促进、心理护理等服务,体现人文关怀。"

在全心全意为人民健康服务的职业道德宗旨下,以人民健康为中心、覆盖全生命周期的优质护理服务正不断被推进。当下,责任制整体护理被视为促进优质护理服务长期发展的"最适"模式。整体护理(holistic nursing)的基本含义是护理人员视服务对象为一个功能整体,在进行护理服务时,向服务对象提供包含生理、心理、社会、精神和文化等方面的全面帮助和照顾。责任制整体护理则运用责任制护理模式贯彻整体护理理念,"责任护士对所负责的病人提供连续、全程的护理服务"(《2010 年"优质护理服务示范工程"活动方案》)。

心理护理正是基于人的心身相互作用、协调统一的整体思想,有步骤、有计划地使用各种心理学的理论和技术,改善护理对象的心理功能,消除或缓解其存在的或潜在的心理行为问题。心理护理对维护护理对象的心身健康有着重要意义。

(1) 心理社会因素可引起个体躯体的不适症状或病感。生物医学模式指导下的护理无法解除或缓解这些症状或病感,而通过心理护理,有助于澄清病感的性质,帮助个体调整心理社会状态。

(2) 处于不同生命周期的个体,往往具有一定的心理特点。例如,中年人处于知识经验日益丰富而生理功能逐渐衰退的状态下,他们肩负事业和家庭的双重责任,长期承受的高强度的压力威胁着他们的心身健康,而一旦生病,个体往往难以放弃原有的责任,在病人角色转变过程中易出现角色冲突等不良适应状态。通过心理护理,可以促使个体角色适应,有利于疾病的康复;另外还可帮助个体出院后,塑造社会家庭的良好功能状态,达到维护心身健康的目标。

(3) 个体的躯体疾患可引起个体的各种心理反应。例如,外科手术病人对手术的某些错误认知、术前过度的紧张或焦虑的情绪状态,对手术的预后具有不同程度的影响。通过心理护理,促进病人形成良好的手术认知、调整情绪状态处于适当的焦虑水平,有助于促进手术病人保持适宜的心理状态、防止心身症状的恶性循环,以及发挥手术疗效。

三、心理护理的特点

1. 广泛性与连续性

在医院环境中,从病人入院开始到出院,乃至出院后,护理人员在与病人接触的每一阶段,都需要观察病人的心理状况,并有计划、有步骤地开展心理护理。而现阶段心理护理的工作任务是提高所有人、生命周期的所有阶段的心理健康状态,更具广泛性和连续性。

2. 复杂性与个别性

心理护理的目标是消除或缓解护理对象存在的或潜在的心理行为问题。为达到目标,心理护理需要综合分析护理对象的心理系统特点,选用适宜的心理学技术,开展心理护理程序,是一个既复杂又需要强调个体差异性的过程,具有复杂性和个别性。

3. 心身统一性与心理能动性

人是心身统一的整体,躯体的状况会影响心理健康水平,而心理状态又会影响躯体的健康状态。良好的心理护理能帮助个体提高心身功能,发挥心理潜能。只有心理护理与生理护理互为结合的临床护理,才能促使个体处于心身协调的健康状态。

4. 社会性与发展性

个体的心身状态与所处的社会环境的关系密切,社会环境不断变化,个体的心身状态也处于动态的变化中。通过心理护理,一方面可帮助个体获取家人和朋友的关心、支持,为其建立良好的社会环境;另一方面帮助个体自我调整,主动去适应变化的外部环境,以恢复适应社会的良好功能状态。

四、心理护理原则

1. 平等原则

心理护理过程中,护患双方是一种相互平等的关系。对护理对象心理状态的评估过程、护理计划的制订过程以及具体的护理实施过程中,都需要护理对象的自愿和积极主动的参与,需要护患双方的平等协商。护理人员应秉着真诚、友善的态度对待护理对象,履行告知等各项义务,尊重他们的权利和人格。

2. 自我护理原则

依据 Orem 的自理理论中的护理系统结构,护士应依据病人的自理需要和自理能力的不同而分别采取不同的护理系统:全代偿系统、部分代偿系统和支持—教育系统。在心理护理过程中,护理人员同样应在对护理对象进行自理需要和自理能力评估的基础上,给予不同程度的专业帮助。当个体处于社会适应状态时,个体具有调动自我能量,调整心身状态,以维持心理健康的能力。此时的心理护理通过提高个体的自我调适能力,从而发掘个体的社会适应潜能。而当个体对心理健康的自我管理能力降低时,或环境对个体维护心理健康的需要过高时,个体无法独立地维护健康,此时的心理护理重点是帮助个体心身重建,从而部分或完全恢复社会适应状态。

3. 保密原则

尊重病人、保护隐私,是护理人的基本职业操守。精神卫生服务有一定的特殊性,经常会涉及个体许多不便暴露的内心体验或其他私密信息。这些个人私密信息若被第三人知晓,很可能让病人遭遇不当价值评判,轻则令病人徒增烦恼,重则可能污损病人个人名誉。心理护理的过程中,涉及病人隐私信息时应保持较高的敏感性,必要时适度承诺、知情同意,并切实为病人保守秘密。

第二节　心理护理的基本程序

一、心理护理评估

心理护理程序的第一步,是通过临床观察、晤谈、调查、量表测查(见有关章节),或采用某些实验手段,收集各种信息,对护理对象的整体功能、主要心理问题及其相关因素进行评估(assessment)的过程。

（一）评估整体功能

1. 生理功能

评估个体的生命体征、水电解质平衡、睡眠、排泄、进食等生理状态的改变,以及这些生理改变与其心理状态之间的关联。无论是心理动力学理论、心理生理学理论,还是行为学习理论,均认为心理和生理功能之间互为作用。各种心理症状会对机体的生理功能产生不同程度的影响,常以交感神经功能紊乱为主要表现,如面红、皮肤出汗、胸闷、气促、尿频尿急等;往往还会导致个体饮食、睡眠、体力等方面的改变。

2. 心理功能

在良好的护患关系和知情同意、保密等基本原则的基础上,综合运用各种方法对个体的认识过程、情绪情感过程、意志过程和个性等心理状态进行评估,结合经验标准、统计学标准、医学标准和社会适应等判断标准,与护理对象以往一贯的心理状态以及处于类似环境中的大多数正常人的心理状态进行比较分析,衡量个体的心理状态是否有明显改变,是否存在异常心理。

3. 社会功能

评估个体的社会功能是否存在缺陷及其程度,以及是否与心理状态或生理功能有关。社会功能,体现个体的社会适应状态,主要包括个体的生活自理能力、角色功能、人际交往能力、现实检验能力等多方面。社会功能的缺陷程度,是评估心理健康水平的重要指标。

按临床经验标准,社会功能的缺陷程度可分为轻度缺损、明显缺损、中度缺损和重度缺损。①轻度缺损,表现为能自理生活,在指导下能独立参加劳动;②明显缺损,表现为能自理生活,无独立劳动能力;③中度缺损,表现为生活自理能力差,经督促能刷牙、洗脸,无劳动能力;④重度缺损,表现为生活及劳动能力丧失,督促也不能料理生活。

（二）评估主要心理问题

在对护理对象整体功能状态评估过程中,基本确定其主要的心理问题。在此基础上,进一步评估该心理问题的程度、发生频率和变化规律等,如评估焦虑情绪反应最早出现的时间、持续时间、变化规律以及伴随的生理变化等,如评估药物滥用行为最初出现的时间、出现频率等。

（三）评估相关因素

以有关理论为指导（如心理应激多因素系统模型），评估心理问题的相关因素，探讨心理问题的形成机制，对心理问题做出综合的分析与判断。

1. 生理因素

（1）遗传因素　评估个体的两系三代中有关心理行为问题情况。

（2）躯体健康状况　如是否有发热、抽搐、昏迷、药物过敏史；是否有感染、中毒等躯体疾病史，特别是有无中枢神经系统疾病；母孕期、围生期是否有并发症等。

（3）理化因素　如是否有酗酒、吸毒、药物滥用等；是否有农药等有毒物质的接触史等。

（4）其他生物学因素　如性别、年龄等。

2. 心理社会因素

（1）生长发育史　如学龄期的学习生活情况、青春期的发育情况等。

（2）个性　如是否具有孤独、被动、退缩的特点，是否具有敏感多疑的特点，是否具有谨小慎微、过于追求完美的特点，是否具有冷酷无情的特点，是否具有易激惹、易冲动的特点，是否过于依赖、感情用事等。

（3）认知特点　如是否具有一定的认知倾向性；是否具有某些不合理信念；是否存在"全或无"的思维等认知歪曲等。

（4）应对特点　评估个体在面临压力或困难情景时，所运用的各种适应性技巧或策略。

（5）生活事件　是否有显著的生活改变，如失去亲人、躯体重大疾病、工作调动等；是否有持续时间较长的生活困扰。

（6）社会支持　了解个体的家庭和人际交往情况，如家庭的一般状况、与家人的关系、平时待人接物的态度、与同事的关系等。

（7）其他因素　如个体的生活习惯、宗教信仰等。

二、相关护理诊断

心理护理程序的第二步是在以上评估所获取资料的基础上，识别主要心理行为问题，解析问题形成的关键因素，并列出主要护理诊断（nursing diagnosis）。

依据第 11 版 NANDA-Ⅰ护理诊断（NANDA International Nursing Diagnoses Definitions & Classification，2018—2020），以下列举临床常见的与一般心理问题相关的护理诊断名称。

（1）健康促进（health promotion）领域，健康意识分类的"从事娱乐活动减少"、健康管理分类的"健康维持无效"等；

（2）营养（nutrition）领域，摄入分类内的"营养失调：低于机体需要量"等；

（3）排泄和交换（elimination and exchange）领域，胃肠功能分类的"腹泻"等；

（4）活动/休息（activity/rest）领域，睡眠/休息分类的"睡眠型态紊乱"、能力平衡分类的"疲乏"、心血管/肺反应分类的"呼吸型态无效"等；

（5）感知/认知（perception/cognition）领域，认知分类的"情绪控制不稳""冲动控制无效""知识缺乏"等；

（6）自我感知（self-perception）领域，自我概念分类的"绝望"、自尊分类的"情景性低自尊"、体像分类的"体像受损"等；

（7）角色关系（role relationships）领域，照顾者角色分类的"照顾者角色紧张"、家庭关系分类的"有依恋受损的危险"、角色扮演分类的"角色扮演无效"等；

（8）应对/压力耐受性（coping/stress tolerance）领域，应对反应分类的"焦虑""应对无效""否认无效""恐惧""哀伤""情绪调节受损""无能为力""压力过多"等。

（9）生活原则（life principles）领域，价值/信仰/行为一致性分类的"决策冲突""精神困扰"等。

（10）安全/保护（safety/protection）领域，躯体损伤分类的"有受伤的危险"、暴力分类的"有自杀的危险"等。

（11）舒适（comfort）领域，躯体舒适分类的"慢性疼痛"、社交舒适分类的"社交隔离"等。

三、心理护理措施

心理护理程序的第三步，在心理护理评估和心理护理诊断两个环节的基础上，针对个体现存的或潜在的心理行为问题或问题形成的关键因素，确定护理目标（expect objective），选用效果较明确、临床可操作、病人易接受的心理干预技术。

（一）心理技术的选择

结合第五章关于心理问题与干预的层次分析，某些个体仅仅是由于缺乏某些方面的知识或存在某些错误的认识，或在面对某些生活事件时缺乏足够的社会支持而引发了一定的心理行为问题（第一层次），对于这类问题，相应地通过护理宣教丰富有关知识或改变错误的认识，或通过增强社会支持，就可达到部分缓解或消除心理行为问题的目标。目前的护理工作领域已较为普遍地开展护理宣教、一般支持等心理技术。

而对于那些认知偏差或不良应对方式等有关因素起主要作用的心理行为问题（第二层次），则需要通过专业心理技术，例如认知矫正指导、自我管理技术等，促使个体建立更为适应的认知模式或应对方式等，从而恢复心理平衡状态。在以前，护理人员在面对这类心理行为问题时，往往因为缺乏专业心理知识和技能而束手无策。

对于人格层面问题为主要因素的心理行为问题（第三层次），则需要采用较前两个层次更为系统和复杂的心理治疗程序，也对护理人员提出了更高的要求。

在心理技术的选择上，还应该结合护理的临床特点作以下考虑：

（1）所选用的心理技术已被证明能有效地改变相应的心理行为问题　某类心理行为问题，往往有不同的心理理论解释其发生的机制，并有不同的心理技术干预其发生发展。这就需要比较不同的心理技术的有效性，选用那些具有更好疗效的心理技术。

（2）有开展心理技术的有关条件　心理技术往往对实施的环境、设备具有一定的要求，如生物反馈疗法，需要较为安静和独立的场所，以及生物反馈仪器，如果缺乏这些必要条件，就无法开展这一心理技术。

（3）个体对该心理技术具有较好的接受性和主动性　心理技术的实施，是护理人员和护理对象互相合作的过程，需要护理对象的主动参与。故相应的心理技术，不仅需要护理人员具备一定的知识和技能等条件，还往往需要个体具有较好的接受性和主动性。如认知治疗的应用中，个体的低教育水平往往就会影响其对心理技术的接受性，从而影响心理技术的有效实施。

(二) 心理护理的实施

1. 心理技术实施前的会谈

在确定具体的心理技术和实施方案后,为保证心理护理的有效进行,护理人员应与护理对象进行会谈。会谈内容主要包括以下方面:① 介绍心理行为问题病史及诊断;② 介绍心理行为问题产生的原因,以相关理论作简单的原理说明;③ 分析心理行为问题的相关因素,特别指出哪些因素与心理行为问题的维持和发展有密切联系;④ 说明心理护理实施的必要性;⑤ 介绍将要采用的心理技术的原理和大致过程;⑥ 强调心理护理期间主动参与的重要性,如自我监控和完成家庭作业的重要性。

会谈中,应鼓励护理对象表达自己的想法,有助于获取他们的反馈信息,还有助于充分调动他们的参与感,从而建立良好的平等合作关系。

2. 心理技术的具体实施过程

不同的心理技术,往往具有不同程度的标准化的模式。例如,贝克认知治疗的第一次会谈的推荐结构中依次包括设置日程、心境检查、目前问题的复习、确定问题和安排目标、教授病人认知模式、诱发治疗期望等。但在面对具体的个案时,则要依据每一阶段护理对象的具体状态,适当调整具体的实施过程,可谓临床艺术和心理技术方法不断结合的过程。

3. 其他护理措施的实施

人是心身的统一体,个体的生理功能与心理状态互为影响。心理行为问题常伴有某些不良的生理表现,而不良的生理状况也会影响个体参与心理护理的过程。为促进个体的心身健康,除了心理技术的实施,还需要在对个体的健康状况进行护理诊断的基础上,有针对性地实施其他有关的护理措施。

4. 评价与记录

在选用心理技术实施心理护理的过程中,动态评估护理对象的心理行为问题及其相关因素的变化情况,对护理效果做出评价(evaluation)。根据评价结果,调整心理技术或预期目标,或结束心理护理过程。如果护理对象的身心状况无明显改善,应首先排除心理措施未得到正确执行或充分配合。若确信某一方法对其无效,再考虑另选其他方法。例如面对处于明显手术焦虑状态的病人,一般劝慰无效时,尝试使用放松技术。

心理护理的记录,作为心理护理实施过程的原始记载,是心理护理的重要工作内容。记录的内容主要包括对个体的心理状态的评估、心理护理目标、心理护理实施的要点、家庭作业情况、心理护理计划及实施情况等。记录为各班次护理人员传达护理对象的信息,维持护理的连续性和完整性。更重要的是,记录还有助于回顾心理状况的变化情况,有助于验证心理行为问题发生发展的影响因素,有助于及时发现心理护理过程中的不利因素和有利因素,且心理护理前后心理状态的明显差异能进一步调动护理对象主动参与的积极性。

第三节　常见情绪问题的心理护理程序

一、焦虑的心理护理程序

焦虑(anxiety)是一种内心紧张不安、预感到似乎将要发生某种不利情况而又难以应付的一种复杂的负性情绪反应。可以说,焦虑是个体征服世界、实现自我的过程中不可避免的一种情绪反应。适度的焦虑反应,可以促进机体提高防御水平、促进个体及时解决问题,从而促进个体行为,是促进型焦虑;而过度的焦虑反应,反而可能降低个体行动的效率、增加个体敌意感、引发愤怒等情绪反应,最终不利于行为的及时有效实施,是妨碍型焦虑。而那些没有明确的致焦虑因素,或虽有明确的致焦虑因素,但反应程度、持续时间与致焦虑因素不相称,或焦虑原因解除后仍难以消除的焦虑,则可能属于病理性焦虑。

(一)心理护理评估

1. 评估整体功能

(1)生理功能 焦虑对生理功能的影响,主要涉及呼吸系统、心血管系统、神经内分泌系统以及泌尿生殖系统等多系统的生理功能改变,也被称为躯体性焦虑,多系自主神经系统功能紊乱表现。如胸闷窒息感;心前区不适感、心慌心悸感、血压升高;头晕、头痛、耳鸣、视物模糊、记忆障碍、入睡困难、多梦、全身肌肉紧张、全身或局部疼痛等;尿频、尿急、排尿困难等;食欲减退、腹泻;面红、皮肤出汗等。

(2)心理功能 主要表现为缺乏明确的客观对象和具体而固定的内容的紧张不安感甚至惊恐的负性体验,也被称为精神性焦虑。个体感到威胁在逼近,内心处于警觉状态,同时感到自己没有能力面对威胁,或感到自己的行为并不能有效地应对威胁,担忧、紧张、着急、烦躁、害怕、不安、恐惧、不祥预感等不同程度的不安感,双眉紧锁、坐立不安、抓耳挠腮、不自主发抖、语无伦次、情绪易激动、容易哭泣等外在行为表现,极度焦虑病人还可出现回避行为。

(3)社会功能 在生理和心理功能改变的基础上,社会功能往往也有不同程度的改变。如手术病人处于过度的焦虑状态,不仅会影响病人的生理和心理功能,还会明显影响病人对治疗和护理措施的主动性以及依从性,影响手术治疗效果,甚至可能因此拒绝手术治疗。

2. 评估焦虑

基于对个体整体功能状态的评估,基本确定个体主要的心理问题为焦虑,继而对焦虑做进一步详细评估,包括对焦虑的程度、变化规律以及伴随的生理、心理和社会功能改变等方面的评估。

临床上普遍采用焦虑自评量表(SAS)对焦虑程度进行评估,SAS总分越高反映焦虑程度越高。该量表总共20个条目,用时短,病人配合度较好。除此之外,尚有多种具有良好信度和效度、广被运用的心理测验量表,如汉密顿焦虑量表(HAMA),包括躯体性和精神性两项因子分,可进一步了解病人的焦虑特点;如焦虑状态—特质问卷(STAI),前20项评定状态焦虑,后20项评定特质焦虑,如贝克焦虑量表(BAI)等。

除了运用心理测验评估焦虑程度,还可通过病人的生理指标间接反映焦虑水平。通常使用的指标包括皮肤电反应、皮肤导电性、皮肤温度、皮肤血流容积、肌电、脑电、心率、血压、呼吸频率和掌心出汗等。运用生理指标评估焦虑,具有较好的准确性,但因缺少常模数据或解释困难,应用还有局限性,多用于研究领域,临床应用较少。随着焦虑生理学研究的深入和测量仪器的发展,生理学测量具有更广阔的前景,并将成为测量焦虑反应的可靠指标。

3. 评估焦虑相关因素

不同学派从不同角度强调了生物、心理和社会因素在焦虑的发生发展中的重要作用。

(1)认为焦虑与躯体性疾病、精神疾病间存在着互为作用和影响的复杂关系。大部分躯体疾病、精神疾病均可引起焦虑,而焦虑也可躯体化。许多躯体疾病可以表现有焦虑症状,甚至是首发症状或主要症状。而治疗躯体疾病所需采用的某些治疗方法如外科手术,往往对个体来说是重大的生活事件而引发焦虑等情绪反应或其他行为反应。

(2)认为心理社会因素在焦虑的发生发展中起重要作用。弗洛伊德(Freud S)认为当"自我"无法调节"本我"和"超我"之间的矛盾冲突时就会引发焦虑,并将其分为现实性焦虑、道德性焦虑和神经性焦虑。埃利斯(Ellis A)认为焦虑问题是由那些针对自己、他人或社会的非理性信念所导致的。福尔克曼(Folkman S)和拉扎勒斯(Lazarus RS)提出,个体在次级评价阶段若做出了事件是无法改变的判断时常出现非适应性焦虑或其他不良情绪反应。

以相应的理论为指导,对与护理对象的焦虑反应相关的生物、心理和社会因素进行评估,探讨焦虑的可能原因和主要影响因素。如以心理应激多因素系统模型为指导,对生活事件、应对方式、认知评价、社会支持、个性等进行评估,分析在焦虑的发生发展中起主要作用的因素,从而为心理护理措施的制定与实施提供依据。

(二)相关护理诊断

针对病人的过度焦虑反应主要护理诊断为"焦虑"。

如某乳腺癌病人,入住乳腺外科病房后反复询问经管医生和责任护士手术是不是百分百能成功。经心理护理评估后,在所获取资料的基础上,根据该病人的具体情况,列出以下护理诊断:

焦虑:与担心手术风险、"不能百分百成功,那岂不是就要丢了性命"等不合理信念有关,证据为反复询问手术成功率、夜间入睡困难。

按所属领域排序,其他护理诊断可有:营养失调,低于机体需要量;睡眠型态紊乱;知识缺乏;精神困扰;等等。

(三)心理护理措施

在以上评估和诊断的基础上,根据心理问题的层次,结合临床具体情况选择合适的心理技术,有程序有计划地实施。

护理宣教和一般支持主要适用于缓解第一层次的焦虑问题(例如外科病人因知识和信息的缺乏而焦虑)。护理宣教的内容往往涉及许多方面,护理人员应考虑个体的理解能力、知识情况、信息需求以及信息与健康的密切程度等具体情况,有针对性地开展宣教。一般支持主要包括鼓励护理对象表达自己的焦虑感受、讨论处理焦虑可采用的方式、帮助获取家人朋友的支持等。董兵等(2001)在手术前向胆囊切除手术病人提供有关信息,主要有术前不同的心理状态对手术及术后恢复的影响、胆囊疾病的相关知识、胆囊切除手术的简单步骤及对未来生活的影响、全身麻醉的有关情况、手术室环境、手术医务人员的情况等,研究表明这些信息有助于缓解术前焦虑及术后疼痛,且促进术后身体的恢复。

近些年,个体所具有的认知、应对方式等方面一定的倾向性,被认为可能是病理性焦虑发生的关键所在。如广泛性焦虑障碍具有典型的"焦虑性担忧",即一种未来指向的、个体时刻准备去应付即将发生的负性事件的情绪状态。如社交焦虑障碍病人也具有过于关注社交中可能存在的威胁性的信息以及夸大负性信息的倾向等认知特点。有研究表明,广泛性焦虑病人(GAD)积极应对维度得分较低,而消极应对却远高于正常组。对于这些属于第二甚至第三层次的焦虑问题,往往采用联合治疗方案,也可使用包括认知矫正指导、暴露技术(想像暴露、现场暴露、角色扮演暴露等)、行为训练、放松训练等有关技术。

其他护理措施,如对存在进食、睡眠或排泄等基本生理功能障碍的病人,应鼓励和督促其逐步恢复有规律的日常生活,规律进食、睡眠、排便等。如对生活自理能力降低的病人,应通过指导或协助来帮助其改善自我照顾能力。

对于与人格特质密切相关的焦虑病人(第三层次的问题),如强迫症病人的焦虑症状,如一般的心理教育和指导无效,应采用系统的心理治疗或建议其接受精神药物治疗。

焦虑的心理护理过程中,尤其是心理技术的实施过程中,通过临床访谈、心理测验、相应的生理指标、个体自我监测(self-monitoring)等方法,对个体的焦虑临床表现、个体整体功能状态进行动态性评估。在动态评估的基础上,形成对心理护理效果的评价,判断影响心理护理成效的因素,指导心理护理的及时调整。

二、抑郁的心理护理程序

抑郁(depression)情绪对每个人来说都不陌生,每个人都有过精神不振、心情不愉快、不想做事的消极体验。但如果程度较重,持续的时间较长,且伴有一定的躯体症状,对社会生活影响明显,则可能属于病理性抑郁状态。

(一)心理护理评估

1. 评估整体功能

(1)生理功能　生理方面的改变主要包括躯体不适感、睡眠和食欲改变等方面:常见的头晕、乏力感、倦怠感;部位不定且性质不明的疼痛不适感;消化不良和便秘等;早醒、易醒、醒后仍有明显的疲劳感或睡眠增多;食欲下降、体重减轻或食欲增加、体重增加等改变。

(2)心理功能　以悲观低落的情绪情感状态最为突出:觉得总高兴不起来,动不动伤心难过、想哭;不想动,平时有兴趣的事情也提不起兴趣来,干什么都"没意思";觉得自己没什么用,甚至觉得自己"毫无价值";无助感、无望感,甚至觉得"活着没意思""活着不如死了好"。在悲观低落的情绪情感改变的基础上,个体往往往会有思维的速度减慢、注意力不集中、记忆能力下降、负性想法增多、过多自责等认知改变,以及活动减少、行为退缩和依赖他人等行为改变。

(3)社会功能　在低落的情绪情感状态、躯体不适等影响下,社会功能自然也会发生不同程度的改变。如国外报道约 25%～65% 的病人会有工作能力的下降、人际及家庭关系与社会功能减退。抑郁程度轻的个体,工作学习效率下降,家里卫生懒于打理;程度严重的,不外出交往、不工作学习、个人卫生都不料理,甚至可达到抑郁性木僵状态(depressive stupor)。而对于临床病人,抑郁状态往往会让病人放弃与疾病积极抗争,而屈服于病魔,可能延缓疾病的康复进程,或可能加速疾病的恶化。

2. 评估抑郁

在以上对整体功能状态评估的基础上,可以基本明确个体主要的心理问题为抑郁,接下来对抑郁做进一步评估,评估抑郁的程度、何时出现、何时加重、何时减轻等变化规律以及伴随的其他生理、心理和社会功能改变等方面。

临床上常用的评估抑郁程度的量表有汉密顿抑郁量表(HAMD)、医院焦虑抑郁量表、抑郁自评量表(SDS)、抑郁状态问卷、流调用抑郁自评量表(CES-D)、贝克抑郁问卷(BDI)、抑郁体验问卷等。另外,生化和神经内分泌的某些指标,如血浆皮质醇分泌过多、血浆甲状腺释放激素(TSH)显著降低、血浆游离 T_4 显著增加等,对抑郁的评估也具有一定的参考性。

3. 评估抑郁相关因素

在生物学、心理动力学、行为主义等众多理论和相关研究的基础上,应该说抑郁状态是遗传、神经生理、生化以及发展、认知和环境等各种因素综合作用的结果。

(1) 生理因素　近年来的大量研究提示,遗传、神经内分泌等生物学因素在心境障碍的发病中扮演重要的角色。通过家族史,有助于了解病人的抑郁是否存在遗传属性的可能。情绪抑郁的产生都有一定的神经生物学基础,主要是大脑神经突触间隙 5-羟色胺(5-HT)和去甲肾上腺素(NE)等神经递质含量的减少,同时与下丘脑—垂体—肾上腺/甲状腺轴的内分泌调节功能失调有关。但这些生物学指标作为抑郁的临床测评指标尚存在问题。

(2) 心理社会因素　心理动力学的主要观点是,抑郁症源于病人婴儿期的某些欠缺,尤其是父母的丧失和潜在的丧失,而某些事件(如离婚、失业)可再度激活这些最初的创伤,使得人们重新陷入婴儿期的灾难之中。人本主义心理学家倾向于认为,个体不能做出选择、没能发挥自己的潜能、对生命不负责任导致内疚或负罪感所引发的自杀偏向的困扰,使他们变得退缩,很少与人交往,不负责任,放弃价值观念。许多行为主义者认为,抑郁症是消退的结果,即一旦某行为得不到强化,人们就停止该行为,便会变得不活动和退缩等。认知理论则认为不恰当的认知方式与抑郁状态有关,主要有认知歪曲、消极归因方式等。如贝克的情绪障碍认知理论认为,人们所形成的功能失调性态度(underlying dysfunctional assumptions, DAS),在某些情况下被激活,产生大量的负性自动思维。这些内容消极、似乎自动涌现的想法构成抑郁的易患倾向,可保持或加强消极情绪。社会文化理论家强调社会文化和经济因素在抑郁症发病中的作用。

以相应的理论为指导,对护理对象的抑郁相关的生物、心理和社会因素进行评估,探讨抑郁的可能原因和主要影响因素。如以心理应激多因素系统模型为指导,对生活事件、应对方式、认知评价、社会支持、个性等进行评估,分析在抑郁的发生发展中起主要作用的因素,从而为心理护理措施的制定与实施提供依据。

(二) 相关护理诊断

针对病人抑郁反应,主要护理诊断为"无能为力"。

如某脑卒中恢复期病人,右侧偏瘫、言语含糊,时常面无表情、一言不发,偶尔暗自流泪。经心理护理评估后,在所获取资料的基础上,列出以下护理诊断:

无能为力:与面对肢体活动受限等应对无效、"不能动,那我就是个废人"不合理信念等有关,证据为不愿与人交流、食量明显减少、不愿意参加康复治疗、SDS 总分为 50。

按所属领域排序,其他护理诊断可有:营养失调,低于机体需要量;睡眠型态紊乱;知识缺乏;绝望;有自残的危险;有自杀的危险;社交隔离;等等。

(三) 心理护理措施

在以上评估和诊断的基础上,根据心理问题的层次,结合临床具体情况选择合适的心理技术,有程序有计划地实施具体措施。

对第一层次的抑郁问题,主要采用护理宣教和一般支持等心理技术。通过倾听、解释、指导、安慰、激励等多种方法,使护理对象感受到真诚的被接受和被关心,主动表达自己的情绪和不愉快的感受,且逐步了解疾病的有关知识、心理护理的具体过程和要求,最终积极主动地参与心理护理过程。

对第二层次的抑郁问题,可采用认知指导、集体治疗、心理危机干预等多种心理技术。赵燕等(2000)对肿瘤病人综合性地采用多种心理技术,包括一般性心理支持、疾病知识教育、互助治疗、家庭和社会支持治疗、音乐结合肌肉放松训练及内心意念引导等,结果表明有助于提高治疗效果及生存质量。

对于与人格特质密切相关的抑郁病人(第三层次的问题),如内源性抑郁症病人,若一般的心理教育和指导无效,则应采用系统的心理治疗,如贝克认知治疗、理性情绪疗法或介绍其接受精神药物治疗。目前,贝克认知治疗已得到最多的经验性、有效性和临床应用的研究,已成为抑郁治疗的首选技术。

其他护理措施的实施。处于抑郁状态的个体有较多的不适主诉,需要有针对性地采取相应的护理措施。如病人往往有食欲下降甚至拒食的情况,需要通过提供喜爱的饮食、少量多餐等提高食欲,或通过鼻饲、静脉输液等方式保证病人的营养摄入。睡眠障碍与躯体不适是常见的躯体问题,也需要通过多种生活护理措施促进个体的舒适感。

个体的抑郁严重程度是最直接的评价指标,抑郁程度的缓解有力地说明心理护理的有效性。对于第一层次的抑郁问题,一旦及时、恰当地给予了护理宣教和支持,一般能得到较快的缓解。而对于第二层次或第三层次的抑郁问题,综合性地实施认知治疗等心理技术,需要时间较长,且往往容易反复,抑郁程度的缓解在短期内往往不明显。对相关认知指标的评估,在治疗的早期对心理护理效果评价更具有指向性。Kwon 等(2003)对抑郁病人进行 12 周的认知行为治疗中,自动思维问卷总分的降低最为显著。

【综合分析】

甲某,女,已婚,45 岁,育有一女。甲某一周前被确诊患有乳腺癌。今日,她在丈夫的陪同下入住乳腺外科病房,准备 3 日后行乳腺切除术。责任护士乙某接待甲某,入院宣教过程中,甲某突然问:"做了手术就能好么?会不会人财两失?"乙某回复说:"积极配合治疗,乳腺癌的预后还是挺不错的。"后夜班护士巡视时发现甲某深夜仍未入睡,轻声询问甲某,甲某说自己睡不着。如果你是乙某:

(1)甲某可能有什么情绪问题?为什么?

(2)为了确定甲某是否存在以上问题以及分析问题的主要原因,你准备做什么?如果是想先和甲某谈一谈,那你会问哪些问题?尝试与一个同伴,模拟甲某和乙某的对话。

(3)你发现甲某有这样的想法:"就是做了手术,我这好日子还是到头了。"对此,你准备做什么?

(吴志霞、张红)

解析要点

第十章　心理护理各论(一)

本教材以下 4 章将分别介绍临床各科病人的心理社会问题以及相应的心理护理策略。本章主要介绍心身医学基本概念和心理护理、内科有关疾病病人的心理社会问题以及相应的心理护理策略。在学习过程中,应注意密切结合本教材前面 9 章与心理护理有关的基础知识、基本理论、基本技能和基本程序。

第一节　心身疾病与心理护理

一、心身疾病概述

(一) 定义

心身疾病(psychosomatic diseases)对人类健康构成严重威胁,是造成死亡率升高的主要原因,日益受到医学界的重视。目前,心身疾病有广义和狭义两种解释。广义的心身疾病就是指心理社会因素在发病、发展过程中起重要作用的躯体器质性疾病和躯体功能性障碍。狭义的心身疾病是指心理社会因素在发病、发展过程中起重要作用的躯体器质性疾病,例如原发性高血压、溃疡病。而心理社会因素在发病、发展过程中起重要作用的躯体功能性障碍,则被称为心身障碍(psychosomatic disorders),例如神经性呕吐、偏头痛。显然,广义的心身疾病包括了狭义的心身疾病和狭义的心身障碍。本书基本上采用这种广义的概念。

(二) 理论解释

心身疾病的发病学机制可用多种理论进行解释,这里介绍三种。

1. 心理动力理论

心理动力理论始终重视潜意识心理冲突在各种心身疾病发生中的作用。

早期学者认为,个体特异的潜意识动力特征决定心理冲突,引起特定的心身疾病,病人是以躯体症状来表达,而不是以意识的行为来表达。例如,哮喘的发作被解释是试图消除被压抑的矛盾情绪(如与母亲隔离引起的焦虑)或避开危险物;溃疡病是由于病人企图得到他人喂食与款待的潜意识欲望被压抑;原发性高血压是由于病人对自己的攻击性决断的潜意识压抑等。

后期学者认为,潜意识心理冲突是通过自主神经系统功能活动的改变,造成某些脆弱器官的病变而致病的,只要查明致病的潜意识心理冲突即可弄清发病机制。例如,心理冲突在迷走神经功能亢进的基础上可造成哮喘、溃疡病等,在交感神经亢进基础上可造成原发性高血压、甲状腺功能亢进等。心理动力理论发病机制的缺点是夸大了潜意识的作用。

2. 心理生物学理论

至今还不能完全阐明心理生物学详细发病机制。目前研究重点包括:哪些心理社会因素,通过何种生物学机制作用于何种状态的个体,导致何种疾病的发生。

根据心理生物学研究成果,一般来说,心理神经中介途径、心理神经内分泌途径和心理神经免疫学途径是心理社会因素造成心身疾病的三项中介机制。由于心理社会因素对不同的人可能产生不同的生物学反应,以及不同生物学反应过程涉及不同的器官组织,因而不同的疾病可能存在不同的心理生理中介途径。

心理生物学研究也重视不同种类的心理社会因素可能产生不同的心身反应过程,如紧张劳动和抑郁情绪,这方面已有许多研究成果。因而,不同心身疾病的发生也可能与特定的心理社会因素有关。

心理生物学理论还重视心理社会因素在不同遗传素质个体上致病性的差异,例如,有证据表明,高胃蛋白酶原血症的个体在心理因素作用下更可能产生消化性溃疡,从而确认个体素质上的易感性在疾病发生中的重要作用。

3. 行为学习理论

行为学习理论认为,某些社会环境刺激可引发个体习得性心理和生理反应,如情绪紧张、呼吸加快、血压升高等。由于个体素质上的问题,或特殊环境因素的强化,或通过泛化作用,使得这些习得性心理和生理反应可被固定下来而演变成为症状和疾病。紧张性头痛、过度换气综合征、高血压等心身疾病症状的形成,都可以此做出解释。

行为学习理论对疾病发生原理的理解,虽然缺乏更多的微观研究的证据,但对于指导心身疾病的治疗工作已显得越来越有意义。

二、心身疾病的心理护理

1. 心身疾病诊断要点

(1) 明确的躯体症状;

(2) 寻找心理社会因素并明确其与躯体症状的时间关系;

(3) 排除躯体疾病和神经症的诊断。

2. 心身疾病诊断程序

(1) 采集病史　心身疾病病史采集与临床各科相同,同时还要注意收集病人心理社会方面的有关材料,从中初步寻找与心身疾病发生发展有关的一些因素,例如心理发展情况、个性或行为特点、社会生活事件以及人际关系、家庭支持等。

(2) 体格检查　除了注意躯体的阳性体征外,还要注意体检时病人的心理行为反应方式,有时可以从病人对待体检的特殊反应方式中找出其心理素质上的某些特点,例如是否过分敏感、拘谨等。

(3) 心理学检查　对于疑为心身疾病者,可采用交谈、座谈、行为观察、心理测量及心理生物学检查方法,结合病史材料,确定心理社会因素的性质、内容和在疾病发生、发展、恶化和好转中的作用。

(4) 综合分析　根据以上程序中收集到的材料,结合心身疾病的基本理论,对是否心身疾病、何种心身疾病、由哪些心理社会因素在其中起主要作用和可能的作用机制等问题做出恰当的估计。

3. 心身疾病心理干预目标

(1) 消除心理社会刺激因素。

（2）消除心理学病因　例如对冠心病病人,在其病情基本稳定后指导其对 A 型行为和其他冠心病危险因素进行综合行为矫正,帮助其改变认知模式,改变生活环境以减少心理刺激　从而从根本上消除心理病因学因素,逆转心身疾病的心理病理过程,使之向健康方面发展。

（3）消除生物学症状　这主要是通过心理学技术直接改变病人的生物学过程,提高身体素质,促进疾病的康复,例如采用长期松弛训练或生物反馈疗法治疗高血压病人,能改善循环系统功能,降低血压。

4. 若干心理护理措施

（1）尊重和关心病人,建立起信任、和谐的医患关系、护患关系及家庭关系,形成良好氛围。

（2）在亲属配合下对病人进行心理支持和帮助,提高病人的信心和勇气,克服心理障碍。

（3）利用心身医学知识,了解病人心身特点,给予相应的防治知识指导。

（4）在此基础上,选择适当的心理干预措施,如放松训练、集体干预等方法,对心身疾病的病因和症状方面给予必要的心理护理。

（5）心身疾病应特别重视预防。应针对个体的特点进行预防方面的心理指导,如对那些有明显行为问题者,如吸烟、酗酒、多食、缺少运动及 A 型行为等,应利用心理学技术指导其进行矫正;对那些具有明显心理素质上弱点的人,如有易暴怒、抑郁、孤僻及多疑倾向者,应及早通过心理指导加强其健全个性的培养;对于那些工作和生活环境里存在明显应激源的人,应及时帮助其进行适当的调整,以减少不必要的心理刺激;对于那些出现情绪危机的正常人,应及时帮助加以疏导。

第二节　心脑血管病病人心身问题与心理护理

一、心理社会因素与心脑血管病

（一）高血压

原发性高血压(essential hypertension,primary hypertension,以下简称高血压)是以血压升高[成人收缩压≥140mmHg 和(或)舒张压≥90mmHg]为主要临床表现的综合征。高血压是最早确立的心身疾病。在大多数高血压病人中找不出明确的器质性病因。高血压不仅有高发病率、高死亡率、高致残率,而且并发症多,是脑卒中、冠心病的主要危险因素。心理、社会和行为因素在高血压发病学中有重要的作用。

1. 心理社会因素与高血压发病学

应激性生活事件与高血压有关,例如战争时前线士兵血压较高;失业者血压高,获得新的工作后血压下降;在预期要被解雇(最后未发生)期间血压也高。研究表明,慢性应激状态较急性应激事件更易引起高血压,例如飞机噪声的长期作用可致血压升高;高交通噪声区居民的高血压求治率高于低噪声区,但两者的糖尿病、哮喘、消化性溃疡的就诊率无差异。von Eiff 等(1982)发现,噪声可使从事心算时的血压反应增强。

不良行为因素如高盐饮食、超重、肥胖、缺少运动、大量吸烟及饮酒等因素与高血压的发生有关,而大量调查和实验研究结果证明,这些不良行为因素又直接或间接地受心理或环境因素的影响。

人格因素特别是 A 型行为等与高血压发病关系密切。

不少研究认为,焦虑情绪反应和心理矛盾的压抑,即抑制性敌意是高血压发病的重要心理原因(Buell JC,1980)。

一般认为,在高血压发生中,遗传因素与心理社会因素共同起作用。

2. 临床高血压病人心理特点

高血压病人由于具有引发高血压的有关人格特质,如高度敏感性、表露的愤怒、情绪的压抑、A 型行为(成人)、神经质、不稳定性等,在心理社会应激或情绪应激时,常有恐惧、焦虑甚至抑郁,从而使肾上腺素分泌相对增加,使心排血量增加而使收缩压明显上升;愤怒和敌意时,则以舒张压升高为主。当焦虑或愤怒情绪外露时,血内去甲肾上腺素浓度升高,外周血管阻力增加,使舒张压明显上升;如有敌意情绪而强制阻抑,血内去甲肾上腺素及肾上腺素水平则明显增高。因此,高血压病人常具有被压抑的敌视情绪,心理社会应激或情绪应激强烈而持久,神经、体液、内分泌等的血压调节机制容易遭破坏而致数月乃至数年的血压反复波动,最终形成持续的高血压。

（二）冠心病

冠状动脉粥样硬化性心脏病(coronary atherosclerotic heart disease)指由于冠状动脉粥样硬化使血管腔阻塞导致心肌缺血、缺氧而引起的心脏病,它和冠状动脉功能性改变(痉挛)一起,统称冠状动脉性心脏病(coronary heart disease),简称冠心病,亦称缺血性心脏病(ischemic heart disease)。冠心病是心血管最常见的心身疾病,其发生发展与许多生物、行为和心理社会因素有关,包括年龄、性别、家族遗传、血浆胆固醇、高血压、吸烟、肥胖、糖尿病、口服避孕药、缺少体育活动、情绪、个性和社会文化因素等,这些因素中的许多被称为冠心病的危险因素。

1. 心理社会因素与冠心病发病学

研究证明,心理社会因素是冠心病发病的独立危险因素。心理因素通过不良的生活方式和行为习惯如吸烟、酗酒、持久紧张的高负荷工作和生活节奏与 A 型行为等,通过激活神经内分泌机制,激活交感神经和血小板的活性,引起冠状动脉内皮的功能损伤,形成粥样斑块,促使冠状动脉狭窄,心肌缺血,可引发冠状动脉痉挛和严重的心血管事件,其作用绝不亚于高血压、高血脂、肥胖等传统的危险因素。

与冠心病发生发展密切相关的心理社会因素包括:① A 型行为类型;② 愤怒、敌意;③ 心理应激;④ 职业紧张;⑤ 心力交瘁;⑥ 社会孤独和缺乏社会支持;⑦ 情绪障碍,焦虑和抑郁;⑧ 不良行为方式等。下文仅对应激与 A 型行为作简要介绍。

（1）应激生活事件　急性应激与冠心病显著相关的最强有力的证据是,在配偶死亡后的头 2 年中,本病的死亡率显著增加。常见的应激生活事件有自然灾难、社会分离、婚姻、工作应激、丧亲和社会经济地位下降等。长期心理冲突可引起强烈而持久的应激反应,易致大脑皮层功能失调、神经内分泌紊乱、血管收缩、血压升高、冠状动脉生理与结构变化,而愤怒、恐惧和激动等强烈情绪反应起着扳机的作用。应激还可以是心衰发作和加剧的预兆。

（2）A 型行为　Friedman 提出著名的 A 型行为模式,也有人称为易患冠心病人格。A 型行为的核心特点是时间匆忙感与竞争敌意倾向。多年来不断有人从不同角度对 A 型行为与冠心病之间的相关性进行反复论证,虽有异议,但 A 型行为类型对冠心病的发生和发展起促发作用已被人们广泛接受和认识。

2. 临床冠心病病人心理特点

(1) 心肌梗死急性期心理反应　国外对冠心病监护病房(CCU)病人的研究发现,至少80%的病人有不同程度的焦虑、58%的病人出现抑郁情绪、22%的病人产生敌对情绪、16%的病人表现不安。这些心理因素对疾病的发展又起着重要的作用。

焦虑情绪主要是由于担心突然死亡、被遗弃感和各种躯体症状等的影响,在入院一两天时最为明显,严重者甚至出现情绪混乱,因此要及时进行心理干预。

抑郁情绪在入院第三到第五天逐渐明显,成为病人的主要情绪特点,其持续时间比焦虑长。有人将这些心肌梗死病人称为自我梗塞(ego infarction),以说明情绪变化对病人的严重影响。

经济条件、年龄和其他有关因素,包括种族、受教育程度、精神病史、原来心脏状况等,都能影响急性期心肌梗死病人的心理反应情况。

(2) 康复期心肌梗死病人心理反应　心肌梗死的恢复不像其他疾病一样有较严格的指标,许多病人在恢复期容易产生一种久病的衰弱感觉。出院后 2 个月内病人最常见的主诉是顾虑、忧郁、无力、对性生活的担心、睡眠障碍、不敢恢复工作等。衰弱感易导致长期活动减少和肌肉萎缩,又可加重无力感,无力感又常被理解为心脏损害的症状。这种恶性循环的结果,会使一些人的衰弱感变得很顽固,直至影响以后的康复。心肌梗死病人衰弱感往往很顽固。

(3) 冠心病病人采用否认的心理应对机制　所谓否认(denial),是指否定、漠视、淡化和回避应激事件的存在或其严重性的一种心理应对方式,可伴有一系列认识上、情感上和行为上的相应表现。临床上,病人面对冠心病的诊断事实,首先采取的心理应对机制往往是否认。这时病人努力否定或低估疾病的严重性以降低焦虑反应水平,同时可伴有对疾病信息的不关心或不能很好地配合治疗。

在 CCU,由于病人突然处于一个陌生环境,病人易产生自我意识丧失感。为了适应CCU 环境和应付疾病,心肌梗死病人常常采取一些心理防御机制,最普通的是否认机制;也有的病人以轻躁狂(hypomania)即以过多的躯体和精神活动来对付应激。因为有否认倾向的病人对康复期的指导、运动锻炼的合理安排和各种不良行为的改造计划等医嘱往往不屑一顾,所以护士应耐心解释疾病的严重性。

(三) 脑血管病

脑血管病(cerebrovascular diseases)是一组多病因、多危险因素、病情各异的脑部疾病。近年来,随着护理工作者对心理社会因素在脑血管病发病过程中的重要作用认识的不断提高,对脑血管病病人的心理行为问题的研究也日益增多,尤其是关于脑血管病的心理病因学和脑血管病的心理、行为干预方式。

1. 心理社会因素与脑血管病发病学

脑血管病的发病及严重程度与心理社会因素有密切的关系。在脑血管病发病中的心理社会因素主要有:

(1) 紧张性生活事件　失恋、失业、离婚、被盗、亲人死亡、炒股、晋升、环境变化等生活事件,可引起巨大的心理压力和过强反应。这些生活事件与脑血管病的发生呈一定相关性。

(2) 不良生活方式　吸烟和酗酒是脑血管病的危险因素,有研究认为饮酒者在近三年内发生脑卒中的概率是不饮者的一倍以上。酒精能影响血压和血小板的功能,与血小板聚集率呈正相关,使全血黏度增高。另外,缺乏运动、业余生活单调、喜咸食、长期便秘等不良生活方式(行为)对脑血管病的发生有重要作用。不正常的心态可直接影响病人的不良行为,不良行为又可强化不正常的心态,相互作用,相互渗透,其结果必然增加发生脑血管病的危险性。

(3) 不良情绪因素　　负性情绪(不良情绪)是脑血管病的危险因素已成事实。大笑、狂喜可引起中风发生,早在《黄帝内经》中就有喜中风的记载。临床观察显示,急性脑血管病的发生往往是由于突如其来的愤怒、惊怒、狂喜、兴奋、焦虑不安等情绪应激。失眠、食欲下降、兴趣降低也可加重病情的发展。

(4) A 型行为　　脑血管病与高血压病有极为密切的关系。对脑血管病病人进行性格类型比较,A 型行为类型者是非 A 型行为类型的 3～4 倍。人格和行为方式,既可作为脑血管病发病的基础,又可以改变脑血管病的过程和转归。

2. 临床脑血管病病人心理特点

据统计,50% 以上的脑血管病(脑卒中)病人有不同程度的心理障碍,多数发生在脑卒中后半年之内,主要表现为情感障碍,其中以抑郁和焦虑障碍为多见,而脑卒中后躁狂障碍等较少。

(1) 脑卒中后抑郁障碍　　脑卒中后抑郁的原因可能有:① 脑卒中后心理反应;② 脑卒中诱发内源性抑郁;③ 脑卒中脑损害的直接作用。左大脑半球损害(特别是基底节受累)更易发生重度抑郁。一般来说,大约 50% 住院病人和约 30% 门诊病人发生抑郁。多数学者认为,抑郁障碍发生在脑卒中急性期,也可发生在脑卒中后 1～2 年,若不治疗,可持续 1 年以上。脑卒中后抑郁与病前人格特点、家庭、社会环境、人际关系有关,在孤立无援的情况下更易形成抑郁,主要是受长期神经生物学和心理因素联合影响的结果。

(2) 脑卒中后人格的改变　　脑卒中后所致人格改变是极常见的临床表现,处于人格衰退状态。病人可表现为对任何新事物都不能适应,微小的改变亦易使其产生焦虑、烦躁或抑郁。病人有意地避免新的经历,使自己处于一成不变的生活中。脑卒中后,病人情绪状态明显异常,情感反应迟钝或平淡,明显的易激惹,情感反应刻板,缺乏灵活性,人格衰退,逐渐发展的结果常成为进行性痴呆的前奏。这类人格改变,既影响病人康复,又给其亲属造成沉重的负担,但如能及时诊断治疗,亦可康复。

(3) 脑卒中后认知障碍　　认知障碍是脑卒中后最常发生的心理障碍。脑卒中早期可出现局限性认知损害,如失语、记忆障碍、失认、失用、体像障碍等。进行性认知障碍导致痴呆。据国外文献报道,认知障碍直接影响脑卒中的康复及预后,更多是认知障碍而致长期卧床,生活能力丧失,对其病情缺乏自知力。

(4) 脑血管病人的心理行为反应　　脑卒中发作具有病死率高、致残率高、再发率高、恢复期长的特点,因此病人极易产生特殊的心理压力,表现为恐惧、发怒、猜疑、悲观抑郁和社会隔离感等心理行为反应。即使疾病稳定的病人,在看到自己肢体瘫痪,言语障碍,生活不能自理需人照顾时,就易产生无价值感和孤独感,甚至悲观厌世的心境,在治疗上采取抗拒态度,对生活没兴趣,烦躁、抑郁、缄默;也有的病人表现为情感幼稚、脆弱,因小事哭泣、伤感,以及行为上的退化、依赖等。

脑血管病人可分五期,可根据各期的护理特点进行心理护理(具体见表 10-1)。

表 10-1　脑卒中病人分期、心理特点及心理护理特点

分　期	时　间	心理特点	护　理　特　点
否认期	立　即	不承认患脑卒中,怀疑症状、体征	护士和家属一起共同劝慰病人,稳定情绪,正确认识脑卒中
默认期	急性早期	淡漠、消极,有文饰现象,意志薄弱	指导病人安心治疗,护士通过良性暗示,执行早期康复措施,配合音乐治疗
焦躁期	急性后期	烦躁、焦虑、敏感、多疑、忧愁	护士应向病人解释疾病演化过程,逐渐引导,接受新的生活挑战,配合音乐放松治疗
抑郁期	康复早期	抑郁、自卑、沮丧、绝望、神经质、拒绝治疗	护士要关心体贴病人,给予心理支持,让病人保持乐观坚毅的态度,配合医生进行生物反馈治疗,树立成功的典型
依赖期	康复后期	依赖,求助,不愿动	配合医生树立成功典型,进行暗示,制订计划,生物反馈治疗,消除依赖情绪,使心理处于最佳状态

二、心脑血管病人心身问题的心理护理

(1)通过观察、调查、问卷测查和必要的实验检查,评估病人的心理行为问题的临床表现、整体心身健康状态以及相关的心理社会因素。

(2)在评估的基础上,判断主要的心理行为问题并建立相应的护理诊断。

(3)在评估和诊断的基础上,选择合适的心理技术,实施有计划、有程序的心理护理,并结合其他相关护理措施促进病人的康复。

通过宣教有关疾病知识,使病人树立治疗信心,避免亲源性和医源性心理精神压力,解除思想顾虑,并做好长期治疗的思想准备。

针对心理社会因素与心脑血管疾病的密切关系,给予心理支持,设法使病人避免情绪激动、紧张,合理安排工作和休息,坚持服药,戒烟酒,保持良好心理状态。

通过对个体的深入交谈分析,确定是否存在否认倾向。针对病人的不同心理反应和不同程度的否认心理倾向,在不同的疾病阶段采取相应的干预措施,如在心肌梗死恢复早期就指导其进行活动锻炼。

开展有关危险行为,包括吸烟、酗酒、过食和肥胖、缺少运动,以及 A 型行为等矫正的知识教育和技术指导。集体心理干预的方法对病人及其家属均可采用。

(4)A 型行为的矫正技术。A 型行为是一种在长期生活中形成的个性定型,不能轻易地改变。而且,A 型行为在社会上较易得到人们的赏识,许多人不能在健康期下决心去主动改造。但是一旦发病以后,病人的侥幸心理不复存在,而且发病后的 A 型行为如过分的竞争、敌意,有时会增加或加重心悸、胸闷、乏力等症状,使病人直接体会到 A 型行为的危害,易产生较强烈而持久的行为改造动机。

1)通常以分发小册子或集体讲课的方式进行冠心病知识和 A 型行为知识教育。

2)指导病人松弛训练,使病人做到日常生活也能放松。

3)帮助病人进行认知重建和实施自我控制,这可通过认知疗法以及想象疗法、行为演练、社会支持和运动锻炼等来实现。

(5)病人依赖行为的干预。患病后病人变得更有依赖性,活动更少。这时要采用分阶

段康复训练计划(包括认知指导和强化训练)加以克服。

（6）婚姻和性生活问题的指导。冠心病病人配偶的心理也常受到影响,主要是顾虑和忧郁。配偶有时还会夸大医生在病人出院时的各项嘱咐,结果就过分地对病人加以保护,助长了病人的依赖性和无用感,影响病人康复。对此,可利用集体咨询法对配偶进行相应的教育。

（7）各种心理干预技术的应用。例如配合生物反馈治疗或音乐治疗,可以促进心身的康复。

（8）正确对待药物引起的副作用。

（9）注意动态评估,评价心理护理的有效性并对护理措施进行相应调整。

第三节 消化性溃疡病人心身问题与心理护理

一、心理社会因素与消化系统疾病

心理行为因素、进食习惯、饮酒、生活方式等是消化系统疾病(diseases of alimentary system)的致病因素或相关因素。最早的心理生理学研究,如巴甫洛夫的经典条件反射学说、坎农的情绪学说、沃尔夫观察情绪对胃瘘作用的实验,都是通过消化系统完成的,这与神经和内分泌系统的特殊性有关。

（一）心理行为因素在消化系统疾病中的不同作用

（1）心理行为因素在疾病发生、发展过程中始终发挥作用的有胃食管反流病、消化性溃疡和功能性胃肠病(功能性消化不良、肠易激惹综合征)等。

（2）与心理行为因素有关的疾病包括神经性呕吐、神经性厌食、神经性嗳气、胆道功能性障碍、弥漫性食管痉挛、心因性多食症、异食症、习惯性便秘、气体贮留症、周期性呕吐和反胃或泛酸等。

（3）与环境、进食习惯、生活方式等有关的疾病包括急性胰腺炎、酒精性肝病、慢性胃炎、大肠癌、肝癌等。

（4）上述障碍中的一些疾病是癌前病变,如胃溃疡与胃癌炎等。

此外,消化道系统疾病的病程往往较长,影响进食,造成身体不适,或出现新的应激刺激物,这些都会给病人带来大量的心身问题,产生情绪障碍如焦虑或抑郁,或造成生活质量下降。有些疾病也会直接影响中枢神经,造成心理障碍,例如肝硬化所致肝性脑病会造成病人意识障碍。

（二）心理行为因素在消化性溃疡发病中的作用

消化性溃疡(peptic ulcer)又称溃疡病,系指发生于胃肠道黏膜的慢性溃疡,是一种多发病、常见病。胃酸、胃蛋白酶对黏膜的消化作用是溃疡形成的基本因素。不良的心理、社会因素,如工作或经济负担过重、环境突变、人际冲突、精神紧张、焦虑、抑郁等,均可导致神经内分泌调节功能失调,致胃黏膜血管收缩,血供不足,黏膜屏障破坏,细胞代谢更新减慢,保护作用减弱,因迷走神经兴奋性增高可致胃酸分泌增多,损害因素增强,诱发溃疡形成。

1. 个性与行为因素

个性与行为因素与本病的发生有一定的关系,它既是病因又影响病情的转归。

2. 生活事件

生活事件与溃疡病的发生有密切关系,尤其是十二指肠溃疡。主要的生活事件因素有:
① 严重的精神创伤,特别在毫无思想准备的情况下遇到重大生活事件和社会的重大改变,
如失业、丧偶、失子、离异、自然灾害和战争等。② 长期的家庭不和、人际关系紧张、事业上
不如意等导致持久的不良情绪反应。③ 长期的紧张刺激,如不良的工作环境、缺乏休息等。

3. 情绪改变

情绪改变可诱发溃疡病的发生,实验研究也证明了这一点。1941 年,Wolff HG 报道对
一胃瘘病人的观察情况,发现该病人情绪激动、焦虑、发怒或呈攻击性情感(如怨恨、敌意)
时,胃黏膜充血,胃蠕动增强,血管充盈,胃酸分泌持续升高而使充血的黏膜发生糜烂;当他
情绪低落、悲伤忧虑、抑郁失望、自责沮丧时,胃黏膜就变得苍白,蠕动减少,胃酸分泌不足;
而在情绪愉快时,血管充盈增加,胃液分泌正常,胃壁运动也会有所增强。

4. 遗传因素

溃疡病的发生与遗传因素有关。研究显示,心理社会因素往往只使原有高胃蛋白酶原
血症者产生溃疡病。这说明溃疡病的发生与病人病前的生理基础即高胃蛋白酶原血症有
关,是由遗传决定的。

(三)消化性溃疡病人的临床心理特点

1. 争强好胜,不能松弛

多数病人工作良好,有的还取得一定成就,但精神生活过于紧张,即使休息也仍不能松
弛,生活之弦总是绷得紧紧的。

2. 独立和依赖之间的冲突

Alexander 认为病人具有典型的矛盾状态,病人因求依赖和求助的愿望和心情受到意外
的挫折,不得不朝相反方向表现,如爱挑衅、自信、坚持独立和负责的态度。

3. 情绪易波动,但又惯于克制

病人情绪不稳定,遇到刺激常产生强烈的情绪反应,受挫折时特别易产生愤怒或抑郁,
而他们的自制力较强,喜怒不形于色,所谓"怒而不发"。这类情绪虽然被压抑了,但却导致
了强烈的自主神经系统反应,引起疾病的发生。

4. 过分关注自己,不好交往

表面上看他们的人际关系尚好,但这是自我控制的结果,从本身性格而言,并非外倾、热
情、喜好社交者,只是由于加强了自我控制,故能维持良好的人际关系。

二、消化性溃疡病人心身问题的心理护理

溃疡病病程漫长、愈合慢、易复发,所以病程长达数年、数十年,甚至终身。在漫长的病
程中,尽管多数病人的症状不严重,以及病理改变也可以有自然缓解和较长时间的相对稳定
期,但慢性疾病所致的精神压力,尤其是害怕癌前期病变的心理,常影响病情转归。心理护
理必须综合考虑上述因素。

(1)通过观察、调查、问卷测查和必要的实验检查,评估和判断病人的心身健康状态、临
床心理行为表现,以及影响疾病症状和疗效的各种相关心理社会因素。

（2）在评估和诊断的基础上，选择合适的心理护理技术，有计划、有程序地实施。

（3）针对溃疡病病人的临床心理特点，心理护理工作者首先要重视病人的情绪变化。除了通过解释、支持、暗示等基本心理护理技术以外，应选择认知调整指导模式。首先要耐心倾听病人的痛苦与忧伤，了解病人的不良精神因素及各种应激。在取得病人绝对信任的基础上，指导病人调整各种不良的生活方式与饮食习惯，消除各种心理社会压力。例如帮助病人建立正确的自我观念，不苛求自己，不给自己造成过重的压力；要学会放松自己，做到悦纳自己；学会表达自己的内心感受，让别人理解自己；应适当处理自己的不良情绪，不至于太压抑自己。在人际关系处理上学会顺其自然，不过分关注自己，克服自我中心，也不要过分地迎合别人，以至委曲求全。

第四节　糖尿病病人心身问题与心理护理

一、心理社会因素与糖尿病

（一）心理社会因素在糖尿病发病中的作用

糖尿病（diabetes mellitus）多见于中老年，包括非胰岛素依赖型糖尿病（NIDDM，2 型，约占 90％以上）和胰岛素依赖型糖尿病（IDDM，1 型）。临床主要以三多一少的代谢紊乱综合征和糖尿病慢性病变为主要表现。糖尿病的病因，大体上可概括为遗传和环境两大方面。同卵双生研究已表明 2 型糖尿病同病率为 91％，1 型糖尿病为 56％，这说明在 2 型糖尿病的病因中，遗传因素占主导地位，而 1 型糖尿病的发生，在遗传背景的基础上，环境因素的参与也是必要的。环境因素包括生物学和心理社会两大类。生物学环境因素有病毒感染和肥胖等；心理社会因素包括生活与工作中的重大变故、挫折和心理冲突等。

1. 生活事件

Stein 等（1985）对 38 名青少年糖尿病病人与 38 名患其他慢性疾病的病人进行对照研究，结果发现糖尿病组发生双亲去世和严重的家庭破裂的生活事件者远较对照组多，且 77％发生在糖尿病发病前。还有一些研究也发现 1 型糖尿病的发生率与父母离异、丧失亲人、离婚、生活贫困、失业、政治上受歧视、生活上动荡不安等生活事件的发生有关。

2. 应激情绪

应激情绪可以使正常人显示糖尿病的某些症状，移除应激后很快恢复正常，而糖尿病病人的应激情绪可使病人的血糖水平显著增高，应激强度与血糖升高呈正相关。其他研究也证实，安定的情绪常常可导致病情缓解，而忧郁、紧张和悲愤等常导致病情恶化。

3. 其他因素

生活事件对疾病的影响往往是起间接的作用。生活事件是否对疾病产生影响以及影响的程度，往往受个体的认知评估和人格等中介因素的制约。

（二）糖尿病病人的临床心理

（1）糖尿病的疾病特点往往使病人难以应对，感到无能为力。这些特点包括：① 需要长期对症治疗，目前尚无病因疗法；② 治疗需要病人的密切配合，需要调整病人多年来养成的生活习惯和行为形式;③ 并发症多,没有一个器官、系统和代谢过程能完全免除其影响;④ 病情易波动,有时甚至可发生酮症酸中毒和昏迷,造成波动的因素太多,令病人感到防不胜防。

（2）胰岛素依赖型糖尿病(IDDM,1 型)往往青少年期就发病,病人往往更难以适应糖尿病所带来的变化。这类病人常可见到激动、愤怒、抑郁与失望的情绪反应,也可见到孤僻和不成熟的性格特点。Lioyd 等(1993)对 80 例 16～25 岁胰岛素依赖型病人进行对照研究表明,糖尿病人孤独明显,少有亲密的社会关系,并且很少对其社会关系发表意见,表现出对密切关系的恐惧。

（3）成年期发病者的心理反应的性质、强度和持久性取决于许多因素,包括病情的严重程度、既往的健康状况、生活经历、社会支持、对疾病的认识、对预后的评估以及应对能力和性格等。需要特别指出的是,由于糖尿病病人的病情易于发生波动,所以病人的应对努力和预防病情波动的措施不一定总是导致病情稳定或好转。在这些情况下,就可能产生习得性失助,病人就会感到失望、无依无靠、无所适从、悲哀、忧愁、苦闷,对生活和未来失去信心,对付外界挑战和适应生活的能力下降,甚至导致自杀行为,自杀意念的发生与抑郁严重程度和治疗依从性差相关。宁布等(1996)对 70 例 2 型糖尿病病人的调查发现抑郁症状发生率达61%,显著高于一般人群。不良的情绪对糖尿病的代谢控制和病情转归又会产生消极的影响。

（4）血糖的波动可以直接影响病人的注意、定向力、知觉、记忆和思维等。认知功能受损又会影响病人对生活的态度。糖尿病还可引起性功能障碍,主要表现在性欲下降、性兴奋降低、勃起能力下降及性交次数减少,进而性满意度下降。其原因与血糖控制不良、躯体并发症及抑郁情绪有关。

（5）糖尿病是一种经典的心身疾病。大多数糖尿病病人性格不成熟,具被动依赖性,做事优柔寡断,缺乏自信,他们也常有不安全感,有受虐狂的某些特征。这些人格特点被称作"糖尿病人格"。这些人格特点不仅见于糖尿病病人,也见于其他慢性病人。

二、糖尿病病人心身问题的心理护理

（1）通过观察、调查、问卷测查和必要的实验检查,评估和判断病人的临床病期、心理行为反应以及相应的心理社会影响因素。

（2）在评估和诊断的基础上,设计综合的心理护理策略并有序实施。

（3）对糖尿病病人心理护理的主要目的是改善病人的情绪反应和提高他们对糖尿病的正确认识和面对。为实现这一目标,需要多种心理护理措施。

1）指导病人和家属,让他们了解糖尿病的基本知识,学会注射胰岛素和尿糖测定技术,帮助病人科学地安排生活、饮食和体力活动,避免肥胖和感染的发生。

2）因为病情恶化常常是导致消极情绪反应的首要原因,护理人员应积极配合医生及时控制病人的病情,并采取各种有效的措施调整病人的情绪。

3）通过心理支持等方法,尽力改变病人对疾病的悲观认识与评价,增强病人战胜疾病的信心;根据病程,指导病人适当地采取"否认机制",以便赢得必要的时间以顺应和接受严酷的事实。

4）护士应与病人多交谈,以取得病人的信任,使病人倾诉自己的忧虑和痛苦,宣泄不快的情绪,再进行疏导和教育。

5）饮食疗法是糖尿病的一项基础性治疗措施,必须长期坚持。护士在执行医嘱时,首先根据病人订立的"行为协议",鼓励病人每天记治疗日记,进行不定期的检查和复核,根据病人执行医嘱情况给予鼓励、指导和批评;严格按食谱进食,按处方用药。

6）生物反馈松弛技术有助于消除病人的紧张情绪。大多数研究报道,糖尿病病人通过生物反馈松弛训练后血糖水平明显下降,糖耐量明显改善,外周血流量增加,微循环得到改善。

7）糖尿病并发症多、病情易反复,应当在这些情况发生前就采取适当的预防措施,并使病人有一定程度的心理准备。

第五节　　传染病病人心身问题与心理护理

一、传染病病人临床心理特点

病人被确诊为患传染性疾病(infectious diseases)以后,不仅自己要蒙受疾病折磨之苦,更痛苦的是自己成了对周围人造成威胁的传染源。实行隔离治疗的传染病病人,还因社会交往需要被限制或者被剥夺,可导致心理需要上的剧烈变化,并因此往往有孤独心理或自卑感。

（1）传染性疾病病人有鄙视和厌恶自己的表现。许多传染科病人不敢理直气壮地说出自己所患病种,经常把肺结核故意说是"肺炎",把"肝炎"说成是"胆道感染"等,都是害怕别人鄙视和厌恶自己的表现。

（2）不少病人会产生一种愤懑情绪,悔恨自己疏忽大意,埋怨别人传染给自己,甚至怨天尤人,恨自己倒霉。有这种愤懑情绪的人,有时还迁怒于人和事,易激惹,爱发脾气。

（3）一些传染性疾病具有病程长、难根治的特点,所以病人在治疗期间又易产生急躁情绪、悲观情绪和敏感猜疑等心理。他们往往因病情不能迅速好转而烦躁,也常因病情反复而苦恼。因为治病心切,到处乱投医,去搜集有关的信息,对周围的事物特别敏感,经常揣度别人尤其是医生护士谈话的含义。

（4）过分关注自己身体的生理变化,十分重视各项化验检查,应当注射什么针剂,应当服用什么药物,他们都想知道,尤其想掌握各项治疗的机制和效果。

二、传染病病人的心理护理

在通过观察、调查、问卷测查和必要的实验检查做出全面的心理评估的基础上,重点注意以下几个方面的心理护理措施:

（1）根据病人的心理特点,耐心细致地讲述某些传染病的病程规律,甚至宁肯把病程说得长一些,以便使他们安下心来积极配合治疗。

（2）对被隔离的传染病病人,因为与社会交往减少,更要重视密切护患关系,使他们感到护理人员是精神上的依靠。

（3）护理人员的言行要使病人感到真诚、温暖、可信、可敬,做某项处理时,注意讲清楚目的和意义,尽量消除病人的顾虑和猜疑。

(4) 根据病人的心理活动特点及其情绪变化,采用解释、支持、认知调整指导等心理护理措施,例如要向病人讲清患传染病并不可怕,只要积极配合治疗是可以治愈的;要讲清暂时隔离的意义,并耐心指导他们如何适应这暂时被隔离的生活。

第六节　头痛病人心身问题与心理护理

一、心理社会因素与头痛

头痛是临床最常见的症状,人的一生没有头痛体验的极少,可见头痛的普遍性。根据1988 年国际头痛分类,本节只讨论与心理社会因素密切相关的紧张性头痛和偏头痛。

(一) 紧张性头痛

紧张性头痛(tension headache)又称肌收缩性头痛(muscle contraction headache)、神经性头痛,它是慢性头痛中最常见的心身疾病。紧张性头疼起病缓慢,非发作性,90%以上为两侧头痛,涉及双颞侧、枕后、头顶或全头部,其性质属钝痛、胀痛、压迫麻木或束带样紧箍感。虽然病人整天头疼,但一天内可逐渐增强和逐渐减轻,也很少因头疼而卧床不起,影响生活。

Duroffs 于 1988 年指出,在新的国际头痛分类中,将精神性(心理)头痛和肌收缩性头痛统称为紧张性头痛,反映了心理社会因素所致精神紧张和肌肉紧张两种症状头痛的实质。针对焦虑病人的研究发现,长期情绪紊乱、精神紧张使头颅部肌肉处于收缩状态,肌肉持续性收缩,使局部肌肉出现触痛和疼痛,肌肉收缩还可以压迫肌肉内小动脉,发生继发性缺血而加重头痛程度,其额部肌肉收缩比对照组大得多。

Friedman 于 1953 年报告 400 例紧张性头痛,全部病例都有明显的焦虑。Kolb 于 1963年认为紧张性头疼病人常处于慢性焦虑状态。Mutrin 分析 100 例病人,74%的病人有显著情绪紧张,35%表现抑郁,56%有疾病性获益。

著名头痛专家 Murtin 认为,这种头痛常由于人际矛盾、不如意、羞怯、罪恶感、嫉妒、钻牛角尖、内心恐惧,以及有依赖性,性欲和冲动的控制等心态所致。此外,本病与人格特征有关。有人用明尼苏达多相人格调查表(MMPI)研究 25 例紧张性头痛,其中多数病人有疑病症、忧郁症、癔症,病人性格常有好强、固执孤僻、谨小慎微、内省力缺乏的特点,对他人的言论过度敏感,这就促使自己处于长期紧张、焦虑和恐惧之中,行动上又表现出强力自制,精神上有焦虑和抑郁不协调的心态。本病还好发于某些职业,如会计、教师、描图员、纺织工人、计算机人员等,因长期低头可致枕、颈部肌肉紧张、劳损。

(二) 偏头痛

偏头痛(migraine)以发作性搏动性头痛为特征,表现为一侧或双侧头部跳痛,伴有恶心、呕吐等自主神经症状。偏头痛是一古老疾患,其病因复杂,发病机制至今尚未完全被阐明。目前认为偏头痛的发作主要是头颅部血管舒缩功能障碍,主要涉及表浅的动脉。近来许多资料表明,偏头痛的发生主要与心理、血管、生化等三个基本因素有关,因此是与心理社会因素相关的常见心身疾病。

　　情绪紧张、焦虑、抑郁、疲劳、行为冲突等是激惹和加重偏头痛的重要心理因素,文献报告家庭因素占57%,职业问题占45%,人际关系紧张占62%,心理应激适应不良占62%。

　　偏头痛病人习惯于把愤怒或敌意压在心里,这种内心的冲突,往往激发偏头痛的发作。偏头痛病人可能有A型行为特点。个性调查发现,病人有情绪不稳定,过分因循,缺乏独创性思维,对问题处理欠灵活,缺乏对付紧张和心理压力的能力,极端关心身体,偏于抑郁、悲观,易于不满,缺乏自信,过低评价自己等个性特点。这些个性缺陷可能是偏头痛不易根治,易于复发的内在因素之一。另外,偏头痛病人在早期生活中,常有过重的家庭或环境压力及心理应激等病史。总之,人格特点、行为方式和对心理应激的认知评价都会影响偏头痛症状的发作、频度和强度。

二、头痛病人心身问题的心理护理

　　对于紧张性头痛和偏头痛病人,应分别以常规的心理护理程序,通过观察、调查、问卷测查和必要的实验检查,评估和判断病人的临床心身特点、心理行为反应的主要表现,影响头痛的其他心理社会和环境因素,制订相应的心理护理计划,并注意以下要点:

　　(1)告诉病人头痛发作和加重与心理因素相关,指导病人调整心态,保持正常睡眠,头痛时短期睡眠也有治疗价值。

　　(2)对于紧张、焦虑和恐惧感的病人应进行心理疏导,可实施支持、暗示、认识调整指导或者自我放松训练等心理干预技术。

　　(3)注意药物使用方面的心理行为反应以及副作用,如紧张性头痛的止痛剂、肌肉松弛剂和血管扩张药,以及用于严重焦虑抑郁时的药物等。

　　(4)紧张性头痛病人可采用肌电生物反馈,偏头痛病人可采用皮温生物反馈,有治疗和预防作用。

　　(5)在预防方面,指导病人学习日常生活中的自我心理调整,学会遇事不慌,遇难不忧,精神放松,有助于预防紧张性头痛的发作。对于偏头痛病人,应指导他们在日常生活中防止噪声、强光、气候变化等的刺激,对于摄取奶酪、熏鱼、巧克力、酒类、避孕药等引起头痛发作者应禁止摄取上述物品。

(沈　健)

第十一章　心理护理各论(二)

本章主要介绍妇产科、儿科、眼耳鼻喉科、口腔科、皮肤科有关疾病病人的心理社会问题以及相应的心理护理策略。在学习过程中,应注意密切结合本教材前面第一章至第九章与心理护理有关的基础知识、基本理论、基本技能和基本程序。

第一节　妇产科病人心身问题与心理护理

一、心理社会因素与妇产科疾病

(一)月经病病人的心身问题

经前期紧张综合征、痛经、闭经、功能性子宫出血等月经病,是妇产科较为常见的心身疾病。月经病病人具有一定的心理特点。一方面,月经病病人的临床症状会影响人的躯体、心理和社会功能,从而引发一系列的心理行为问题:躯体症状影响个体的舒适度,并引发不同程度的焦虑、抑郁等不良情绪和行为反应,其中不良情绪反应往往是月经病的主要临床症状之一,躯体症状和心理症状对病人的工作和生活会产生一定的影响。另一方面,心理社会因素在月经病的发生发展中具有一定的作用:个体本身具有易激惹、敏感等特点,或是某些生活事件的冲击,或是对月经的不良认识,都可促使个体产生紧张、焦虑等不良情绪,通过对神经内分泌功能的影响促使月经病的发生和发展。

1. 经前期紧张综合征

经前期紧张综合征(premenstrual tension syndrome)是健康妇女于月经前1~2周所表现出的一系列情绪及躯体症状群,是妇产科常见的心身疾病。病人常有烦躁易怒、心情烦闷、精神紧张、神经过敏等不良情绪,还伴有不同程度的浮肿、腹胀、腹泻、乳房胀痛等躯体症状。不同病人的症状有所不同,病情有轻有重,轻者可以忍受,严重者可影响工作和生活。研究提示,对月经的不良认知,如认为月经是脏东西,行经"倒霉"等,会引发经期妇女产生紧张恐惧等不良情绪体验;个人或家庭抑郁史、偏头痛史、过度吸烟喝酒等也与经前期紧张综合征的发病有一定的相关性;而经前期的紧张和不适可加剧心理障碍,促使某些不良行为的发生。

2. 痛经

痛经(dysmenorrhea)是指女性行经期间或经期前后发生下腹疼痛或伴有其他不适以致影响日常工作与生活。心理因素与痛经的关系密切。有资料表明,约有5%~10%的青少年女性,初潮时由于对月经现象的不了解或错误认识,会引发紧张、厌恶等情绪,使子宫峡部张力增强,子宫肌需加强收缩才能排出经血,从而引起痛经。研究表明,不当减肥而致消瘦体虚,心理发育不成熟,具有神经质、急躁、倔强、敏感、暗示性强、自控力差等特点的女性易发生痛经。

3. 闭经

闭经(amenorrhea)分为原发性和继发性两种。女性年满 18 岁而月经尚未来潮者称为原发性闭经；月经初潮之后又停经三个月以上者称为继发性闭经。由心理因素造成者称心因性闭经，是继发性闭经的一种。强烈的精神紧张、恐惧、忧虑、悲伤等情绪反应，突然的环境改变，生活规律的打乱，剧烈的思想斗争，强烈的妊娠愿望等，都可以扰乱中枢神经与下丘脑间的联系，从而影响内分泌轴的功能，发生卵泡成熟障碍而致闭经。如女学生在临近重要考试前、新兵入伍后、女犯人拘禁期间等的闭经都属此类。研究发现，性格内向、依赖性强、不喜交往、多思多疑的女性易在心理刺激下产生不良情绪而致闭经。闭经是妇女很敏感的问题，未婚女青年会担心影响健康、影响婚恋，已婚妇女担心会影响生育，因此忧心忡忡、敏感多疑、烦躁不安。这样的情绪应激又常会引起内分泌功能紊乱而加重病情。

4. 功能性子宫出血

功能性子宫出血(functional uterine bleeding)简称功血，是指异常的子宫出血，常表现为月经周期不规律、经量过多、经期延长或不规则出血，经诊查后未发现有全身及生殖器官器质性病变，常由神经内分泌系统功能失调所致。心理因素与功血也有一定关系。重大的精神创伤、生活环境和方式的改变等生活事件，可引发妇女的强烈情绪反应和自主神经系统功能紊乱，而使盆腔淤血致月经量过多。国外有资料表明，70%的功血病人有情绪障碍和性生活不和谐。研究也表明，功血病人多具有内向、执拗、情感脆弱等个性特点。而功血病人又往往因行经时间的延长、经量过多而引发紧张、恐惧的情绪反应，从而加重病情。

(二) 孕产期的心身问题

妊娠、分娩是一个自然生理过程，但对孕产期妇女来说，需要面对躯体、心理和社会功能的种种改变，妊娠、分娩无疑成为重大的应激事件，可引发一系列的心理行为问题。

据统计，孕产期出现心理障碍者可占 17%。常见的有：① 妊娠心理矛盾冲突。如初次妊娠常有期盼和担心，包括担心胎儿畸形，担心胎儿性别，担心难产，担心自己是否能做好母亲等多种矛盾心态等。随着分娩期临近，一些神经质个性的妇女可出现焦虑、忧郁、愤怒、任性等心理异常。② 情绪不稳定。不少孕妇有莫名的恐惧或烦恼，可能与妊娠不适有关；有的因怀孕而"居功自傲"，依赖性增加，常为一些无关小事斤斤计较，生气发火哭闹。③ 分娩时的恐惧—紧张—疼痛综合征。恐惧紧张情绪可通过内分泌及神经通路致使分娩无力，平滑肌紧张，痛阈下降，敏感性增加，由此更加剧恐惧体验，以致胎儿宫内缺氧窒迫，或诱发子痫和难产等。④ 未婚先孕者情绪复杂，反应强烈，有的自责悔恨，甚者可致精神异常。

(三) 妇产科手术病人的心身问题

妇产科手术病人具有手术病人所常见的心理反应，主要表现为对疾病和手术这种创伤性治疗方式的焦虑、害怕等情绪反应：对疾病和手术治疗的无奈接受、对手术室环境的陌生和不安感、害怕手术引起的疼痛、担心手术过程中的危险性以及手术对疾病的治疗效果等。

而另一方面，妇产科手术涉及生殖系统的组织和器官，且以破坏性手术为多，往往会引发更多的心理行为问题，如子宫、卵巢切除术病人，常会出现自身脏器的损失感，女性特征、性功能、生育能力等方面的损失感，往往会担心手术后失去女性特征、失去吸引力而影响夫妻感情。病人的这些心理行为问题，不仅仅涉及个体自身的整体健康状态，往往还会引发夫妻关系、家庭功能方面的各种问题。

二、妇产科病人心身问题的心理护理

（1）评估病人的心理行为问题的临床表现、整体健康状态以及心理行为问题的相关因素。

（2）在评估的基础上，判断主要的心理行为问题以及建立相应的护理诊断。

（3）在以上评估和诊断的基础上，选择合适的心理护理技术，实施有计划、有程序的心理护理，并结合其他相关护理措施促进病人的康复。针对月经病病人不良认识对疾病的影响，可通过宣教指导月经的生理知识、经期的卫生知识以及疾病的有关知识来建立正确的认识和相应的应对方法。针对不良情绪状态，可通过自我管理技术帮助病人建立更为适应的应对方式，或采用认知指导改善功能不良的认知，或通过松弛训练等方法缓解情绪状态。为帮助孕产期妇女获取家庭支持，增强其被关心支持感，可请孕妇的家人共同参与相应的指导课程，并适当地采用家庭式分娩等方法。

（4）在护理过程中，通过心理行为问题、整体健康状态以及其他因素的动态评估，评价心理护理的有效性并对护理措施进行相应调整。

第二节　儿科病人心身问题与心理护理

一、心理社会因素与儿科疾病

(一) 小儿厌食

厌食(anorexia)是儿科常见的心身疾病，主要表现为较长时间的食欲不振，食量明显减少，甚至拒食，多发生在 5 岁以下的小儿，1～3 岁最多。厌食症患儿多因为胃肠消化功能紊乱，引起食欲明显减退甚至消失所致，常导致小儿正常的营养发育受到明显的影响。

心理社会因素对小儿厌食发生和发展的重要因素：① 情绪障碍是最常见的原因。家长过分担心小儿进食不够而采用各种手段强迫小儿进食，或是家长总在进餐时间训斥小儿，都会影响小儿进食的情绪状态，使得小儿对原本是会产生满足感、愉快感的进食行为不感兴趣。长期如此，逐渐形成反射性讨厌、害怕饮食，从而影响食欲、食量，甚至产生拒食。而其他诸如环境改变、功课负担过重等也会不同程度地影响小儿的情绪状态，影响食欲。② 不良进食习惯也与厌食的形成有关，如边吃边玩、长期家长喂食、食用大量零食和饮料等。③ 近年来，基于对美丽的歪曲认识，试图通过过分减少进食的方法达到减肥瘦身，也促使了厌食的发生。

(二) 儿童遗尿症

儿童遗尿症(enuresis)是指 5 岁以上的孩子还不能控制自己的排尿，夜间常尿湿自己的床铺，白天有时也有尿湿裤子的现象。据统计，4 岁半时有尿床现象者占儿童的 10%～20%，9 岁时约占 5%，而 15 岁仍尿床者只有 2%。

引起遗尿的原因，某些是泌尿生殖器官的局部刺激，如外阴炎、尿路感染等引起，某些与脊柱裂、癫痫、糖尿病、尿崩症等全身疾病有关，某些与遗传、睡眠过深、功能性膀胱容量减少

等有关,还有相当一部分与心理因素有关:① 缺乏排尿训练或排尿习惯训练不良,如父母强制小儿迅速学会夜间控制小便,会导致小儿产生愤怒反应而不知不觉地以尿床抗拒父母。② 亲人的突然死伤、父母吵闹离异、母子长期隔离或黑夜恐惧受惊,均可导致孩子遗尿。③ 有些孩子自幼没有养成控制小便的习惯和能力,一出现尿床,便受到家长的责骂,睡前总是提心吊胆,生怕再次尿床,使遗尿经久不愈。④ 尚无足够证据说明,遗尿与儿童的性格之间有明确的关系。但是,遗尿的儿童大多具有胆小、被动、过于敏感和易于兴奋的性格特点。此外,遗尿患儿可由于遗尿感到不光彩,不喜欢与其他孩子多接触,而逐渐形成羞怯自卑、孤独内向的性格。心理因素不但可促使以往已有控制小便能力的儿童重新发生遗尿,而且还可使少数患儿在发生遗尿后,逐渐形成习惯,有些甚至长至成人仍旧无法改变。

(三) 夜惊

夜惊(night terror)可发生在儿童的任何时期,多发生于3～8岁的儿童,青春期以后少见。夜惊发作多在入睡后半小时之内,处于非快动眼睡眠的第四期。其临床表现为患儿突然惊醒,双目直视,躁动不安,面露恐怖表情,但意识仍呈朦胧状态,同时,可表现呼吸急促、瞳孔扩大、出汗,历时数分钟至20分钟,然后再度入睡。醒后完全不能回忆或有零星回忆。部分患儿在发作时可伴有梦游症。发作频率可从一夜发作数次到数日或数十天发作一次不等。夜惊常可自愈。

夜惊与受惊、紧张、焦虑的情绪状态等心理因素密切相关,例如家庭成员的重病和死亡、初次离开父母进入陌生的环境、外伤和意外的事件所导致的焦虑和恐怖不安等。此外,在睡前听恐怖紧张的故事和看恐怖紧张的影视等,都可导致夜惊的发作。

(四) 神经性呕吐

神经性呕吐(nervous vomiting)又称心因性呕吐,可看作是精神因素的躯体反应,它常无恶心而反复呕吐,呕吐既不费力也不痛苦,吐后往往即可进食,体检和辅助检查除稍消瘦外没有任何器质性疾病的表现,这可见于任何年龄,甚至是婴幼儿也可发生。各种因素导致情绪的混乱、对不愉快或可憎恶思想或经验的反应、精神过度紧张、作为反对父母和对家庭施加压力的一种手段等是神经性呕吐的病因。

(五) 消化性溃疡

消化性溃疡(peptic ulcer)可发生于小儿时期的任何年龄,新生儿也不能幸免,但以学龄儿童发病率最高。与成人溃疡病类似,本病主要是遗传素质、性格特征、刺激性食物和经常处于强烈紧张状态等心理因素相互作用的结果,但也有儿童的特殊性。强烈的紧张状态和好胜心强是小儿溃疡病的主要心理因素。当这些心理因素出现于有溃疡病家族史、高胃蛋白酶原血症、情绪不稳定型和依赖性强的小儿,便易于发生溃疡病。

(六) 支气管哮喘

支气管哮喘(bronchial asthma)是儿童较常见的一种心身疾病。儿童哮喘中精神因素引起哮喘发作虽不如成人明显,但情绪也是患儿的重要促发因素,如大哭大笑、激怒和恐惧可引起哮喘发作。哮喘患儿的性格也具有一定的特点,多表现为过度的依赖、幼稚敏感和希望受人照顾。

（七）分离性焦虑

分离性焦虑是患儿与其依恋对象分离时表现出来的过度焦虑，常于生活事件后起病，如入托、入学、迁居、住院等；与遗传和环境也有很大关系，如父母具有焦虑素质、家庭过度保护、单亲家庭等。孩子常常性格内向、害羞、胆小，独立生活能力差，难以适应新环境。分离性焦虑患儿可伴有社交和情感方面的缺陷。

分离性焦虑的核心症状是患儿与主要依恋人或家庭分离后，表现明显的焦虑情绪和行为反应。不同年龄阶段其表现形式有所不同，可出现哭闹、冷漠、无助、过分的担心、躯体症状等。通过识别躯体症状的起病方式和关于学校及与父母分离的询问，能很好地识别患儿的分离性焦虑。

二、儿科病人心身问题的心理护理

（1）评估患儿的心理行为问题的临床表现、整体健康状态以及心理行为问题的相关因素。在心理行为问题的相关因素评估上，需要着重评估患儿的家庭教养、明显的生活改变等有关情况。

（2）在评估的基础上，判断患儿主要的心理行为问题并建立相应的护理诊断。在某些情况下，有必要判断患儿家长的心理行为问题并建立相应的护理诊断。

（3）在以上评估和诊断的基础上，在患儿及其家长的共同参与下，选择合适的心理技术实施有计划、有程序的心理护理，并结合其他相关护理措施促进病人的康复。护理措施主要包括消除或减少引发患儿不良情绪的外来事件、帮助家长建立良好的教养方式，以及通过行为治疗和认知指导等心理技术帮助患儿重建适应的行为模式等。如针对患儿的小儿厌食主要是通过消除厌食的相关原因，如通过对家长的指导，帮助患儿家长改变强迫进食、不恰当的训斥、提供零食等不良行为；对具有较好配合能力的患儿可结合性地采用奖励法等行为治疗，逐步重塑小儿进食的愉快感；而对某些歪曲认知引发的厌食行为，需要采取更为系统的认知行为治疗等心理技术。

（4）在心理护理过程中，通过心理行为问题、整体健康状态以及其他因素的动态评估，评价心理护理的有效性并对护理措施进行相应调整。

第三节　眼耳鼻喉科病人心身问题与心理护理

一、原发性青光眼

青光眼是具有病理性高眼压或正常眼压合并视盘、视网膜神经纤维层损害及青光眼性视野改变的一种复杂而又顽固的常见眼病。其中，原发性青光眼是眼科常见的心身疾病之一，也被称为心身性青光眼（psychosomatic glaucoma），又可分为开角型和闭角型两类，低眼压性青光眼也属于此范畴。

原发性青光眼的病因除了解剖结构上的变异和遗传上的缺陷外，心理因素也起着不可忽视的作用。在心理压力多因素系统失调的状态下，个体常有焦虑、紧张等不良情绪反应或伴有自主神经系统功能紊乱等生理反应,从而影响眼压的波动。在发病因素中,约有56.3%的病人以慢性持续性心理紧张为其主要原因,而导致心理紧张的主要因素是人际关系冲突、政治性冲击以及工作压力太大等。国内外研究者对青光眼病人的个性心理测验,多表明开角型青光眼病人与非青光眼的普通人个性无明显差异;闭角型青光眼病人的个性具有偏内向,适应能力差,疑病、癔症以及抑郁突出,情感稳定性差,A型行为占优势等特点;低眼压性青光眼病人的个性特征多偏于内向,情绪稳定性较开角型和闭角型者更差,情绪评定的焦虑及抑郁分均偏高。据调查,青光眼的急性发作,约73%~80%与情绪的突然变化有关,过分担心、忧郁、愤怒、紧张不安、过度兴奋等均为本症的致病因素。临床发现,当一部分病人眼压升高时,服用镇静剂后眼压即可相应下降,或情绪稳定下来,即使未使用降眼压药,眼压也会自然回落。关于情绪诱发青光眼的作用机制,一般认为与诱发血管神经调节中枢失调,引起自主神经系统功能紊乱,激活血纤维蛋白溶解酶的活性等有关。

原发性青光眼病人,由于疾病所带来的不适以及担心视力受损等因素,往往又会引发一系列的心理反应。Erb(1993)调查发现约2/3的病人有心理问题,门诊病人主要表现为明显的躯体不适,住院病人则存在抑郁、多躯体主诉、情绪稳定性差等心理问题。手术是原发性青光眼的有效治疗方法,但又会成为病人的应激源,引起病人紧张、焦虑等心理反应。石寿森等(1998)报道急性闭角型青光眼病人术后比术前焦虑增高,尤其是A型行为性格者增高更为明显。

针对原发性青光眼的心身问题,在对心理行为表现、整体健康状态、相关因素的评估中,需要着重进行眼压的动态评估。眼压不仅是疾病严重程度以及疗效的重要指标,而且可作为间接判断病人心理状态的客观指标。对原发性青光眼的心理护理,多采用护理宣教和一般支持、松弛和生物反馈治疗等心理技术。通过护理宣教帮助病人了解疾病的有关知识,主要包括心理因素对疾病的影响作用、心理护理的实施过程、手术或药物治疗的有关信息等。鼓励病人表达自己的体验、提供必要的生活帮助、家人的关心和照顾等支持方法有助于提高病人的舒适感。松弛和生物反馈治疗通过病人局部的眼部肌肉及其全身肌肉的放松,从而起着降低眼压、稳定情绪、改善睡眠、调节自主神经系统等多方面的作用。

二、美尼尔综合征

目前多认为美尼尔综合征(Meniere's syndrome)的发病由多种原因所致,但病因与发病之间的关系尚未确定。许多研究表明,心理因素如激动、过劳、紧张、焦虑、争吵等可能通过影响自主神经系统而诱发该病。邓德光等(1997)研究提示,强烈的情绪体验、情绪的波动、家庭经济问题、爱发脾气、平常有紧张焦虑情绪等心理社会因素是美尼尔综合征发作或促进病情恶化的危险因素。美尼尔综合征发作时,病人处于眩晕、耳鸣等痛苦体验中,常有明显的无助感,生活和工作常受较大的影响。而在间歇期病人往往害怕疾病的再次发作,并担心疾病对听力的影响。

目前美尼尔综合征的相关心理技术疗效尚不明确,但可在对病人的主要心理问题、整体健康状态以及相关因素进行评估的基础上,建立相应的诊断,针对主要的心理问题采用不同层次的心理技术实施护理。

第四节　口腔科病人心身问题与心理护理

一、颞下颌关节紊乱综合征

颞下颌关节紊乱综合征(temporomandibular joint dysfunction syndrome，TMJDS)是口腔颌面部常见疾病之一，也是口腔科常见的心身问题。TMJDS 主要的临床表现有颞下颌关节区或关节周围酸胀或疼痛、弹响和运动障碍。关节酸胀或疼痛尤以咀嚼及张口时明显，并可伴有轻重不等的压痛。弹响在张口活动时出现，响声可发生在下颌运动的不同阶段，可为清脆的单响声或碎裂的连响声。运动障碍常表现为张口受限，但也可出现张口过大或张口时下颌偏斜。此外，还可伴有颞部疼痛、头晕、耳鸣等症状。

TMJDS 的病因研究从退行性变理论等单纯机械模式，经肌肉应激学说、生理心理说的发展，逐步趋向综合因素致病说，认为 TMJDS 的产生和发展是由咀嚼肌等系统功能紊乱、生理易感性、近期心理应激水平及个体应对的能力等多方面综合作用造成的，但具体机制尚不明确。TMJDS 常伴有明显的疼痛不适感、张口受限，且其病程较长，常反复发作，往往对病人的工作和生活造成不同程度的影响，并引发病人焦虑、紧张等各种心理问题。

有关 TMJDS 的具体心理干预技术的研究较少，但从以上研究可见，TMJDS 的常见心理行为问题主要有焦虑、抑郁等不良情绪反应，生活事件、某些个性特点、情绪激动等心理因素与 TMJDS 的发病有着一定的相关性。心理护理的实施主要是在对病人的整体状态、主要心理行为问题进行评估和判断的基础上，有针对性地选用护理宣教和一般支持、放松训练等心理技术。

二、复发性口腔溃疡

复发性口腔溃疡(recurrent oral ulcer)又称阿弗他溃疡，是一种很常见的疾病，主要表现为唇内侧、颊黏膜、舌尖、舌缘等处口腔黏膜出现小的红斑或丘疹，继而形成基底灰白或黄白、周围有红晕的圆形或椭圆形浅表性溃疡，病人常有明显的局部疼痛或烧灼感。以青壮年多见，有自愈性，一般于 7~10 天内愈合。但是，当溃疡面较大且边缘不规则，较长时间仍不愈合时，有导致恶变的可能。

目前认为复发性口腔溃疡与遗传、感染、免疫、内分泌失调、胃肠功能障碍等多种因素有关，某些心理社会因素，特别是不当饮食、紧张且不规律的生活习惯等因素是其诱发因素，致使食物中缺乏锌、铁、硒等元素，或维生素 B_1、B_2、B_6、叶酸等摄取不足。多数口腔溃疡的青少年病人有偏食、好吃零食、不吃蔬菜的习惯。

口腔溃疡的反复发作、剧烈疼痛等特点，给病人生活造成一定的影响，并使其对疾病的预后有不同程度的担心，导致焦虑、抑郁、心因性躯体化症状、睡眠障碍和社会支持降低等。

复发性口腔溃疡的心理护理在相关评估和诊断的基础上，主要采用护理宣教和一般支持等心理技术。护理宣教的内容主要包括指导病人改善饮食，调整营养状态，规律生活，保证良好的睡眠，保持快乐的心情。对病人的不良情绪状态，则给予疏导，并帮助病人积极面对疾病，积极获取相应的社会支持，还可指导病人放松训练，有助于降低个体的紧张状态，促进疾病的恢复和减少再次发作。

第五节 皮肤科病人心身问题与心理护理

一、神经性皮炎

神经性皮炎(neurodermatitis)是比较典型的皮肤科心身疾病,也是 Alexander、French 等(1968)最早提出的心身疾病之一。神经性皮炎又称慢性单纯性苔藓,多见于青年和成年人,好发于颈部、四肢、腰骶等部位,以阵发性皮肤瘙痒、皮肤苔藓化为特征的慢性皮肤病。皮损仅限于一处或几处为局限性神经性皮炎;若皮损分布广泛,甚至泛发于全身者,称为泛发性神经性皮炎。发病时,最先出现皮肤的瘙痒感觉,后出现集簇的粟粒至米粒大正常皮色或淡褐色、淡红色的多角形扁平丘疹,稍具光泽,覆盖少量秕糠状鳞屑,进而丘疹互相融合成片,皮肤剧烈瘙痒,夜晚往往更为明显而影响睡眠,且因常搔抓,皮损周围常见抓痕和血痂,严重者可继发毛囊炎及淋巴炎等,皮肤也渐增厚形成境界清楚的苔藓样变。

目前对神经性皮炎的原因尚不明了,但多认为精神因素、刺激性的饮食、胃肠功能障碍、内分泌失调以及局部皮肤的刺激和摩擦等可诱发瘙痒。精神因素目前认为是发生本病的主要诱因,情绪波动、精神过度紧张、焦虑不安、生活环境突然变化等均可使病情加重和反复。一些研究发现,大多数病人在发病前有情绪障碍,机制可能是情绪障碍促发神经内分泌失调,释放如儿茶酚胺、乙酰胆碱、组胺等活性介质而引起皮肤瘙痒。若情绪状态不能及时改善,就会导致越痒越抓、越抓越痒的皮肤瘙痒—搔抓的恶性循环。心理动力学观点认为,如果幼年时期缺乏母亲通过抚摸和拥抱等方式给予足够的皮肤刺激,就可能会导致本病。多数神经性皮炎病人有头晕、失眠、烦躁易怒、焦虑不安等神经衰弱症状,如神经衰弱症状得到改善,神经性皮炎的症状也有可能好转。

虽然神经性皮炎原因不明,但病人的心理行为问题主要是情绪障碍,而精神因素是本病的主要诱因。针对神经性皮炎病人的心身问题,心理护理主要包括:通过护理宣教、一般支持的心理技术,宣传有关疾病的知识,提供必要的支持和帮助,从而解除病人对疾病的有关顾虑,并有助于病人主动地参与心理护理;通过放松训练、生物反馈治疗等易于掌握和开展的相关心理技术,缓解皮肤的瘙痒感,改善病人的情绪状态。

二、银屑病

银屑病(psoriasis)是皮肤科的一种常见病,多发于青壮年,临床上分五种类型:寻常型、脓疱型、渗出型、关节炎型和红皮病型。病人基本损害为皮肤表面红色丘疹,可融合成片,边缘明显,上覆多层银白色鳞屑,皮损形态有点滴状、钱币状、盘状、地图状等,分布在头皮、躯干及四肢伸面,多为泛发。

银屑病确切病因尚不清楚,目前认为与遗传、感染、内分泌代谢、免疫、社会精神因素等有关。早在 1968 年,Farber 对 2144 例银屑病病人的大范围调查中发现,心理社会应激与银屑病关系密切,之后各种流行病学与临床资料也表明,心理社会应激可影响银屑病的发生、转归、复发与治疗。许多学者主张,精神紧张是银屑病发病和病情恶化的一个不可忽视的诱因。精神紧张能使大脑皮层和下丘脑—肾上腺轴功能发生变化,引起肾上腺皮质激素、儿茶酚胺及乙酰胆碱等多种活性物质的释放,而且还可使皮肤感觉神经末梢释放 P 物质和多种神经肽,引起神经源性炎症,诱发和加重银屑病。刘承煌等人关于 1985 年上海市银屑病流行病学调查中发现,饮食、饮酒、精神因素、疲劳、环境改变等是银屑病的诱发因素。国内外对银屑病病人的心理社会因素的调查表明,银屑病的发病和症状严重程度与负性生活事件之间存在着一定程度的相关性;银屑病病人可能运用较多的不成熟防御机制,消极应对方式较多而积极应对方式较少;EPQ 的 P 分和 N 分较高,而 E 分和 L 分较低;社会支持总分较低。

银屑病病人往往具有较多的心理问题,研究者运用 SCL-90 测试表明,银屑病病人躯体化、强迫、抑郁、焦虑、恐怖等因子分均显著地高于对照组。郝庆英(2006)的研究表明,只有43.3%的家庭能较好地为病人提供偏重于生活方面的照顾,失业家庭的病人较高收入家庭的病人表现出明显的不良心理倾向。

银屑病病人的心理问题可能与以下方面有关:疾病的不同程度的瘙痒感影响病人的舒适度;难治疗、易复发致使病人对治疗失去信心;银屑病所造成的体表改变,影响病人对美的需求,易产生自卑、抑郁情绪;病人及其家属、朋友等误以为疾病具有传染性等错误认识,往往加重病人的情绪障碍,甚至悲观绝望。

针对银屑病病人的心身特点,护理人员应有针对性地开展相应的心理护理。护理宣教往往需要最先实施,让病人及其家属了解银屑病的相关知识,解除疾病相关错误认识,了解心理社会因素对疾病的影响作用,自觉摆脱对银屑病起诱发作用的相关因素。针对银屑病病人社会支持较低的特点,一般支持也是积极有效的,放松训练等方法也可改善银屑病病人的瘙痒不适感,调整情绪状态。

(钟霞、吴志霞)

第十二章 心理护理各论(三)

本章主要介绍外科、肿瘤科、老年科、康复科有关病人的心理社会问题以及相应的心理护理策略。在学习过程中,应注意密切结合本教材前面第一章至第九章与心理护理有关的基础知识、基本理论、基本技能和基本程序。

第一节 外科病人心身问题与心理护理

外科很多疾病如车祸、外伤、感染、手术等,不管是它的发生还是发展,都或多或少地与一定的心理社会因素相关。如外科中最常见的手术,在不同的人身上,同样手术后的转归却有很大的差异性,据姜乾金等(1988,1999,2001)研究发现,这与病人的个性、应对方式、社会支持、术前对手术的认识及焦虑水平等因素密切相关,且心理干预如放松训练对其有良好的促进作用。可见,给手术、感染、外伤等外科病人一定的心理护理,将对病人的疾病康复产生积极影响。这也是护理心理学在医学临床上的一个不容忽视的研究和应用领域。

一、心理社会因素与外科病人

(一)心理社会因素与外伤

外伤(surgical trauma)的发生有一定的偶然性,也有一定的必然性,可以是主观因素造成的,也可以是客观因素造成的。客观因素,众所周知主要是环境设施、技术等;主观因素主要与个体当时的心理状态有关,如个性、情绪、注意力、行为习惯、是否遭遇一定的生活事件、是否处在疾病状态中等。如在调查车祸肇事者的心理特点时发现,多数人存在轻率、任性、积极、热情、不愿受约束,有强制性、偏执性和攻击性等个性特点,即所谓"事故倾向个性"。在对 214 名因车祸受伤的司机调查中发现,伤者伤前有较多的心理社会刺激;97 例车祸致死的司机中,20% 在事故前 6 小时内有急性情绪障碍,例如与家人争吵等。在其他伤亡事故的发生中,同样存在这一情况。用社会再适应量表调查证明,骨折的发生与生活事件有关,因此也有人将骨折看作是与心理社会因素有关的疾病(梁宝勇,1987)。而不良行为,如酗酒与外伤之间的关系,则是尽人皆知的。

(二)心理社会因素与外科感染疾病

随着生物医学模式向生物—心理—社会医学模式的转变,人们对于外科感染的原因及转归的认识已经不再单纯局限于生物因素,而是进一步考虑了心理社会因素在其中的作用。心理因素与传染性疾病之间的关系,目前尚未被人们所普遍重视。其实,通过近年来的研究已知,心理社会因素可以通过心理—神经—免疫机制影响人的身体健康,所以心理健康程度高的个体抗感染能力强于心理健康程度低的,个体越是抵抗力弱,其免疫力越低,病原微生物越易侵入。研究表明,心理应激、消极情感、创伤及人格障碍等均可影响免疫功能。当应激性生活事件的影响致心理应激反应时,机体的杀伤细胞活动会受到压抑;当病人处于消极情感时,机体细胞免疫功能处于低下状况;人际关系不良、人格不健康时,也会在不同程度上降低机体的免疫力。以疱疹病毒感染为例:疱疹病毒感染可引起唇疱疹、生殖器损害等疾病。疱疹病毒感染大多数处于潜伏期,心理障碍通过影响免疫调节导致潜伏期病毒活力增强,易使疱疹复发。

(三) 心理社会因素与外科手术

手术(operation)是外科中最主要的治疗手段之一,但是手术对于病人来说是一种严重的心理应激源,它可通过生理上的创伤和心理上的恐惧,直接影响病人正常的心理活动,并由此对病人的术后康复产生相应的影响。大量的相关研究表明,大多数手术病人在手术的前、中、后期,均会产生比较剧烈的生理与心理应激反应,如果反应过于强烈,会给病人手术及预后带来不良的影响。因此,手术病人的心理问题已引起国内外许多医学专家及临床心理学家的关注,并为此做了大量的研究。

研究发现,个性特征、情绪状态、应对能力、社会支持、生活事件数量等心理社会因素对外科手术病人的心理应激强度、手术顺利程度及术后康复状况都有影响。如 Jenkins CD (1994)对 463 名接受心脏冠状动脉架桥术或心脏瓣膜手术的病人进行研究发现,术前所测量的下述指标可以预示病人在术后 6 个月时彻底康复:低水平的焦虑、抑郁、敌意,发生的低数量或低影响的生活事件,高自尊、活力,较多的社会活动参与,广泛的兴趣爱好,高水平的社会支持。再如 Bunzel B(1994)通过对 50 名心脏移植手术病人及其配偶的追踪研究,指出下列心理社会因素可以成为预示手术成功的指标:对付应激的能力,情绪的稳定性,高的挫折耐受力,低的攻击性,配偶的同情、关心和支持及其经常帮助病人进行情感疏泄等。Enqvist B(1995)对上颌面手术病人的实验研究发现,接受术前指导的病人与对照组相比,术中失血量减少 30%;而接受围手术期指导的病人与对照组相比,术中血压较低,术后康复较快。因此他认为,情绪因素不仅影响术中出血量和血压,而且影响术后康复;当外科医生向病人提供信息、保证与方向时,病人体验不到焦虑。由此可见,社会支持有利于减轻术前焦虑、改善手术应激效应,而且社会支持可以通过广泛的角色形象从许多途径来提供。综上研究可以得出,心理社会因素在病人的手术前、中、后均起了极其重要的作用。

二、外科病人的心理护理

(一) 外伤病人的心理护理

外伤病人往往有明显的恐惧与焦虑。对此,护理工作者应以认真负责的态度对待之,如看到病人和家属主动上前迎接,迅速安排抢救室;在询问病情与尽快采取相应的急救措施的同时,应初步评估其焦虑程度和相关心理应激因素,并采用支持、安慰、解释等简单心理指导方法,使病人增强安全感,从而使病人能尽快配合抢救治疗;在积极、娴熟、准确、及时的护理技术基础上,还应注意减轻病人的疼痛和痛苦,给予鼓励和支持,使病人看到生的希望,树立战胜疾病的信心。需要指出的是,对于有"情绪休克"(emotion shock)的病人,由于焦虑症状表现不明显,故特别不能忽视对他们受伤程度的深入检查和心身症状的持续观察,以免误了时机,引发严重后果。

对于具有孤独感的病人,护理工作者应采取热情关心的态度,尽可能多地接触病人,多与病人交谈,尤其是伤残病人生活能力下降,对其饮食、起居要妥善安排,使病人感到医院的温暖。在不影响治疗、监护的情况下,鼓励家属和亲友探视,以解除病人的孤独感。

(二) 手术病人的心理护理

无论手术的大小,人们普遍对手术的反应是紧张、疑虑、恐惧等。不同病人对手术的认识特点和心理反应程度各有不同,与之相关的各种影响因素也是各有差别。因此,对手术病人(特别是择期手术病人)的心理护理工作,应该严格遵循心理护理程序,通过观察、晤谈,以及必要时的问卷测查等手段,对病人做出综合心理评估与护理诊断,制订相应的心理护理计划,并通过多种心理教育、指导方法以及一定的心理治疗技术,如松弛训练、示范作用、认知调整等,来帮助病人正确面对和接受手术,从而达到早期康复。以下仅就不同手术阶段心理护理计划的执行过程,作简要的描述。

1. 术前护理(preoperative nursing)

首先应建立良好的护患关系,减轻病人的不良心理反应。护理人员应以热情的态度、亲切的语言接待病人,向病人介绍病区的作息时间、规章制度、病区的环境、责任医师、责任护士以及同病室的病友,帮助病人建立良好的人际关系,增加相互间交流,使病人减少陌生感并很快适应环境。

其次要积极设法帮助病人认识和接受手术,如向病人讲解手术是其疾病治疗的唯一方法,当病人知道手术是不可避免时,自然会逐渐接受手术并设法解决其他问题,如寻找家庭成员的协助等。同时,护士要向病人的亲友及单位领导说明任何可以帮助病人的方法及态度,这一方面可以帮助缓解有些病人家属的紧张、焦虑不安的情绪,以免给病人的情绪产生一种影射作用;另一方面通过提高病人家庭和社会支持程度,可以使病人的精神得到多方面的安慰与鼓励,从而减少心身反应,提高手术成功率和术后康复效果。

此外,还要尽量帮助病人建立手术治疗成功的信心,如通过做好病人家属、朋友的工作以提高病人的家庭和社会支持程度,使病人得到安慰和支持,摆脱顾虑,增强战胜疾病的自信心;还可以通过示范作用,如通过有针对性地组织病区已手术过的、恢复比较好的病人进行交流,使之看到手术成功的希望,增强自信心。由于手术效果不理想的病人会对同病室病人产生一种消极的影响,故在此时应强调他本人的优势以及在手术中的有利条件。对于病情重、手术比较复杂而心理负担特别重的病人,可以重点进行心理教育和治疗,帮助其建立有效的应付机制,减轻手术负担。

对于调整好病人手术前的情绪状态,尤其是帮助病人减轻焦虑,是手术成功的关键因素之一。手术对病人来说是一种创伤,且有一定危险,所以应尽量做好各方面的安排,利用一切可以利用的机会,如治疗、护理等,增加与病人的沟通交流,对存在的心理问题进行疏导。在做任何治疗、检查前都应以亲切的语言,耐心诚恳地向病人说明检查目的、治疗方法、可能出现的一些不适以及如何配合等,以增强病人的信任。对某些手术病人,还可给予自我放松技术指导。

2. 术中护理(operative nursing)

心理护理在手术过程中的回旋余地较小,但仍应注意一些问题,例如在情况允许时护士应主动与病人交谈,对术中可能出现的一些不适,如术中探查、牵拉脏器时,可嘱病人张口做深呼吸,嘱其尽量放松自己,对情绪特别紧张者应抓住病人的手及时给予支持、安慰、鼓励。有研究报道,使用催眠暗示语言对术中紧张病人有良好的安定作用。为避免术中给病人造成不良刺激引起紧张害怕等,医护人员在术中应尽量减少各种噪声刺激,如手术器械的碰击声等,并要尽量沉着冷静地面对和处理在术中发生的任何病情变化或意外;应尽可能保持手术间安静,不谈论与手术无关的话题。

3. 术后护理(postoperative nursing)

手术后短期内的首要问题是生理功能恢复,故心理因素常被忽视。但是随着时间的推移及术后病人各种功能的恢复,其心理行为问题如长期卧床、社会隔离、药物副作用、活动受限或迟钝等,也逐步凸显出来,此时如果不帮助病人消除有关的不良心理行为因素,病人常难以用生物医学的治疗手段获得完全康复。

因病人往往会担心和关注手术的结果,所以医护人员在病人手术结束且意识恢复之时,向病人说明手术已经成功结束。要尽量帮助病人减少心理上的负担,使其安心休养,从而减少手术后其他的不适。如果手术后仍然需要用鼻管、导尿管及其他附在身体上的仪器,都应事先详细向病人说明,这样在病人醒过来时,对自己的周围环境才不会感到陌生或惧怕,对护士或医生的要求也会很自然地表示合作。护士应鼓励术后病人尽早开始活动,协助和促进其在床上运动、翻身、坐起,并循序渐进。Norton 认为,康复期(rehabilitation period)的行为治疗至少能起到与术前行为指导同样重要的作用。当手术后病人进入康复期,行为因素在一部分病人身上甚至会成为决定手术最终结果是否理想的最重要影响因素。我国的传统健身运动如气功、太极拳等,除本身产生的躯体锻炼效果外,还可以帮助调节心身平衡,所以可以成为选择性的心理护理手段。

第二节　肿瘤科病人心身问题与心理护理

近年来,我国癌症的发病率呈上升趋势,目前恶性肿瘤仍居城市人口死因的首位。据调查,我国主要恶性肿瘤(malignant tumor)的瘤谱有所变化,宫颈癌、鼻咽癌的死亡率呈下降趋势,而其他癌症的死亡率则呈上升趋势,尤其是肺癌、肝癌和胃癌。

一、心理社会因素与肿瘤

多数癌症的病因复杂,不良的生活方式,如饮食、缺乏运动、吸烟、酗酒、肥胖、性行为、应激等,均与之有关。研究提示,很多心理社会因素如个性、个体面临的生活事件、个体的情绪等在癌症的发生发展中起了一定的促进作用。近年来还出现了一门新的学科——心理肿瘤学(psycho-oncology)。

(一) 生活事件与癌症

生活事件特别是负性生活事件与癌症的关系比较密切。姜乾金等(1987)通过临床对照调查显示,癌症病人较对照组病人有更多的病前生活事件。湖南医科大学精神卫生研究所的一些研究者于 1987 年调查了 245 例癌症住院病人,并以 232 例住院结核病人为对照,发现 81.2% 的癌症病人病前经历了生活事件,而对照组为 69.0%。Miller 对 1400 对夫妻的观察指出,配偶中有一方身患癌症或死于癌症,另一方也易患癌症。通过回顾 1902—1967 年间的大量文献发现:癌症发病前最常见的明显心理因素,是失去亲人的情感体验。亲人死亡事件一般发生于癌症发病前 6～8 个月(Leshan,1967)。20 世纪 30 年代,最先研究癌症与个性关系的美国巴森博士在《癌症的心理生物学》中就指出:"当一个人所心爱的人死去、突然失业或失去安全保障,这些都是可能生癌的危险信号。"不少医学研究都证实了恶性刺激与癌症的发生有关。不过,这些研究大多集中在丧失亲人给当事人所带来的强烈刺激方面。珀克尔博士在研究 397 例乳腺癌病人后发现,亲人丧失是促使发病的主要原因之一。米勒尔博士观察了 1400 对配偶中癌症发病的情况,结果发现一方患癌或死于癌症的精神刺激可促使对方生癌。我国专家也曾做过类似调查,发现患癌前有明显心理影响者为 76%,而一般内科病人只有 32%;从受到的精神刺激的强度来比较,癌症组病人受到的精神刺激强度比一般组病人要强。

由此可见,生活事件在癌症的发生中可能起了直接或间接的作用。不过,尽管一些研究提出压力因素如配偶死亡、社会隔绝和医疗检查(怀疑有病)等改变了免疫系统的功能,但是都没能提供免疫系统的改变与产生癌症存在直接关系的科学证据。

(二)情绪

卡伦·耶尔(Karen Hjerl,2003)等人通过大样本分组研究提出,抑郁可作为乳癌死亡率的一个预测因子。这项研究结果表明,无论是早期还是晚期乳癌病人,抑郁都是导致病人死亡的一个普遍而严重的高危因素。抑郁和癌症死亡的关系也与抑郁和意外、自杀或杀人关系相当。随着对癌症心理学研究的进展,发现存在有克制自己、压抑愤怒、不安全感及不满情绪的人易患癌症。美国一位医生在研究白血病及霍奇金淋巴瘤病人心理时发现,当病情明显恶化时,10 个病人中有 9 个与孤独、绝望的心境有关。美国癌症研究所对早期进行手术治疗的肿瘤病人进行观察后发现,对治疗持怀疑态度、丧失信心、焦虑者常常复发;有压抑及克制情绪者往往预后不良。基辛教授将肺癌与一般肺病病人作对比研究,发现肺癌病人较多疑、烦躁、好发脾气,特别是有克己情绪和压抑者,即使抽烟不多也会患病。目前认为,心理社会因素影响癌症,主要就是通过不良情绪对机体免疫功能的抑制作用,从而影响免疫系统识别和消灭癌细胞的"免疫监视"。当然,并非所有受到强烈刺激和承受巨大精神压力的人都会患癌,这与个人的性格、对压力的反应类型以及其他多种因素的作用有关。

(三)个性因素与癌症

自古以来,就有人注意到癌症发生与个性有关。早在公元 2 世纪,Galen 就观察到抑郁的妇女较性格开朗者易得乳癌。全国胃癌综合考察流行病学组(1981)指出,与胃癌关系密切的社会心理因素包括社会内向、抑郁、不灵活性等性格特点。英国学者 Greer 等人提出了癌症易感人格,称作 C 型行为(之所以用 C 表示,一是取 Cancer 的字首,另一个解释是继与冠心病患病有关的 A、B 型行为之后)。C 型行为特征是过分合作、协调、姑息、谦让、自信心不足,过分忍耐、回避冲突、屈从让步、负性情绪控制力强、追求完美、生活单调等。用 C 型行为测试工具测量发现,具有 C 型行为特征的人,癌症发生率比非 C 型行为者高 3 倍以上。Ternoshok(1985)发现,C 型行为黑色素瘤病人情感表达的减少,与肿瘤细胞的快速有丝分裂、淋巴细胞浸润、肿块厚度较大,以及所有的不良预后指征有关。

(四)应对方式

在对癌症病人的应对研究中,在不同治疗方式病人的应对、不同居住环境病人的应对、不同癌症期病人的应对、不同生存时间病人的应对及癌症病人的应对与年龄、生活质量的关系等方面,均已进行了研究。

关于癌症病人所用应对策略的效果研究较少。Halstead 等应用修改过的 Jalowiec 应对量表(JCS)测量生存 5 年以上的癌症病人的应对中提出:乐观应对方式采用最多,其次是支持、勇敢面对、自我依赖等;用得最少的是逃避应对方式,其次是情感应对方式。研究同时表明,乐观应对方式是最有效的应对方式,其次是保守、自我依赖;最无效的是逃避,其次是听天由命、情感应对方式。Temoshok L(1987)曾以淋巴细胞浸润肿瘤的多少,肿瘤分裂率的高低作为转归的指标,评价病人应对策略对其疾病转归的影响,发现较多情感表达的病人转归亦较好,而表达情感的困难、失助或绝望使癌症进展更迅速。Lampic C(1994)的研究发现,癌症病人失助/绝望的应对风格与心理社会健康状况有负相关。Chaturvedi SK(1996)及其同事调查了 50 名口腔及喉部癌症病人所关注的事情、应对策略及生活质量,发现他们采用的主要的无效应对策略是失助及宿命,因为这种应对策略不能完全解决病人关注的问题,从而降低了病人的生活质量。国内姜乾金(2000)也证实,癌症病人的屈服应对是最不利于其健康或康复的一种应对方式,回避应对虽也不利于心身健康,但不是最明显,而通常被认为是较具积极性质的面对应对却与心身健康关系不大。

(五) 社会支持

社会支持是重要应激因素,一般认为其对应激反应有良性作用。Levy(1990)研究乳腺癌病人接受社会支持程度与预后关系,发现有五项因素显著影响 NK 细胞活动水平:得到配偶或知己高质量的情感支持;得到医生的支持;肿瘤雌激素受体水平;外科手术切除;积极寻求社会支持以适应疾病。具有良好的家庭支持和社会支持能够更好地减少癌症病人的情绪问题,同时提高癌症病人的生活质量。

二、肿瘤病人若干临床心理问题

癌症病人因不同的临床阶段、癌症类型、治疗方式可呈现不同的临床心理表现。

癌症病人在不同临床阶段的心理变化有所不同,而这些心理变化不仅反过来影响癌症的发展,也与癌症病人的生存质量有关。根据绝症病人一般心理反应的否认期、恐惧与愤怒期、妥协期、抑郁期、接受期之划分(参阅"病人心理"一章),可对癌症病人临床不同阶段的心理特点作简单的现象学分析。

(一) 疑癌阶段

在癌症确诊前,病人往往表现为焦虑,同时伴随着侥幸心理,他们一方面希望通过检查知道自己到底得了什么病、程度如何、能否治愈等,同时也希望当前医生给的诊断是错误的,所以病人会选择重新检查,反复会诊,试图逃避现实;另一方面表现为精神高度紧张,对医护人员及家庭成员或相关知情者的言行特别敏感、多疑。在此阶段,病人易接受暗示,对自身的每一个躯体感觉都过分关注,并且急于求医确诊。

(二) 确诊阶段

在癌症确诊后,病人往往表现为恐惧,同时伴随反抗心理,他们不断否认自己患了癌症的事实,情绪异常波动,表现为惊慌失措,精神萎靡,食欲下降,常常失眠或多梦,易激惹,容易愤怒、哭泣等,甚至拒绝治疗,借以发泄自己的痛苦。然而,此阶段病人若能冷静面对现实,克服恐惧心理,保持乐观情绪,寻求社会支持或帮助,积极主动地配合治疗,则能增加疗效。

（三）治疗阶段

在漫长的治疗期间,病人随着病情的变化往往表现为绝望与平静的交替。此时,是药物治疗配合心理支持和治疗的最佳时期。如果病人病情不断恶化,死亡威胁日近,病人期望医学在有限的时间内能够出现奇迹的心态越强烈,但又自觉不现实而丧失信心,从而陷入悲观绝望中。绝望之余,会惦念印象最深和最不放心的问题,规划以后有限的人生,考虑子女安排,回忆以往生活的坎坷,留恋美好的生活等。大多数病人,有一定认知能力和自我评价能力,了解自己的预后,为了不给他人添麻烦和痛苦,可表现为异常平静,有条理地安排后事,准备默默地告别人生。

情绪反应是癌症病人明显的心理反应。Massie 等对三个癌症中心的 215 例癌症病人的精神障碍发生率进行了流行病学研究,他们发现 47% 的病人有精神障碍的临床表现,其中 68% 以上表现为焦虑和抑郁。抑郁是癌症病人最常见的心理反应。有研究显示,58.17% 的癌症病人存在抑郁反应,其中重度抑郁占多数(61.5%)。焦虑反应在癌症病人中也较常见。有研究显示,47.19% 的病人存在焦虑反应。一般而言,病人在最初的震惊之后,就会出现焦虑和抑郁反应。恐惧是导致癌症病人严重心理障碍的最主要原因之一。此外,难以控制的疼痛、某些诊断或治疗过程(如扫描和放射、手术治疗)、长期化疗引起的副作用等,也能导致病人产生焦虑、抑郁情绪。焦虑、抑郁情绪会严重影响病人的食欲和睡眠,加重已有的疼痛,并导致机体免疫功能的降低,影响疾病的转归。

三、肿瘤病人的心理护理

心理因素对癌症的发生、发展和转归都有很大的影响,因此,医护人员和家庭对癌症病人应作一定的心理保护,帮助病人消除恐惧紧张的情绪,树立战胜疾病的信心。在癌症病人的不同时期,针对病人不同的心理问题,护理工作者需要开展相应的心理护理工作。在死亡不可避免的时候,应让病人在平静中离去。

对癌症病人的心理护理同样应该严格遵循心理护理程序,通过观察、晤谈,以及必要时的问卷测查等手段,对病人做出综合心理评估与护理诊断,制订相应的心理护理计划,并通过多种心理教育、应对指导方法以及一定的心理治疗技术,如示范作用、松弛训练等来达到护理目标。以下就肿瘤病人心理护理计划的执行过程,作一些现象学描述。

1. 建立良好稳固的护患关系

通过有效的护患沟通,及时满足病人的身心需要,使病人真正接受科学的、整体的、全方位的现代护理,可以帮助病人建立良性人际关系,使护理工作在友好的气氛中进行。

2. 心理教育

根据癌症病人不同阶段的不同心理反应与认识特点,结合对其个性特征和相关因素的把握,分别采用对应的心理指导与其他心理干预技术。其关键目标是帮助病人在不同阶段调整对于癌症的认识,并保护其期望值。

3. 应对指导

应对指导对于癌症病人的心理健康、癌症康复和提高癌症病人的生活质量起重要作用。根据以往的研究,应该帮助病人建立积极乐观、勇于面对和接受的应对方式,不用或少用回避(逃避)、幻想、否认等应对方式,还可帮助病人回忆自己或者学习别人以前在遇到问题时成功解决问题的一些应对策略等。

4. 情绪管理

如果癌症病人对癌症没有一个正确的认识态度,往往会以情绪反应的形式表现出来,如焦虑、抑郁、紧张等。当病人出现这些情绪反应的时候,可以给予一定的抗焦虑、抑郁药暂时地缓解(晚期特别需要抗抑郁药),或者提供一些缓解情绪的方法,如可以深呼吸、肌肉放松、听音乐、慢跑等,另外还可以督促病人参加一些简单轻松的活动,如编织、养花、钓鱼等。对于病人的"情感压制(即将自己的消极情绪加以压制而不表露出来)",则应通过适当的心理技术帮助其疏泄。

5. 建立良好的社会支持

一些病人患病后失去了以前正常的社会功能,如上班、与朋友聊天游玩、与家人正常聚会等。这时应尽量促进病人建立新的人际关系,如与病房里具有相同情况且能积极配合治疗的病人交往;尽量多安排病房探视时间,使病人能够经常获得家人朋友给予的关心和支持。而相对来讲,病人长期住的是病房,接触更多的应该是护士,所以应该尽可能地创造一个温馨整洁的病房环境,如果条件允许,护士可以多接触病人,多提供一些外界信息和疾病相关的知识。

总之,帮助病人培养乐观开朗的性格,经常参加有益于身心健康的集体活动,多与朋友家人接触交流,学会在紧张的生活中进行情感释放或生理放松,学会正确应对各种恶性精神刺激。安定的社会环境、和睦的家庭生活、富裕的社会福利保障,以及坚定的信仰等社会、心理因素,对于减少癌症的发生和恶化具有重要的作用。

第三节　老年科病人心身问题与心理护理

随着人口老龄化的加快,老人的心理社会问题也在不断增加。现实生活中,孤独、失落、抑郁、焦虑等心理障碍在老人心理中占很大比例。65 岁以上城市老人口中有 5% 是临床抑郁症病人,10%～20% 有抑郁症的表现;因老年痴呆症继发的心理障碍,60 岁以上有 3%～5%,80 岁以上有 20%,90 岁以上达到 50%。可是出现症状后真正到心理科就诊的老年病人仅为庞大患病人群的冰山一角。究其原因,是病人及家属对心理疾病的认识匮乏,对心理疾病的求医意识薄弱,"老了就难免糊涂""老化是自然规律",混淆了人们对老人异常心理行为表现的辨析。专家介绍,只要病人本人及家人多观察,老年心理障碍问题并不难发现,如果能够及时给予心理疏导和干预,或者亲情安慰和关心,将大大促进老人走出心理泥沼。

一、心理社会因素与老年心身问题

导致老年期心理问题的原因很多,主要有生理、心理和社会因素三个方面。

1. 生理因素

大脑解剖功能的衰退,躯体各器官功能的逐渐衰老,如肌力明显减退,血管缺乏弹性,动脉硬化增加,感觉器官迟钝老化,内脏器官储备力、适应能力和抵抗力减弱,内分泌水平普遍下降,骨质疏松,关节活动度下降,免疫功能降低等。

2. 心理因素

生理功能减退对心理产生影响,如体衰力微,行动不便,脑力衰退,视听力下降,使病人难以应付日常生活和对外界刺激做出适当反应,以致社会活动和兴趣日趋减少,病人陷入精神贫乏、孤独、空虚和无能为力的心态,反过来又加重精神障碍。

退休后的心理影响,如离退休后,老人突然从繁忙和熟悉的工作环境中退居家庭,生活环境剧变,变得空闲和孤独,严重者可产生"退休综合征"和上述心理适应障碍。

个人角色变化的心理影响,如干部离休后地位改变,权力丧失,往日的权威性和影响力降低;一般职工感到失去工作岗位,失去"地位"和被尊重的工作环境;某些原来适应的个性特征如"认真",现在反而成为适应的障碍等。一些自尊心强者,由此变得自卑、消极和产生"社会多余人"的感觉。

健康状况对心理的影响,如众多的老年疾病,健康状况日益下降,各种身体不适,加重疑惑和焦虑反应;如果求诊服药效果不好,会诱发多种疾病心理反应;子女无暇照顾,单位关心不够,也加重老年期心理障碍。

3. 社会因素

(1)家庭环境改变,老伴重病或病故 子女结婚另组织小家庭,加重孤独空虚心理。如果出现遗产纠纷或经济收入减少、物价上涨等经济刺激,增加心理障碍的危险性。

(2)人际关系的减少 人到老年,许多亲朋好友或病或死,或因其他多种原因,人际关系日益减少,家庭内、外支持系统削弱,产生人去楼空的失落、忧伤和孤独感。

(3)不良的社会风气 社会风气不良,如不重视老人生活,甚至有歧视虐待行为,也会加重老年期不良心理卫生问题。

二、老年病人常见的心理问题

1. 认知功能改变

对老人心理影响较大的主要是老人的脑功能趋向衰退,使老人的记忆(主要是近记忆)减弱,智能逐步下降,思维变得迟缓且灵活性降低,缺乏创造性,故心理灵活性差,偏向保守,迷恋往事,重视传统。但不少人有丰富的阅历和经验,仍能发挥余热。

2. 情绪改变

老年病人患病后的情绪稳定性差,情感反应深刻,但又易激惹。老人的情绪表现有时就像小孩,称为老人的情绪退化,如有的表现为不分场合和时间的哭泣、愤怒及发泄心中不满等现象。许多老年病人遇到不适应的事件或情景会立即激发,且情绪发展速度快。也有的老年病人能严格控制自己情绪的外部表现,从而掩盖了其真实情绪状态,如有的病人患病后很痛苦,但为了不给家人增加负担却表现得很轻松。

3. 性格变化

老人人格弹性明显减退,显得固执己见,自信自己经验,对过去的成就唠叨不休,不易接受新事物,故有以自我为中心,难以正确认识和分析生活现状的倾向。少数有成就者变得傲慢,难以倾听逆耳良言。猜疑和偏执心理亦较常见,遇事常归咎别人,对他人不信任,视听力老化、嫉妒、猜测,以及行动不便,不爱活动,兴趣减少,留恋旧物,孤独离群等。

4. 人际关系改变

随着老人的社会角色、社会功能的改变,许多老人失去了原来的人际关系群体,同时需要去适应另一社会角色和功能——老人。但是随着慢性躯体疾病的增加和本身生理功能的降低,许多老人尤其是子女不在身边的老人,大多不能很快适应现有的生活方式,所以对外交流和活动明显减少,逐渐地就断了与外界的联系,成为名副其实的孤寡老人。

5. 应对方式改变

随着老人个性和认知功能的改变,他们往往不能有效合理地应对生活中的许多事件,如易钻牛角尖、固执己见、凭个人经验判断等。以往遇事能寻求社会帮助,但随着人际关系的减少,这一部分力量相对减弱,从而也增加了老人应对问题时能获取资源的减少及失败挫折概率的增加。

三、老年病人的心理护理

对于不同的老年病人,应遵循心理护理程序,通过观察、晤谈,以及必要时的问卷测查等手段,对病人做出综合心理评估与护理诊断,同时制订相应的心理护理计划,通过心理教育、应对指导、心理治疗技术、环境改变等一系列措施,达到护理目标。以下仅就心理护理中出现的一些具体问题,作简要讨论。

做好老年病人的心理护理,首先要求护理人员具有良好的医德。老年病人常因病情轻重缓急、病程长短、自身素质、家庭社会环境等因素表现出不同心态。老人多忧郁、孤独、多虑,尤其是在住院期间渴望来自周围亲人和医护人员的帮助关怀,希望获得质优价廉的医疗护理服务。这就需要护理人员在理解的基础上,根据病人的不同情况因势利导、因人施护,特别要做到:

1. 充分理解、尊敬老人,询问他们的愿望和要求

首先言行举止要恰当。称呼要恰当,言行要有礼貌,举止要文雅;耐心倾听老人讲话,不可随意打断病人的谈话,表现出不耐烦情绪;要谅解老人的健忘和唠叨,避免奚落与讥讽,更不能对他们说"你怎么像小孩一样"而损伤其自尊心;如不超出原则,能办到的事要尽量按照他们的要求去办;生活上可多给予关心和照顾,让他们感到住院方便;注意了解老年病人的饮食及睡眠情况,充分为其创造良好的休息环境,尽量减少刺激,避免打扰他们的睡眠,保证他们能充分安静地休息。

2. 多陪伴老人,多鼓励老人

老年病人住院,比中青年更容易产生孤独感,此时要尽量积极争取家属亲友和单位同事的默契配合,要让亲人时常陪伴其左右。护理人员也应经常与病人交流,耐心倾听他们诉说疾病的痛苦与烦恼,多安慰、多笑脸、少刺激,满足老年病人的心理需要。

3. 及时发现老人的异常心理,采取有针对性的心理护理措施

良好的情绪状态是疾病康复的主要因素,尤其是老人随着机体康复能力和免疫功能的下降,更需要稳定的情绪和疾病治疗的信心,所以及时发现老人的异常心理显得比较重要。老年病人若住院时间长,久治不愈,会认为给子女和社会带来麻烦,易产生放弃治疗的心理,不配合医疗护理,终日精神不振。有些老人怀疑自己得了不治之症或害怕医治不好,留下后遗症,或怕亲属不孝顺、不给治疗,从而产生恐惧感,表现为烦躁不安、食欲缺乏、失眠等。对这些异常心理,护士要仔细观察,进行有针对性的护理,以消除误解,稳定情绪,增强战胜疾病的信心。

第四节　康复科病人心身问题与心理护理

根据生物—心理—社会医学模式,医学的服务对象不再仅仅是病人,还应包括健康人和

长久以来被遗忘、被忽视了的残疾人。医学服务的目的也不仅仅是治愈伤痛,还应保证人类的健康与幸福,以提高人类的生存质量。医疗服务的方式,是要对人全面负责,健康时要防病、生病后要治病,对疾病后遗的残疾和不幸要给予康复处理。为此,在医学领域内便出现了康复医学。在发达国家,卫生保健事业已走向与社会福利事业相结合的道路。这种世界趋势启示我们,应当去关怀那些不幸的残疾人和病后伤残者。为此,也促使了康复心理学的诞生。康复心理学(rehabilitation psychology)是在心理学、行为科学、社会学、管理学以及现代医学发展中诞生的。这些学科的发展,大大丰富了康复心理学的内容,并指导康复实践和提供康复技术。

一、心理社会因素与康复期病人

康复期病人心身问题的产生主要与以下心理社会因素存在一定的相关性。

(一)认知因素的影响

1. 否认躯体障碍的存在

在某些情况下,否认对疾病的康复不利,病人可能会对疾病发展信息和不良发展后果持忽略态度,从而延误了可能康复的机会。在健康心理学和康复医学中,已把病人的否认心理和不遵医嘱(uncomplaisance)行为列入专门研究课题。

2. 对科学治疗知识认识的局限性

一方面可能因为病人自身文化水平较低、缺乏卫生科学知识以及部分病人性格相对偏执,他们对卫生、保健和康复的理解与态度,受到陈腐传统观念和某些错误理论的影响,以致做出很多愚昧的、不利于康复的行为,例如认为手术要疼痛、要失血、手术常死人、麻醉后醒不过来、有后遗症等而拒绝手术治疗。也有的不愿下床活动和锻炼,认为能下床活动,就不算病人,结果由于长期卧床,引起肢体肌肉萎缩及各种心理、社会和生理功能退化。另一方面可能因为病人对医学知识不了解或不信任,反而受封建文化的影响相信鬼神和巫师及其他非医务人员的不科学建议,也有人虽不全信,但往往抱着"试试看"的心理,结果上当受骗,延误治疗时间。

(二)应对方式的影响

有些病人个性表现相对固执,在应对问题上他们表现得坚持己见、自以为是、刚愎自用,不服从、不配合医生、护士及家人的治疗和康复计划,不执行诊断、治疗和康复方案,因而往往打乱康复部署。这些人常有敏感、多疑的特点,一旦违反其意志,就发脾气,采取不合作态度。也有的病人个性表现相对比较懦弱,当遇到问题或不幸时,他们的应对往往是被动消极的,往往有自怜、自责或罪孽感,认为生病是命中注定,是祖宗不积德的报应,有的甚至自卑、自责,把自己视为等外公民,甚至没有求治和康复的信心与要求。

(三)情绪的影响

情绪障碍是部分残疾人和慢性病人在心理上最明显的变化。残疾,多伴有形象的破坏,因而就出现对自我形象的不满意,不愿或很少参加社交活动,自我封闭,由此引起自卑、羞愧、空虚、孤独、焦虑、抑郁、悲观、绝望,甚至自暴自弃,缺乏康复信心,出现各种躯体不适感和疼痛症状。抑郁严重时,可以有厌世和轻生的行为。

（四）人格的影响

病人的人格特点与其对挫折、残疾和病痛的反应强度，对不幸遭遇的态度，以及自我评价的高低，都有一定关系。具有疑病人格的病人敏感、多疑，对不适和病痛的耐受性低下，往往夸大疾病伤残的严重程度。他们对治疗、康复缺乏信心，导致延缓康复过程。具有癔症人格的病人，则感情脆弱，在挫折和不幸面前情绪极不稳定，对不适感则过分小心谨慎，拘泥于程序和治疗常规且固执、偏见，治疗程序略有变动，就对康复产生怀疑，动摇信心。

（五）社会因素的影响

1. 社会对残疾人的态度

残疾人希望能和正常人一样地生活并得到社会的认可，但是人们对残疾人往往有不同的态度，有些态度可能会对残疾人造成一定的影响。如同情、爱护但不怜悯可以让残疾人感觉到尊重并感受到温暖，增加康复的信心；嘲弄、侮辱属于不道德的恶作剧行为，会使残疾人和病人有屈辱感、愤懑或自怜，易导致消极情绪，不利于康复；而虐待、遗弃残疾儿童或慢性病老人，属犯罪行为，剥夺了残疾人和病人康复的机会。

2. 家庭因素

家庭给予残疾人和病人的关心支持，是他们康复的一个重要支持因素。适当的支持、鼓励可以增加残疾人和病人康复的信心和动力，但是如果关心过度，则容易导致他们形成依赖思想；而如果家人对残疾人或病人的康复不抱有希望甚至毫无信心而选择放弃，更有甚者，把家庭的一切不幸和苦恼都怪罪于残疾人和病人带来的，把残疾人或病人作为家门不幸的替罪羊，对他们抱怨、虐待，甚至遗弃，则可能导致他们产生抑郁、焦虑等消极情绪，放弃治疗和康复，甚至产生轻生念头。

3. 继发性获益

有些残疾人和病人为了长期享受优抚、劳保，不愿降低残疾补助金等级，虽然病好应当出院，但他们仍夸大不适感，制造新症状（即不愿放弃症状），甚至抵制康复，以争取长期住院，以此获得个人利益。

4. 缺乏社会支持系统

社会可以为残疾人和慢性病人提供支援和帮助，并为他们的康复创造条件。社会保险、福利和康复医疗机构的条件，有无足够的、训练有素的康复医学家、康复心理学家、社会工作者以及为残疾人和病人服务的志愿人员（或积极分子），都会影响康复者的保障感和安全感。

（六）医源性因素对心理的影响

首先，如果医务人员的态度简单、生硬，那么会强化症状，特别是对某些易受暗示、个性相对敏感自卑脆弱的病人，容易使他们产生焦虑、悲观，滋生疑病观念；其次，如果医护人员的治疗操作过于粗暴、草率或不熟练，增加了本来可以避免的痛苦，会使病人惧怕手术、不愿注射等，形成康复医疗中的心理阻力；再次是治疗计划安排，如药物治疗的程序复杂，时间太长，康复工具设计笨重，使用时不舒服，都会使病人放弃或中断治疗，以致达不到康复的结果；此外，还有药物治疗带来的副作用，如未向病人说明服药后可能会有的不适副作用，这可能会使病人担心害怕或者不能耐受而导致不能坚持继续治疗，影响康复。

二、康复病人的心理护理

以上分析了不利于康复的多种因素以及康复期病人可能会出现的各种心身问题。由此可见,康复病人的心理护理问题涉及更广泛的方面,在康复心理护理的评估、护理计划的制订和实施过程中,需要我们具备更广泛的知识、技术和经验。下面仅就某些对康复期病人心理健康有一定帮助的心理护理措施做简述。

1. 培养积极的情绪状态

通过心理的和社会的支持及一定的心理指导等措施,鼓励残疾人和慢性病人培养起乐观、积极、自信、自尊自爱、顽强的心理状态,以促进机体的抗病能力和发挥器官肢体的代偿功能。例如,可以组织残疾人举办一些文艺活动,鼓励他们多锻炼和运动,甚至可以报名参加残疾人运动会等。日本某医院组织癌症病人集体攀登富士山高峰,其指导思想就是通过战胜困难以培养合理的乐观情绪,顽强地生存下去。

2. 纠正错误认知活动,建立正确的求医行为

错误的认知活动,会歪曲客观事实,耽误治疗和康复时机。纠正的方法主要是靠宣传、指导、介绍卫生保健知识,与愚昧落后作斗争;揭露、批判散布迷信活动的诈骗行为,清除引人误入歧途的言论,指导正确的求医行为;采用认知指导干预技术。

3. 动员生理的代偿功能

当人们不幸丧失了某种生理功能时,其他生理功能则会予以代偿。残疾人在失去一部分生理功能后,往往会增加另外一部分生理功能,如失去视觉的人往往他的听觉会比一般人敏感很多。所以,护理人员可以督促或指导病人家属帮助病人发掘和训练另一部分可以补偿的生理功能,使病人能重新适应生活并积极接受当前的治疗和康复计划,如有的无臂人经过锻炼后,可以用足穿针引线,绣花作画,并能做到生活自理。

4. 应对方式指导

适当的应对方式可以缓解病人的心身反应,如减少消极情绪的产生,建立良好的社会支持,可以促使病人早日康复;帮助病人积极地应对自身的不幸,避免产生屈服、回避,甚至幻想或坐以待毙等心理,要鼓励他们能够顽强拼搏,自学成才,成为学有专长的人。护理人员可以给住院病人提供一些积极的应对例子,组织团体治疗,使病人间能够相互学习、交流和鼓励,从而促进他们的康复。

(钱丽菊、包家明)

第十三章　心理护理各论(四)

本章主要介绍睡眠、失眠、疼痛等临床心理问题以及相应的心理护理策略。在学习过程中,应注意密切结合本教材前面第一章至第九章与心理护理有关的基础知识、基本理论、基本技能和基本程序。

第一节　睡眠、失眠与心理护理

一、心理社会因素与睡眠

睡眠(sleeping)是人类生命活动中必需的过程,是一种生物节律。人的一生约有 1/3 的时间在睡眠中度过。正常睡眠时间和节律是反映身心健康的重要指标,与人体生理及心理健康有着密切的关系,它受到年龄、个体生理心理特点、职业与生活方式、环境与季节变化等心理社会因素的影响。

(一)年龄与睡眠

年龄是决定睡眠节律变化的最重要因素。人类从新生儿开始到老年为止,由于神经系统的功能状态及发育阶段不同,睡眠时间的需要量出现差异,睡眠觉醒模式也发生规律性的变化。年龄越小,睡眠需要的时间越长,到了老年,睡眠时间均有减少,表现为入睡潜伏时间长、夜间易醒、清晨早醒等现象。据报道,新生儿(0~1 个月)平均每天睡眠时间为 16~18 小时;六个月后,平均为 13 小时;儿童平均为 9~10 小时;成人之个体差异比较大,约在 4~10 小时之间,平均为 7~8 小时;老人平均 5~7 小时,80 岁后复增至 9~10 小时。

(二)个体特点与睡眠

按照每个人所需睡眠时间的长短,睡眠分为 3 种类型:①长睡眠型,睡眠时间每夜超过 9 小时;②中睡眠型,每夜所需睡眠时间大约 7.5 小时;③短睡眠型,每夜睡眠时间少于 6 小时。据研究表明,不同的性格特点和状态的人对睡眠需要量、睡眠质量和睡眠的认识呈现差异性。如强体力劳动和体育锻炼的人能使睡眠需要量增加;强脑力劳动、精神紧张、抑郁、烦恼的人则使睡眠量减少;胖人一般入睡快,睡眠时间长;体瘦的人一般入睡慢,睡眠时间相对缩短。

(三)职业、生活方式与睡眠

睡眠时间的变化与人的职业、生活习惯和心理社会因素存在一定的关系。长期的职业特点和生活习惯,可使人的神经一体液调节出现差异,形成不同的作息方式和不同睡眠时间的需要量,如有些人属"早睡早起"型,白天保持旺盛的精力,一到夜晚就精力不支;有些人属"迟睡晚起"型,晚上精神抖擞,白天却时常犯困,直到午睡之后才逐渐振作起来。

（四）环境与睡眠

住房条件、卧室的空气和湿度、光线和噪声等环境因素均影响睡眠者的心理以及睡眠的时间和质量。舒适、安静、安全、令人放松的睡眠环境可以提高睡眠的质量和时间；地区海拔越高，睡眠时间越少；冬季睡眠时间延长，夏季则短一些。

二、心理社会因素与失眠

失眠是睡眠障碍的最主要表现形式。失眠可以表现为多种情况，有入睡困难、睡眠不实（觉醒过多、过久）、睡眠表浅（缺少深睡）、早醒和睡眠不足、多梦等，其中以入睡困难、易醒和早醒最为多见。一般来说，失眠随年龄增长而增加，女性比男性常见。入睡困难较易发生于青壮年，早醒则多见于老人。失眠受到心理因素、生理因素、环境因素、疾病因素、药物因素等多种因素的影响。

（一）心理因素与失眠

心理因素通常是造成失眠的主要原因，约占失眠原因的 $35\% \sim 44\%$。各种类型的精神性疾病常伴有失眠。正常人在心理压力情况下也会出现失眠，如职业特性、工作压力、人际关系、工作变迁等各种应激性生活事件均可引起失眠。焦虑紧张、忧愁烦闷、激动愤怒、思虑过度、抑郁等情绪困扰易导致失眠。有研究表明，以抑郁为主的情绪问题可能是 70% 失眠的主要原因；老年期心理特征特别是情绪基调也是引起部分老人失眠的原因之一。另外，个性特征如不良的自我暗示，认识误解如将睡眠看成是一种主动压力等，也是导致失眠及失眠长久不愈的重要心理原因。

（二）生理因素与失眠

部分人群由于不关注自己的健康如过饥、过饱、过度疲劳、性兴奋等引起失眠，其他由于社会的发展，人口寿命的延长，失眠人数也逐渐增加。近年来研究发现，失眠者中 40% 为老人，其原因是老人由于大脑中掌管睡眠的松果体老化、分泌减少，致使睡眠能力减弱，表现为入睡困难、夜间觉醒次数增多、深睡眠期减少、早醒，常感睡眠不够，白天有疲乏感伴有短暂小寐。中青年的失眠也可因松果体分泌减少导致内分泌紊乱所致。

（三）疾病与失眠

社会的发展，疾病谱的变化，一些健康问题可以引起失眠，如腹泻、便秘、多尿、咳嗽、疼痛等躯体不适可引起失眠；一些躯体疾病，如高血压、糖尿病神经病变、传染性疾病、肿瘤等疾病也容易引起失眠或失眠加重；一些精神障碍如精神分裂症、抑郁症、躁狂症、神经症等都常伴随失眠症状。

（四）环境与失眠

睡眠环境的改变如更换住所，睡眠环境嘈杂，光线过强，湿度过大，卧室温度过低、过高，床铺过软、过硬，蚊虫叮咬等都可影响睡眠。

（五）生活节律改变与失眠

住院、职业特点等心理社会因素，可以造成睡眠—觉醒节律紊乱，如乘飞机作洲际旅行时的时差反应、工作中的倒夜班、流动性质的工作、住院时家人的离去等心理社会因素可导致失眠。其他如白天睡眠过多、夜生活频繁、不良睡眠习惯等因素也可导致失眠。

（六）生物药剂与失眠

生物药剂的不断更新和研发,造成睡眠—觉醒节律紊乱,如饮茶、喝咖啡、喝可口可乐饮料;服用中枢神经兴奋剂以及长期依赖酒精、镇静安眠药,一旦停药后产生戒断反应便可能发生失眠;某些用于治疗其他疾病的药物,如抗癌药、抗癫痫药、口服避孕药、甲状腺制剂、糖皮质激素等也可以影响睡眠。

三、睡眠、失眠与心理护理

睡眠、失眠整体护理措施包括客观收集病人有关睡眠和失眠的资料,仔细观察病人的行为表现,分析所得的资料,在评估的基础上确定有关护理诊断,确立预期目标,制订具体计划并实施。

（一）评估

通过观察、晤谈、调查和量表等手段,对病人睡眠、失眠的生理、心理、社会等方面做整体评估。内容包括:

1. 疾病因素评估

与经常引起觉醒、失眠有关的疾病,如腹泻、便秘、排尿困难、尿频、呼吸系统疾病、循环系统等。

2. 环境因素评估

与不能采用习惯睡姿有关的,如石膏、牵引、疼痛、静脉注射等心理问题;与环境变化有关的,如住院、噪声、光线、生物钟变化等心理社会问题。

3. 药物因素评估

引起白天睡眠过多的药物有安定药物、抗抑郁药物、镇静剂等,了解这些药物长期使用情况,以及带来的问题;上文提及的中枢神经系统兴奋药以及其他可能影响睡眠的药剂和物质等。

4. 心理、社会因素评估

这方面应该是心理护理工作中的重点评估内容,包括因职业、情感、社会、性爱、金钱等生活事件引起的压力表现,如精神障碍、焦虑、抑郁、退缩等心理社会问题,以及与之相关的病人认识特征、个性特征、应对方式和社会支持等情况。

（二）护理诊断

在资料收集、整理、分析的前提下提出与睡眠、失眠相关的护理诊断。

1. 失眠程度

（1）"睡眠型态紊乱",是指个体处于或有危险处于其休息方式的量和质的改变,且导致不舒适和影响正常生活。

（2）"睡眠剥夺",是指个体处于长期缺乏持续的、自然的、周期性的睡眠状态。

（3）诊断依据:主要特征,如入睡或保持睡眠状态困难;次要特征,如白天或醒着时疲劳、白天打盹、烦躁、情绪异常。

2. 有关因素

分析判断与失眠有关的各种主要生物、心理、社会因素。

（三）预期目标

采用各种有效的心理护理措施,帮助病人恢复使机体安宁的睡眠方式和本身的正常睡眠节律;使失眠者在觉醒的时间里感到精神振作,精力旺盛;消除焦虑、抑郁、情绪不稳等神经精神症状。

（四）护理措施及依据

1. 针对病因进行护理

护士必须重视病人的主诉,配合医生进行多方面的检查和调查,如有人只要戒饮夜茶,失眠症便可自愈;有的人只要白天不睡,夜眠便立即改善。对于躯体疾病导致的失眠,要治疗疾病本身,如深夜发作的溃疡病疼痛,应于睡前吃点食物并服用止痛药;心力衰竭引起的失眠,要积极处理心衰。而大量失眠病人的原因,在于心理因素或精神疾病,需要相应的心理护理或精神药物治疗。

2. 认知、行为干预

心理因素是造成失眠的主要原因,因此有效的心理干预是重要手段。应通过各种心理学方法,减轻病人的心理压力,促使其保持愉快的情绪,避免产生不良的自我暗示,减轻对睡眠的紧张、焦虑和不安。认知治疗是心理治疗的主要方法,它是探求改变病人对睡眠的不合理信念和态度,寻求改变非适应性的睡眠习惯,减少自主的或认知上的唤醒,进行健康睡眠行为的教育和不良睡眠行为的矫正。其中行为矫正方法有以下几种:

（1）放松训练　　放松训练是达到肌肉和精神放松目的所采用的一类行为治疗方法。放松训练的种类很多,其中主要包括呼吸放松、肌肉放松、音乐放松和意念放松等。放松训练的目的在于增加自我控制的放松能力,采用放松方法促进睡眠。白天的放松练习可使机体整体的紧张焦虑水平下降,有利于夜间的睡眠;睡时的放松训练是采用积极的心理暗示,有助于促进睡眠,提高睡眠质量。

（2）渐进性放松疗法　　渐进性肌肉放松是广为使用的治疗失眠症的方法。这类方法对入睡困难者有效,主要是减轻病人的心身紊乱(如情绪焦虑导致的肌肉紧张)症状,降低病人的心理或心理生理唤醒水平,通过放松训练以减少精神和躯体的紧张。沃尔帕于1966年描述该训练方法步骤如下:

首先坐好,尽可能地使自己处于舒适状态,尽最大可能地让自己放松;

然后握紧拳头——放松,伸展五指——放松;

收紧肱二头肌——放松,收紧肱三头肌——放松;

耸肩向后——放松,提肩向前——放松;

保持肩部平直转头向右——放松,保持肩部平直转头向左——放松;

屈颈使下颏触到胸部——放松;

尽力张大嘴巴——放松,闭口咬紧牙关——放松;

尽可能地伸长舌头——放松,尽可能地卷起舌头——放松;

舌头用力抵住上腭——放松,舌头用力抵住下腭——放松;

用力张大眼睛——放松,紧闭双眼——放松;

尽可能地深吸一口气——放松;

肩胛抵住椅子,拱背——放松;

收紧臀部肌肉——放松,臀部肌肉用力抵住椅垫——放松;

伸腿并抬高 15~20 厘米——放松;

尽可能地收腹——放松,绷紧并挺腹——放松;

伸直双腿,足趾上翘背屈——放松,足趾伸直趾屈——放松;

屈趾——放松,翘趾——放松。

(3) 刺激控制疗法　此方法认为,失眠是一种对与睡眠相关的时间(床上时间)和环境线索(床和卧室)的条件反应。按照这一前提假设,这种方法就是训练病人把入睡与床、卧室等重新建立联系。这种联系的建立是通过缩短与睡眠无关的活动(包括外显的和内隐的)和强制执行一个睡眠—觉醒时间表来完成的,也就是说,要建立一个计划以缩短与睡眠无关的活动并调整睡或醒。因为对于大多失眠病人,在床上的时间和卧室环境已经变成了一个强烈的消极暗示,要睡觉但难以入睡,还伴有挫折感,易激惹。建立有效的睡眠条件反射,减少难以入睡的挫折感,适用于由于不利于睡眠的活动而影响正常入睡者。

操作程序是一套帮助失眠者减少与睡眠无关的行为和建立规律性睡眠—觉醒模式的程序。具体操作方法如下:① 只有当困倦时才上床;② 如果不能在 15~20 分钟以内入睡或重新入睡,离开床到另一间屋子,只有当再感到困倦时才回到卧室;③ 每天晚上可以经常重复①、②过程;④ 每天早晨按时起床(有规律),不要计算一晚上共睡了几个小时;⑤ 不要在床上进行与睡眠不适应的活动,如在卧室内看电视、小说等,但可保留与睡眠有关的活动,如性活动等;⑥ 白天的小睡时间不宜太长;⑦ 仅仅为了睡眠和性才使用床和卧室。

(4) 限制睡眠疗法　限时睡眠是指导失眠者减少花在床上的非睡眠时间,缩短病人在床上的时间,使其在床上的时间尽量接近所需睡眠的时间,通过部分睡眠剥夺以加强睡眠的效率。这是美国、日本时兴的解决顽固性失眠的方法。

具体方法:以提高睡眠效率为目的,缩短病人在床上的时间,使其在床上的时间尽量接近所需睡眠的时间。

$$睡眠效率 = \frac{周平均卧床时间}{周平均睡眠时间} \times 100\%$$

应使睡眠效率保持在 80%~90%。当睡眠效率低于 80% 时,就需要减少在床上的时间(但每晚不能少于 5 小时),午间允许有小睡,特别是在治疗的早期阶段。此法是通过减少就寝后觉醒时间,造成一个轻度的睡眠剥夺以提高睡眠效率。刚开始时,持续睡眠会有困难,但实践一段时间以后,躺在床上但醒着的条件联系被取消,睡眠效率就会逐渐提高。操作时要注意:做此治疗前要完成 2 周睡眠记录(记录就寝、起床时间,睡眠的时间与质量,就寝时间及数量,饮酒、锻炼、用药情况),分析影响睡眠的生活方式。

(5) 其他放松法　有想象训练、冥想训练、音乐治疗、矛盾意向法等。冥想训练是一种集中注意于一个重复性刺激和重复一个语词的技术。想象训练寻求减少认知唤醒而不是身体唤醒。音乐治疗是形成一种与脑波的频率和波形一致的音频轨迹,在音乐的帮助下尽快入睡,这种治疗方式没有任何副作用。

3. 药物治疗

药物是治疗失眠的常用手段,但不应提倡。服用不同类型的安眠药可以使失眠者容易入睡,觉醒次数减少并增加睡眠时间,但长期用安眠药维持睡眠对人体是不利的。研究证明,服用安眠药后的睡眠与正常睡眠并不相同,多种安眠药物抑制快波睡眠并使慢波睡眠也减少。目前,安眠药的用量已是一个不容忽视的问题,长期服用安眠药易产生耐药性和成瘾性,所以药物治疗应限于急性或暂时性失眠,其目的应该是帮助恢复正常的睡眠。

4. 养成良好的生活习惯

应告诫失眠者改变影响睡眠的不良行为,睡前不饮酒,不喝咖啡或浓茶;睡前 1～2 小时不做使身心兴奋的脑力或体力活动;主动调节自己的不安情绪,创造良好的入睡环境。

5. 睡眠卫生教育

睡眠健康教育主要涉及生活方式和环境因素,包括涉及睡眠行为的咨询和教育,改变不良的睡眠环境,指导失眠者养成良好的睡眠习惯。睡眠量要适度,睡和醒要有规律,卧室温度适宜,光线不宜太强,环境安静,避免睡前兴奋性的活动及饮用干扰睡眠的饮料(如咖啡、茶)及药品,日间适当锻炼等。

（五）效果评价

病人能够说出影响睡眠的心理社会因素,掌握认知、行为干预中的某些操作要领,自述能够取得休息和活动的最佳平衡,睡眠质量提高,睡眠时间比平常增加。

第二节　疼痛与心理护理

一、疼痛的心理生物学

疼痛(pain)并不是单纯由机体受损害而引起的;疼痛程度与损害程度也不一定一致,典型的例子有:① 心理性疼痛,这是一种没有任何器质性损害时感到的疼痛,绝非虚构或无关紧要,而是病人强烈感觉到的;② 明显的躯体损伤而不感到或只感到轻微的疼痛;③ 安慰剂效应,痛觉可以被一些无关的物质所减轻或消除。可见,疼痛是一种复杂的心理生物学过程。

（一）心理反应

主观上感受到的一种难言的极不愉快的滋味,同时根据不同情况伴随头晕、恶心、烦躁、焦虑、恐惧、抑郁、失望等。

（二）行为表现

这是由于疼痛而出现的表情变化,如皱眉、咬牙、咧嘴、痛苦的面容,还有屈曲的躯干或肢体、强直的肌肉等防卫表现。

（三）生理反应

疼痛可以引起诸如散瞳、出汗、心跳加强加快、血压升高、呼吸急促、血糖增高、凝血系统与纤溶系统激活等内脏生理反应,与应激生理反应类似。

不同性质的痛刺激所伴随的痛情绪反应有很大的差异。例如,急性危重疼痛病人(突发心绞痛、难产、严重外伤出血等)的心理反应主要表现为恐惧、紧张;内脏反应则以心血管、呼吸变化为主。慢性疼痛病人的心理反应主要表现为抑郁;生理方面的反应则主要是自主神经系统功能紊乱,对消化吸收与代谢功能造成不良影响,致使身体营养状况恶化,影响健康的恢复。另外,由于长期慢性疼痛所造成的消极情绪,还可能引起内分泌紊乱和免疫功能低下。

二、慢性疼痛形成的行为学机制

目前,关于从急性疼痛转化为慢性疼痛的行为学机制,存在两种理论:习得性失助说和操作条件反射说。

(一)习得性失助说

习得性失助(learned helplessness)是 Seligman MEP 等(1975)经过 10 余年关于动物和人的大量研究后所指出的一种特殊行为现象。当动物或人长期暴露于不可回避的和不定时的厌恶刺激下,个体会逐渐失去回避动机,转而表现出一种失助、失望、消极和被动挨打的行为模式。按习得性失助说,一旦病人知觉自己的病痛是无法控制的,也将会逐渐表现出失助和失望行为,包括忧郁、动机行为减少或表现放弃等。

习得性失助说重视病人对疼痛的自我知觉与疼痛行为之间的联系,因而在慢性疼痛治疗中,强调个人的病史和个人对疼痛的独特体验。

(二)操作条件反射说

行为学家认为,在慢性前期的疼痛病人,某些因素如果处理不当,加上病人本身存在一定的心理素质上的缺陷,很容易将一部分急性期症状保存和固定下来,并泛化成为更复杂的主观、行为和躯体反应症状,即慢性疼痛综合征。

例如,背部疼痛病人运动背部可引起焦虑,因此病人回避背部活动以减少疼痛和焦虑。如果焦虑长期存在,通过操作条件反射机制,病人就可能进一步回避其他一些本来与背部痛无联系的活动,如走路、上楼梯,甚至在组织病理学变化已经消失的时候,回避活动倾向仍被保存下来。另一方面,焦虑本身也存在随时间的迁延而泛化的倾向,结果越来越多的其他非疼痛因素的刺激,如想到重体力工作、联想到生活的艰难等也可引起焦虑,并使活动减少。

又如,服用药物和上床休息等行为反应在急性期都可使疼痛减轻,但是通过负强化机制,服用药物和上床休息等行为也可以被固定下来。同样的道理,家庭、朋友和医务人员对病人的各种心理行为反应(如痛苦的表情、活动减少、服药、求医等)的关注、同情和担心,以及各种经济赔偿、劳保福利和因疼痛可以脱离原有的不称心工作等因素,也都可以成为疼痛的正强化因素,使许多疼痛行为被固定下来,成为慢性疼痛的一部分症状。相反,病人在病期中偶然表现的许多良好行为,包括尝试着活动(如自己上厕所、干家务)和减少服药等,由于得不到正强化或者有时反而受到家人的"惩罚"而得不到发展(消退)。

三、心理社会因素与疼痛

从痛刺激阈值来看,人和人之间以及不同人种,如因纽特人、印第安人和白种人之间没有显著差异,但是各人种之间对疼痛刺激能够忍受的程度,以及所引起的反应则是显著不同的,其原因就在于疼痛受心理社会因素的作用与影响。

(一)社会学习与疼痛

疼痛从某种意义上与社会学习过程有关。例如一个家庭对外伤很重视,轻微的破损就大惊小怪;另一个家庭对外伤很不在乎,甚至严重的外伤出不少血也认为没有什么了不起。这两种截然不同的态度,必然会影响孩子对疼痛的认识、感受和反应。跨文化研究显示,人类分娩疼痛现象也包含了许多社会学习的成分。

（二）认知与疼痛

对痛刺激的含义理解不同,可以产生不同的疼痛体验。例如孩子在游戏中,被人打了一下,他可以毫不介意,没有疼痛的感觉与反应,但是在另一个场合,因为做错了事,被父母同样打了一下,他会感到疼痛而哭泣,甚至逃跑。

Beecher 在第二次世界大战时曾对重伤兵进行观察,发现只有 1/3 诉说非常疼痛,要求使用吗啡。可是,研究有类似伤势的平民却发现,有 4/5 伤员感到有剧烈疼痛,要求注射吗啡。Beecher 认为这种差异与对伤害的不同理解有关。

（三）注意力与疼痛

当注意高度集中于某一点时,其他方面包括疼痛即会处于抑制状态,这时候疼痛会明显减轻,或变得不明显。例如运动员在激烈的比赛中,不同程度的碰擦伤往往都不引起注意,不感到有痛和不适,但比赛一结束,疼痛就开始出现,有时甚至达到使人无法忍受的地步。再如,脉管炎病人和手术后病人,他们的疼痛一般都是白天轻,夜间重,其主要原因是注意被分散或集中起来的结果。

（四）情绪状态与疼痛

人的情绪状态在痛知觉中起重要的作用。焦虑常引起痛阈降低,这意味着疼痛更容易出现,更剧烈。相反,在兴奋、欢快的情况中,疼痛会被抑制,甚至没有痛反应表现。

（五）人格特征与疼痛

人格也在痛知觉中起重要作用。一些较为脆弱或过于敏感的人,对弱的痛刺激,也能产生强烈的痛反应。Lynn R 与 Eysenck HJ 对一组学生进行疼痛耐性测定,发现外向性格忍受性比较强。Eysenck G 对产妇进行研究,发现内向性格感受痛觉更早、更强。

由于疼痛与心理社会因素存在密切联系,故疼痛的治疗除了生物学方法外,也要重视心理支持、心理暗示、松弛训练和生物反馈等心理干预方法。

四、疼痛病人的心理护理

对发生疼痛的病人,护士要仔细评估各种有关临床资料,查明原因,提出护理诊断,制定切实可行的护理措施来减轻或缓解病人的疼痛。

（一）评估

通过观察、晤谈、调查和量表［如疼痛的数字评定量表(numeric rating scale,NRS)］等手段,对疼痛程度以及病人的生理、心理、社会等方面做全方位的评估。

1. 疾病因素

与疼痛有关的疾病很多,如癌症、烧伤、心绞痛、分娩、腹泻、腹痛、伤口等,评估疾病与疼痛之间的关系。

2. 环境因素

评估环境有关因素,如住院、噪声、活动过度、姿势与疼痛的关系。

3. 药物因素

与药物如强阿片类药物吗啡,弱阿片类药物氨酚待因、可待因、曲马朵、布桂嗪等有关的心理问题。

4. 临床治疗因素

评估手术、侵入性治疗、诊断性检查、静脉穿刺、活检等有关临床操作与疼痛之间的关系。

5. 心理社会因素

全面评估各种影响疼痛的心理社会因素;评估与疼痛药物治疗、疼痛药物治疗成瘾性、疼痛非药物治疗有关的其他心理问题。

（二）护理诊断

在资料收集、整理、分析、评估的前提下,提出与疼痛相关的心理护理诊断。

1. 疼痛程度

确定疼痛程度的同时应特别注意:① 精神困扰,即指个体处于疼痛引起的信仰和价值观系统紊乱的一种状态;② 自我概念紊乱,即指个体由于疼痛在思考、看待自己处于或有可能处于消极变化的状态;③ 焦虑,即指个体处于由于疼痛威胁而感到不安及自主神经系统受到刺激的状态。

2. 有关影响因素

分析判断与疼痛密切相关的主要生物、心理、社会因素。

（三）预期目标

疼痛心理护理的目的在于降低疼痛的心理因素,恢复机体的舒适感,有效掌握疼痛的非药物治疗方法等。预期目标:① 病人能用语言表达或展示不断增强的对自我概念和精神状态的感觉;② 能表达对精神状态的满意、心理舒适感提高;③ 能采用有效应对机制处理心理问题;④ 能展示健康的适应能力和应对技巧等。

（四）护理措施及依据

疼痛的彻底解决虽然有赖于针对病因的治疗,但是研究表明,有效的心理护理往往能减轻和避免病人的疼痛。

1. 减轻病人心理压力

（1）护理人员应以同情、安慰和鼓励的态度支持病人,使病人精神愉快,情绪稳定,思想放松,提高其对疼痛的耐受力。

（2）建立相互信赖的友好关系,使病人相信护理人员会真心关心他,会在情绪、知识、身体等各方面协助他克服疼痛,鼓励病人表达其疼痛的感受及对适应疼痛所作的努力。

（3）尊重病人在疼痛时的行为反应。护士在工作中应尽量使病人精神愉快,情绪稳定,思想放松,以提高病人对疼痛的耐受力,提高疼痛阈值。

2. 心理、行为干预

（1）分散注意力　分散病人对疼痛的注意力可减少对疼痛的感受强度,可采用的方法有:① 组织参加活动,组织病人参加有兴趣的活动,能有效地转移其对疼痛的注意力;② 选听音乐,运用音乐分散对疼痛的注意力是有效的方法之一。优美的旋律对减慢心率、减轻焦虑和抑郁、缓解疼痛、降低血压等都能够起到很好的效果。

（2）自我调节　自我调节是除轻松呼吸和放松肌肉方法以外的一种利用"自发"的有关感觉轻松的意念来放松自己,达到减轻焦虑、心理压力和疼痛的方法,也是一种自我暗示疗法。具体方法:① 选择一个舒适的体位和环境;② 做几次缓慢的深呼吸,闭目,全身放松;③ 从头至足依次序默读下列句子:我的头部、颈部、双肩、双手、臀部、双膝、双足感到温暖、欲睡、放松;④ 重复句子 2～4 遍,保持 2～5 分钟的放松,慢慢睁开眼睛。

（3）呼吸放松法　轻松的呼吸能帮助病人减轻疼痛,特别适合外科手术前后的心理调整。具体方法:① 仰卧,闭目,放松全身,用鼻缓慢吸气,默数数字,直至腹部、肋骨、胸部感到隆起为止;② 缩唇,缓慢呼气,默数数字,使胸部、肋骨、腹部依次慢慢放平;③ 重复上述练习 4～5 次;④ 完成练习,睁开眼睛,伸展、放松整个身体。

（4）松弛疗法　通过自我意识,集中注意力,使全身各部分肌肉放松,可减轻疼痛强度,增加耐痛力,有规律的放松对于由慢性疼痛引起的疲倦及肌肉紧张效果明显。

（5）想象疗法　治疗性的想象是利用一个人对某一特定事物的想象而达到特定的正向效果。让病人集中注意力想象一个意境或风景,并想象自己身处其中,可起到松弛和减轻疼痛的作用。实施诱导性想象之前,先做规律性呼吸运动和渐进性松弛运动效果更好。

3. 促进舒适

通过护理活动促进舒适是减轻或解除疼痛的重要护理措施。采取正确的姿势、提供舒适整洁的病室环境是促进舒适的必要条件。此外,一些简单的技巧,如帮助病人活动、改变姿势、变换体位;病人所需的护理活动安排在药物显效时限内;在各项治疗前,给予清楚、准确的解释,都能减轻病人的焦虑,使其身心舒适,从而有利于减轻疼痛。

4. 帮助树立治疗信心

关注病人心理性疼痛的表现,不主观判断病人疼痛的存在与否或武断判定病人无病呻吟,置之不理。针对病人的不同病情给予必要的解释和对疾病知识的宣教,鼓励病人从心理上战胜疾病。

5. 减少疼痛的刺激

在检查、治疗、护理病人时,动作应准确、轻柔,避免粗暴,尽量减少疼痛刺激。

（五）效果评价

评价是否达到解除或缓解疼痛的心理护理目的,对于判断护理措施是否合适以及修正护理措施都有重要意义。评价的依据有:

（1）表达疼痛感觉减轻,心理舒适感提高,精神状态良好。

（2）重新建立一种行为方式,轻松地参与日常活动,与他人正常交往。

（3）采用有效的心理行为应对机制处理疼痛的心理问题。

（包家明）

附录一 参 考 实 验

护理心理学涉及的知识和技能面很广,可选择的各类实验很多。由于目前国内各院校实际具备的教学实验软硬件差异很大,故本教材只按三个部分对一些硬件要求较简单的实验做介绍,供各院校根据实际情况参考选择。

第一部分 心理基础实验

目的:通过一系列心身相关实验,感受心理现象的可操作性和可量化性,理解相关理论知识。

部分相关实验:

实验名称	主要仪器或材料	相关知识点
重量差别阈限测定	重量鉴别器、眼罩	感觉:差别感受性与差别阈限
痛阈和耐痛阈测定	痛阈测定仪	感觉:痛觉的绝对阈限与耐受阈限
时间知觉测定	时间知觉仪	知觉:时间知觉
记忆广度实验	自制数字串卡片	记忆:短时记忆容量
镜画实验	镜画仪	思维:知识迁移
概念形成实验	叶克斯选择器	思维:空间位置概念形成
河内塔实验	河内塔	思维:问题解决
注意分配实验	注意分配仪	注意:注意分配能力
皮肤电测试	皮肤电测试仪	情绪:皮肤电变化
认知风格测试	棒框仪	性格:场依存型和场独立型

附录 1-1 重量差别阈限测定

附录 1-2 河内塔实验

附录 1-3 皮肤电测试

第二部分　心理量表测试

目的:体验心理测验的实施过程,运用常用心理量表对相应心理状态做出适度判断。

部分相关实验:

实验名称	主要仪器或材料	相关知识点
EPQ 测试	EPQ	人格的评估
SCL-90 测试	SCL-90	心身症状的评估与筛查
SAS 测试	SAS	焦虑情绪的评估与筛查
SDS 测试	SDS	抑郁情绪的评估与筛查
TCSQ 测试	TCSQ	特质应对风格的评估
PSSS 测试	PSSS	社会支持的评估

第三部分　心理理论与干预实验

目的:体验相应操作过程,运用心理技术改善心理状况,促进心身适应。

部分相关实验:

实验名称	主要仪器或材料	相关知识点
条件反射形成	条件反射器	行为学习理论:条件反射
放松训练	皮温生物反馈仪、放松音乐	行为疗法:放松训练
厌恶疗法	行为矫正厌恶刺激仪	行为疗法:厌恶疗法
同理心训练	实验指导手册	心理支持

附录 1-4　条件反射形成实验

附录 1-5　同理心训练

（吴志霞、姜乾金）

附录二　附　　表

一、艾森克人格成人问卷(EPQ)

指导语:请回答下列问题。回答"是"时,就在"是"上打"√";回答"否"时就在"否"上打"√"。每个答案无所谓正确与错误。这里没有对你不利的题目。请尽快回答,不要在每道题目上思索太多。回答时不要考虑应该怎样,只回答你平时是怎样的。每题都要回答。

	是	否
1. 你是否有广泛的爱好?	□	□
2. 在做任何事情之前,你是否都要考虑一番?	□	□
3. 你的情绪时常波动吗?	□	□
4. 当别人做了好事,而周围的人却认为是你做的时候,你是否感到扬扬自得?	□	□
5. 你是一个健谈的人吗?	□	□
6. 你曾经无缘无故觉得自己"可怜"吗?	□	□
7. 你曾经有过贪心使自己多得分外物质利益吗?	□	□
8. 晚上你是否小心地把门锁好?	□	□
9. 你认为自己活泼吗?	□	□
10. 当看到小孩(或动物)受折磨时你是否难受?	□	□
11. 你是否时常担心你会说出(或做出)不应该说(或做)的事情?	□	□
12. 若你说过要做某件事,是否不管遇到什么困难都要把它做成?	□	□
13. 在愉快的聚会中,你通常是否尽情享受?	□	□
14. 你是一位易激怒的人吗?	□	□
15. 你是否有过自己做错了事反而责备别人的时候?	□	□
16. 你喜欢会见陌生人吗?	□	□
17. 你是否相信参加储蓄是一种好办法?	□	□
18. 你的感情是否容易受到伤害?	□	□
19. 你想服用有奇特效果或有危险性的药物吗?	□	□
20. 你是否时常感到"极其厌烦"?	□	□
21. 你曾多占多得别人东西(甚至一针一线)吗?	□	□
22. 如果条件允许,你喜欢经常外出(旅行)吗?	□	□
23. 对你所喜欢的人,你是否为取乐开过过头玩笑?	□	□
24. 你是否常因"自罪感"而烦恼?	□	□
25. 你是否有时候谈论一些你毫无所知的事情?	□	□
26. 你是否宁愿看些书,而不想去会见别人?	□	□
27. 有坏人想要害你吗?	□	□

续 表

	是	否
28. 你认为自己"神经过敏"吗?	☐	☐
29. 你的朋友多吗?	☐	☐
30. 你是个忧虑重重的人吗?	☐	☐
31. 你在儿童时代是否立即听从大人的吩咐而毫无怨言?	☐	☐
32. 你是一个无忧无虑、逍遥自在的人吗?	☐	☐
33. 有礼貌、爱整洁对你很重要吗?	☐	☐
34. 你是否担心将会发生可怕的事情?	☐	☐
35. 在结识新朋友时,你通常是主动的吗?	☐	☐
36. 你觉得自己是个非常敏感的人吗?	☐	☐
37. 和别人在一起的时候,你是否不常说话?	☐	☐
38. 你是否认为结婚是个框框,应该废除?	☐	☐
39. 你有时有点自吹自擂吗?	☐	☐
40. 在一个沉闷的场合,你能给大家添点生气吗?	☐	☐
41. 慢腾腾开车的司机是否使你讨厌?	☐	☐
42. 你担心自己的健康吗?	☐	☐
43. 你是否喜欢说笑话和谈论有趣的事?	☐	☐
44. 你是否觉得大多数事情对你都是无所谓的?	☐	☐
45. 你小时候曾经有过对父母鲁莽无礼的行为吗?	☐	☐
46. 你喜欢和别人打成一片,整天相处在一起吗?	☐	☐
47. 你失眠吗?	☐	☐
48. 你饭前必定洗手吗?	☐	☐
49. 当别人问你话时,你是否对答如流?	☐	☐
50. 你是否宁愿有富裕时间喜欢早点动身去赴约会?	☐	☐
51. 你经常无缘无故感到疲倦和无精打采吗?	☐	☐
52. 在游戏或打牌时你曾经作弊吗?	☐	☐
53. 你喜欢紧张的工作吗?	☐	☐
54. 你时常觉得自己的生活很单调吗?	☐	☐
55. 你曾经为了自己而利用过别人吗?	☐	☐
56. 你是否参加的活动太多,已超过自己可能分配的时间?	☐	☐
57. 是否有那么几个人时常躲着你?	☐	☐
58. 你是否认为人们为保障自己的将来而精打细算勤俭节约所费的时间太多了?	☐	☐
59. 你是否曾经想过去死?	☐	☐
60. 若你确知不会被发现,你会少付人家钱吗?	☐	☐

	是	否
61. 你能使一个联欢会开得成功吗？	☐	☐
62. 你是否尽力使自己不粗鲁？	☐	☐
63. 一件使你为难的事情过去之后，是否使你烦恼好久？	☐	☐
64. 你曾否坚持要照你的想法办事？	☐	☐
65. 当你去乘火车时，你是否最后一分钟到达？	☐	☐
66. 你是否"神经质"？	☐	☐
67. 你常感到寂寞吗？	☐	☐
68. 你的言行总是一致的吗？	☐	☐
69. 你有时喜欢玩弄动物吗？	☐	☐
70. 有人对你或你的工作吹毛求疵时，是否容易伤害你的积极性？	☐	☐
71. 你去赴约会或上班时，曾否迟到？	☐	☐
72. 你是否喜欢周围有许多热闹和高兴的事？	☐	☐
73. 你愿意让别人怕你吗？	☐	☐
74. 你是否有时兴致勃勃，有时却很懒散不想动？	☐	☐
75. 你有时会把今天应做的事拖到明天吗？	☐	☐
76. 别人是否认为你是生气勃勃的？	☐	☐
77. 别人是否对你说过许多谎话？	☐	☐
78. 你是否对有些事情易性急生气？	☐	☐
79. 若你犯有错误，是否都愿意承认？	☐	☐
80. 你是一个整洁严谨、有条不紊的人吗？	☐	☐
81. 在公园里或马路上，你是否总是把果皮或废纸扔到垃圾箱里？	☐	☐
82. 遇到为难的事情，你是否拿不定主意？	☐	☐
83. 你是否有过随口骂人的时候？	☐	☐
84. 若你乘车或坐飞机外出时，你是否担心会碰撞或出意外？	☐	☐
85. 你是一个爱交往的人吗？	☐	☐

陈仲庚修订的成人 EPQ 计分方法如下：

E 量表（外向—内向）：第 1,5,9,13,16,22,29,32,35,40,43,46,49,53,56,61,72,76,85 题答"是"和第 26,37 题答"否"的每题各得 1 分。

N 量表（神经质，又称情绪性）：第 3,6,11,14,18,20,24,28,30,34,36,42,47,51,54,59, 63,66,67,70,74,78,82,84 题答"是"的每题各得 1 分。

P 量表（精神质，又称倔强）：第 19,23,27,38,41,44,57,58,65,69,73,77 题答"是"和第 2,8,10,17,33,50,62,80 题答"否"的每题各得 1 分。

L 量表：第 12,31,48,68,79,81 题答"是"和第 4,7,15,21,25,39,45,52,55,60,64,71, 75,83 题答"否"的每题各得 1 分。

二、90 项症状自评量表(SCL-90)

注意:以下列出了有些人可能会有的问题,请仔细阅读每一条,然后根据最近一星期以内下述情况影响你的实际感觉,在测试题的五个方格中选择适合你的一个,画"√"。

	没有	很轻	中等	偏重	严重
1. 头痛	□	□	□	□	□
2. 神经过敏,心神不定	□	□	□	□	□
3. 头脑中有不必要的想法或字句盘旋	□	□	□	□	□
4. 头晕或昏倒	□	□	□	□	□
5. 对异性的兴趣减退	□	□	□	□	□
6. 对旁人责备求全	□	□	□	□	□
7. 感到别人能控制你的思想	□	□	□	□	□
8. 责怪别人制造麻烦	□	□	□	□	□
9. 忘性大	□	□	□	□	□
10. 担心自己的衣饰整齐及仪态的端庄	□	□	□	□	□
11. 容易烦恼和激动	□	□	□	□	□
12. 胸痛	□	□	□	□	□
13. 害怕空旷的场所或街道	□	□	□	□	□
14. 感到自己精力下降,活动减慢	□	□	□	□	□
15. 想结束自己的生命	□	□	□	□	□
16. 听到旁人听不到的声音	□	□	□	□	□
17. 发抖	□	□	□	□	□
18. 感到大多数人都不可信任	□	□	□	□	□
19. 胃口不好	□	□	□	□	□
20. 容易哭泣	□	□	□	□	□
21. 同异性相处时感到害羞不自在	□	□	□	□	□
22. 感到受骗、中了圈套或有人想抓你	□	□	□	□	□
23. 无缘无故地感觉到害怕	□	□	□	□	□
24. 自己不能控制地大发脾气	□	□	□	□	□
25. 怕单独出门	□	□	□	□	□
26. 经常责怪自己	□	□	□	□	□
27. 腰痛	□	□	□	□	□
28. 感到难以完成任务	□	□	□	□	□

	没有	很轻	中等	偏重	严重
29. 感到孤独	☐	☐	☐	☐	☐
30. 感到苦闷	☐	☐	☐	☐	☐
31. 过分担忧	☐	☐	☐	☐	☐
32. 对事物不感兴趣	☐	☐	☐	☐	☐
33. 感到害怕	☐	☐	☐	☐	☐
34. 你的感情容易受到伤害	☐	☐	☐	☐	☐
35. 旁人能知道你的私下想法	☐	☐	☐	☐	☐
36. 感到别人不理解你,不同情你	☐	☐	☐	☐	☐
37. 感到人们对你不友好,不喜欢你	☐	☐	☐	☐	☐
38. 做事情必须做得很慢以保证做正确	☐	☐	☐	☐	☐
39. 心跳得厉害	☐	☐	☐	☐	☐
40. 恶心或胃不舒服	☐	☐	☐	☐	☐
41. 感到比不上别人	☐	☐	☐	☐	☐
42. 肌肉酸痛	☐	☐	☐	☐	☐
43. 感到有人在监视你、谈论你	☐	☐	☐	☐	☐
44. 难以入睡	☐	☐	☐	☐	☐
45. 做事必须反复检查	☐	☐	☐	☐	☐
46. 难以做出决定	☐	☐	☐	☐	☐
47. 怕乘电车、公共汽车、地铁或火车	☐	☐	☐	☐	☐
48. 呼吸困难	☐	☐	☐	☐	☐
49. 一阵阵发冷或发热	☐	☐	☐	☐	☐
50. 因为感到害怕而避开某些东西、场合或活动	☐	☐	☐	☐	☐
51. 脑子变空了	☐	☐	☐	☐	☐
52. 身体发麻或刺痛	☐	☐	☐	☐	☐
53. 近来有梗塞感	☐	☐	☐	☐	☐
54. 感到前途没有希望	☐	☐	☐	☐	☐
55. 不能集中注意力	☐	☐	☐	☐	☐
56. 感到身体的某一部分软弱无力	☐	☐	☐	☐	☐
57. 感到紧张或容易紧张	☐	☐	☐	☐	☐
58. 感到手或脚发重	☐	☐	☐	☐	☐
59. 感到死亡的事	☐	☐	☐	☐	☐

续　表

	没有	很轻	中等	偏重	严重
60. 吃得太多	☐	☐	☐	☐	☐
61. 当别人看着你或谈论你时感到不自在	☐	☐	☐	☐	☐
62. 有一些属于你自己的看法	☐	☐	☐	☐	☐
63. 有想打人或伤害他人的冲动	☐	☐	☐	☐	☐
64. 醒得太早	☐	☐	☐	☐	☐
65. 必须反复洗手、点数目或触摸某些东西	☐	☐	☐	☐	☐
66. 睡得不稳不深	☐	☐	☐	☐	☐
67. 有想摔坏或破坏东西的冲动	☐	☐	☐	☐	☐
68. 有一些别人没有的想法或念头	☐	☐	☐	☐	☐
69. 感到对别人神经过敏	☐	☐	☐	☐	☐
70. 在商场或电影院等人多的地方感到不自在	☐	☐	☐	☐	☐
71. 感到任何事情都很困难	☐	☐	☐	☐	☐
72. 一阵阵恐惧或惊恐	☐	☐	☐	☐	☐
73. 感到在公共场合吃东西很不舒服	☐	☐	☐	☐	☐
74. 经常与人争论	☐	☐	☐	☐	☐
75. 单独一个人时神经很紧张	☐	☐	☐	☐	☐
76. 别人对你的成绩没有做出恰当的评论	☐	☐	☐	☐	☐
77. 即使和别人在一起也感到孤独	☐	☐	☐	☐	☐
78. 感到坐立不安、心神不定	☐	☐	☐	☐	☐
79. 感到自己没有什么价值	☐	☐	☐	☐	☐
80. 感到熟悉的东西变陌生或不像真的	☐	☐	☐	☐	☐
81. 大叫或摔东西	☐	☐	☐	☐	☐
82. 害怕会在公共场合昏倒	☐	☐	☐	☐	☐
83. 感到别人想占你便宜	☐	☐	☐	☐	☐
84. 为一些有关"性"的想法而苦恼	☐	☐	☐	☐	☐
85. 你认为应该因为自己的过错而受惩罚	☐	☐	☐	☐	☐
86. 感到要赶快把事情做完	☐	☐	☐	☐	☐
87. 感到自己的身体有严重问题	☐	☐	☐	☐	☐
88. 从未感到和其他人亲近	☐	☐	☐	☐	☐
89. 感到自己有罪	☐	☐	☐	☐	☐
90. 感到自己的脑子有毛病	☐	☐	☐	☐	☐

90 项症状自评量表(symptom check list 90，SCL-90)的计分方法，各项目按"没有"到"严重"以 1～5(或 0～4)五级选择评分，根据下表所列方法算得各项结果指标。

表附-1　SCL-90 统计指标和全国正常成人常模

统 计 指 标	计 算 方 法	常模均值与标准差
总　分	90 个项目分之和	129.96±38.76
总均分(总症状指数)	总分÷90	1.44±0.43
阳性项目数	单项分大于 1 的项目数	24.92±18.41
阴性项目数	单项分＝1 的项目数，即 90－阳性项目数	65.08±18.33
阳性症状均分	(总分－阴性项目总分)÷阳性项目数	2.60±0.59
因子分	某因子包含的各项目分之和÷该因子的项目数	

表附-2　SCL-90 因子分与全国正常成人常模

因　子	项 目 数	项 目 序 号	常模均值与标准差
躯体化	12	1,4,12,27,40,42,48,49,52,53,56,58	1.37±0.48
强迫症状	10	3,9,10,28,38,45,46,51,55,65	1.62±0.58
人际关系敏感	9	6,21,34,36,37,41,61,69,73	1.65±0.51
抑　郁	13	5,14,15,20,22,26,29,30,31,32,54,71,79	1.50±0.59
焦　虑	10	2,17,23,33,39,57,72,78,80,86	1.39±0.43
敌　对	6	11,24,63,67,74,81	1.48±0.56
恐　怖	7	13,25,47,50,70,75,82	1.23±0.41
偏　执	6	8,18,43,68,76,83	1.43±0.57
精神病性	10	7,16,35,62,77,84,85,87,88,90	129±0.42
其　他	7	19,44,59,60,64,66,89(反映睡眠及饮食等情况)	

(据张明园，1993)

三、Zung 抑郁自评量表(SDS)

指导语：下面有 20 条文字，请仔细阅读每一条，把意思弄明白，然后根据您最近一星期的实际情况在每条文字后的四个答案中的一个画"√"。

	很少有	有时有	大部分时间有	绝大部分时间有
1. 我觉得闷闷不乐,情绪低沉	☐	☐	☐	☐
2. 我觉得一天之中早晨最好	☐	☐	☐	☐
3. 我一阵阵哭出来或觉得想哭	☐	☐	☐	☐
4. 我晚上睡眠不好	☐	☐	☐	☐
5. 我吃的跟平常一样多	☐	☐	☐	☐
6. 我与异性密切接触时和以往一样感到愉快	☐	☐	☐	☐
7. 我发觉我的体重在下降	☐	☐	☐	☐
8. 我有便秘的苦恼	☐	☐	☐	☐
9. 我心跳比平时快	☐	☐	☐	☐
10. 我无缘无故地感到疲乏	☐	☐	☐	☐
11. 我的头脑跟平常一样清楚	☐	☐	☐	☐
12. 我觉得经常做的事情并没有困难	☐	☐	☐	☐
13. 我觉得不安而平静不下来	☐	☐	☐	☐
14. 我对将来抱有希望	☐	☐	☐	☐
15. 我比平常容易生气激动	☐	☐	☐	☐
16. 我觉得作出决定是容易的	☐	☐	☐	☐
17. 我觉得自己是个有用的人,有人需要我	☐	☐	☐	☐
18. 我的生活过得很有意思	☐	☐	☐	☐
19. 我认为我死了别人会生活得好些	☐	☐	☐	☐
20. 平常感兴趣的事我仍然感兴趣	☐	☐	☐	☐

Zung 抑郁自评量表(Zung self-rating depression scale,SDS),由美国杜克大学医学院的 Zung WWK 于 1965 年所编制。计分方法,每个项目按"很少有""有时有""大部分时间有"和"绝大部分时间有"4 个级别采用 1～4 级计分法,其中 2,5,6,11,12,14,16,17,18,20 项目为反评题,按 4～1 计分,各项目累计即为抑郁粗分。

四、Zung 焦虑自评量表(SAS)

指导语:下面有 20 条文字,请仔细阅读每一条,把意思弄明白,然后根据您最近一星期的实际情况在每条文字后的四个答案中的一个画"√"。

	很少有	有时有	大部分时间有	绝大部分时间有
1. 我感到比往常更加神经过敏和焦虑	☐	☐	☐	☐
2. 我无缘无故感到担心	☐	☐	☐	☐
3. 我容易心烦意乱或感到恐慌	☐	☐	☐	☐
4. 我感到我的身体好像被分成几块,支离破碎	☐	☐	☐	☐
5. 我感到事事都很顺利,不会有倒霉的事情发生	☐	☐	☐	☐
6. 我的四肢抖动和震颤	☐	☐	☐	☐
7. 我因头痛、颈痛和背痛而烦恼	☐	☐	☐	☐
8. 我感到无力且容易疲劳	☐	☐	☐	☐
9. 我感到很平静,能安静坐下来	☐	☐	☐	☐
10. 我感到我的心跳较快	☐	☐	☐	☐
11. 我因阵阵的眩晕而不舒服	☐	☐	☐	☐
12. 我有阵阵要昏倒的感觉	☐	☐	☐	☐
13. 我呼吸时进气和出气都不费力	☐	☐	☐	☐
14. 我的手指和脚趾感到麻木和刺痛	☐	☐	☐	☐
15. 我因胃痛和消化不良而苦恼	☐	☐	☐	☐
16. 我必须时常排尿	☐	☐	☐	☐
17. 我的手总是温暖而干燥	☐	☐	☐	☐
18. 我觉得脸发烧发红	☐	☐	☐	☐
19. 我容易入睡,晚上休息很好	☐	☐	☐	☐
20. 我做噩梦	☐	☐	☐	☐

Zung 焦虑自评量表(Zung self-rating anxiety scale,SAS)计分方法,各项目采用 1~4 级计分法,即按"很少有""有时有""大部分时间有"和"绝大部分时间有"4 个级别,其中 5,9, 13,17,19 项目为反评题,按 4~1 计分。各项目累计即为焦虑粗分。

五、生活事件量表(LES)

指导语:下面是每个人都有可能遇到的一些日常生活事件,究竟是好事情还是坏事,可根据个人情况自行判断。这些事件可能对个人有精神上的影响(体验为紧张、严厉、兴奋或苦恼等),影响的轻重程度是各不相同的,影响的时间也不一样。请您根据自己的实际情况,实事求是地回答下面的问题。填表不记姓名,完全保密。请在合适的答案上打"√"。

	事件发生时间				性质		精神影响程度				影响持续时间			
	未发生	一年前	一年内	长期性	好事	坏事	无影响	轻度	中度	重度	极度	三月半	半年内	一年内	一年半
家庭中有关问题															
1. 恋爱或订婚															
2. 恋爱失败、破裂															
3. 结婚															
4. 自己(爱人)怀孕															
5. 自己(爱人)流产															
6. 家庭增添新成员															
7. 与爱人、父母不和															
8. 夫妻感情不和															
9. 夫妻分居(因不和)															
10. 夫妻两地分居(工作需要)															
11. 性生活不满意或独身															
12. 配偶一方有外遇															
13. 夫妻重归于好															
14. 超指标生育															
15. 本人(爱人)做绝育手术															
16. 配偶死亡															
17. 离婚															
18. 子女升学(就业)失败															
19. 子女管教困难															
20. 子女长期离家															
21. 父母不和															
22. 家庭经济困难															
23. 欠债500元以上															
24. 经济情况显著改善															
25. 家庭成员重病、重伤															
26. 家庭成员死亡															
27. 本人重病或重伤															
28. 住房紧张															

	事件发生时间				性质		精神影响程度					影响持续时间			
	未发生	一年前	一年内	长期性	好事	坏事	无影响	轻度	中度	重度	极度	三月半	半年内	一年内	一年半
工作学习中的问题															
29. 待业、无业															
30. 开始就业															
31. 高考失败															
32. 扣发奖金或罚款															
33. 突出的个人成就															
34. 晋升、提级															
35. 对现职工作不满意															
36. 工作学习中压力大(如成绩不好)															
37. 与上级关系紧张															
38. 与同事、邻居不和															
40. 生活规律重大变动(饮食、睡眠规律改变)															
41. 本人退休、离休或未安排具体工作															
社会及其他问题															
42. 好友重病或重伤															
43. 好友死亡															
44. 被人误会、错怪、诬告、议论															
45. 介入民事法律纠纷															
46. 被拘留、受审															
47. 失窃、财产损失															
48. 意外惊吓、发生事故、自然灾害															
其他 1															
其他 2															

杨德森、张亚林编制的生活事件量表(LES),根据调查者的要求,将某一时间范围内(通常为一年内)的事件由被试者记录,按影响程度分为 5 级,从毫无影响到影响极重分别记 0,1,2,3,4 分。影响持续时间分三月内、半年内、一年内、一年以上共 4 个等级,分别记 1,2,3,4 分。统计指标为生活事件刺激量,计算方法如下:

(1) 单项事件刺激量＝该事件影响程度×该事件持续时间分×该事件发生次数

(2) 正性事件刺激量＝全部好事刺激量之和

（3）负性事件刺激量＝全部坏事刺激量之和

（4）生活事件总刺激量＝正性事件刺激量＋负性事件刺激量

六、特质应对方式问卷(TCSQ)

指导语:当您遇到平日里的各种困难或不愉快时(也就是遇到各种生活事件时),您往往是如何对待的? 请根据您的实际情况,在下面每条文字后五个答案中的一个画"√"。

	肯定是	——	——	——	肯定不是
1. 能尽快地将不愉快忘掉	□	□	□	□	□
2. 陷入对事件的回忆和幻想之中而不能摆脱	□	□	□	□	□
3. 当作事情根本未发生过	□	□	□	□	□
4. 易迁怒于别人而经常发脾气	□	□	□	□	□
5. 通常向好的方面想,想开些	□	□	□	□	□
6. 不愉快的事很容易引起情绪波动	□	□	□	□	□
7. 将情绪压在心底里不表现出来,但又忘不掉	□	□	□	□	□
8. 通常与类似的人比较,就觉得算不了什么	□	□	□	□	□
9. 将消极因素化为积极因素,例如参加活动	□	□	□	□	□
10. 遇烦恼的事很容易想悄悄地哭一场	□	□	□	□	□
11. 旁人很容易使你重新高兴起来	□	□	□	□	□
12. 如果与人发生冲突,宁可长期不理对方	□	□	□	□	□
13. 对重大困难往往举棋不定,想不出办法	□	□	□	□	□
14. 对困难和痛苦能很快适应	□	□	□	□	□
15. 相信困难和挫折可以锻炼人	□	□	□	□	□
16. 在很长的时间里回忆所遇到的不愉快事	□	□	□	□	□
17. 遇到难题往往责怪自己无能而怨恨自己	□	□	□	□	□
18. 认为天底下没有什么大不了的事	□	□	□	□	□
19. 遇苦恼事喜欢一人独处	□	□	□	□	□
20. 通常以幽默的方式化解尴尬局面	□	□	□	□	□

姜乾金编制的特质应对问卷(TCSQ)计分方法,各条目从"肯定是"到"肯定不是"按5, 4,3,2,1五级计分。其中积极应对(PC)由 1,3,5,8,9,11,14,15,18,20 条目累计;消极应对 (NC)由 2,4,6,7,10,12,13,16,17,19 条目累计。1305 例健康人群结果:PC＝30.26± 8.74;NC＝21.25±7.41。

七、领悟社会支持量表(PSSS)

指导语:以下有 12 个句子,每一句子后面各有 7 个答案。请您根据自己的实际情况在每句后选择一个 答案打"√"。例如,选择①表示您极不同意,即说明您的实际情况与这一句子极不相符;选择⑦表示您极同意,即说明您的实际情况与这一句子极相符;选择④表示中间状态。余可类推。

	极不同意	很不同意	稍不同意	中立	稍同意	很同意	极同意
1. 在我遇到问题时有人(领导、亲戚、同事)会出现在我的身旁	□	□	□	□	□	□	□
2. 我能够与有些人(领导、亲戚、同事)共享快乐与忧伤	□	□	□	□	□	□	□
3. 我的家人能够确实具体地给我帮助	□	□	□	□	□	□	□
4. 在需要时我能从家庭获得感情上的帮助和支持	□	□	□	□	□	□	□
5. 当我有困难时,有些人(领导、亲戚、同事)是安慰我的真正源泉	□	□	□	□	□	□	□
6. 我的朋友能真正地帮助我	□	□	□	□	□	□	□
7. 在发生困难时我可以依靠我的朋友们	□	□	□	□	□	□	□
8. 我能与自己的家人讨论我的难题	□	□	□	□	□	□	□
9. 我的朋友能与我分享快乐与忧伤	□	□	□	□	□	□	□
10. 在我的生活中有些人(领导、亲戚、同事)关心着我的感情	□	□	□	□	□	□	□
11. 我的家人能心甘情愿协助我做出各种决定	□	□	□	□	□	□	□
12. 我能与朋友们讨论自己的难题	□	□	□	□	□	□	□

Blumenthal 1987 年报告、姜乾金等修订的领悟社会支持量表(PSSS)由 12 条反映个体对社会支持感受程度的条目组成,每个条目从"极不同意"到"极同意"按 1~7 七级计分。计分方法,其中"家庭内支持"量表分由 3,4,8,11 条目分累计,"家庭外支持"量表分由其余各条目分累计。"社会支持总分"由所有条目分累计。

专业术语中英对照索引

英 文 索 引

16 personality factor questionnaire，16PF/
卡特尔 16 项人格因素问卷　　　95

ability/能力　　　42

abnormal psychology/变态心理学　　　3

absolute sensitivity/绝对感受性　　　20

abstract thinking/抽象思维　　　27

action thinking/动作思维　　　27

activating events，A/激发事件　　　58，111

activity/rest/活动/休息　　　175

after image/后像　　　21

after-effect/感觉后效　　　21

alarm/警戒　　　66

aloof/孤僻型　　　150

amenorrhea/闭经　　　198

anger/愤怒　　　78

anorexia/厌食　　　199

anxiety/焦虑　　　77，177

appraisal/评价　　　70

arbitrary inference/任意推理　　　112

assessment/评估　　　174

attack/攻击　　　78

autonomy/自主感　　　129

autosuggestion/自我暗示　　　108

aversion therapy/厌恶疗法　　　120

avoidance/回避　　　78

avoidance conditioning/回避操作条件反射
　　　54

behavior/行为　　　52

behavioral medicine/行为医学　　　4

behavioral or social learning model/行为或
社会学习家庭干预模式　　　115

behavioral risk factor/行为危险因素　　　5

behavioral science/行为科学　　　52

biofeedback/生物反馈　　　122

biomedical model/生物医学模式　　　5

biopsychosocial model/生物—心理—社会
医学模式　　　6

brightness constancy/亮度恒常性　　　22

bronchial asthma/支气管哮喘　　　200

Cannon-Bard theory/坎农—巴德理论　　　32

care/关心　　　130

case study/个案法、个案研究　　　9，11

cerebrovascular diseases/脑血管病　　　187

character/性格　　　45

chunk/组块　　　24

classical conditioning/经典条件反射　　　53

clinical psychology/临床心理学　　　4

cognitive labelling/认知标签　　　32

cognitive-appraisal theory/认知评价说　　　32

cognitive-physiological theory/认知—生理
学说　　　32

color constancy/颜色恒常性　　　22

comfort/舒适　　　176

communication/沟通　　　164

compensate/补偿　　　51

competence/能力　　　130

comprehending of perception/知觉的理解性
　　　22

conditioned reflex,CR/条件反射　　　53

conditioned stimulus,CS/条件刺激　　52

conditions of worth/价值条件　　　60

conscious/意识　　　48

consequences,C/情绪行为后果　58,111

constancy of perception/知觉的恒常性　22

consulting psychology/咨询心理学　　4

conversion/转换作用　　　51

coping/应对　　　71

coping/stress tolerance/应对/压力耐受性

　　　176

coping strategies/应对策略　　　71

coping styles/应对风格　　　72

copy of the world/拷贝世界　　　19

coronary atherosclerotic heart disease/冠状

　　动脉粥样硬化性心脏病　　　186

coronary heart disease/冠状动脉性心脏病

　　　186

craving/渴求　　　126

cross sectional study/横向研究　　　9

decentering/去注意　　　113

defect psychology/缺陷心理学　　　4

degenerate/退化　　　50

denial/否认　　　50,187

dependence/依赖　　　78

depression,D/抑郁　　77,94,180

depressive/压抑　　　50

depressive stupor/抑郁性木僵状态　180

despair/绝望感　　　130

development/发展　　　128

developmental psychology/发展心理学　129

deviation IQ/离差智商　　　90

devotion/忠诚　　　130

diabetes mellitus/糖尿病　　　192

dichotomous thinking/两歧思维　　112

diseases of alimentary system/消化系统疾病

　　　190

disputing,D/辩论　　　111

doubt/怀疑感　　　129

drug suggestion/药物暗示　　　108

drug dependence/药物依赖　　　126

dysmenorrhea/痛经　　　197

eclectic psychotherapy/折衷心理治疗法　102

effect,E/效果　　　111

ego/自我　　　49

ego infarction/自我梗塞　　　187

ego integrity/自我完满感　　　130

Electra complex/厄勒克特拉情结　　50

Elimination and exchange/排泄和交换　175

emotion/情绪　　　29

emotion shock/情绪休克　　　207

emotion-focused coping/情绪关注应对　72

empathy/同理心　　　162

enuresis/儿童遗尿症　　　199

environment suggestion/环境暗示　　108

ergotropic system/非特应系统　　　79

escape/逃避　　　78

essential hypertension/原发性高血压　185

evaluation/评价　　　70,177

exhaustion/衰竭　　　66

expect objective/护理目标　　　176

experimental research/实验法　　　9

extinction/消退　　　54

extraversion,E/外倾性　　　95

Eysenck personality questionnaire,EPQ/艾

　　森克人格问卷　　　95

family intervention/家庭干预　　　114

fear/恐惧　　　77

feeling/情感　　　29

fixation/固着现象　　　50

forgetting/遗忘　　　24

free association/自由联想　　　51

functional uterine bleeding/功能性子宫出血

　　　198

galvanic skin response,GSR/皮肤电反应　33

general adaptation syndrome,GAS/一般适

　　应综合征　　　65

generalization/泛化　　　53

generativity/繁殖感　　　　　　　　130

group psychotherapy/集体心理干预　　116

guilt/内疚感　　　　　　　　　　　130

health promotion/健康促进　　　　　175

health psychology/健康心理学　　　　3

helplessness/无助　　　　　　　　　78

hierarchy of needs theory/需要层次理论　59

holistic nursing/整体护理　　　　　172

hope/希望　　　　　　　　　　　129

hostility/敌对　　　　　　　　　　78

humanistic psychology/人本主义心理学　59

humor/幽默　　　　　　　　　　　51

hypnosis/催眠状态　　　　　　　　109

hypnotherapy/催眠术　　　　　　　109

hypochondriasis,Hs/疑病　　　　　94

hypomania/轻躁狂　　　　　　　　187

hysteria,Hy/癔症　　　　　　　　94

id/本我　　　　　　　　　　　　49

identifying automatic thoughts/识别自动性
　　思维　　　　　　　　　　　112

identifying cognitive errors/识别认知性错误
　　　　　　　　　　　　　　112

identity/自我同一感　　　　　　　130

imagery thinking/形象思维　　　　　27

industry/勤奋感　　　　　　　　　130

infectious diseases/传染性疾病　　　194

inferiority/自卑感　　　　　　　　130

initiative/主动感　　　　　　　　　130

instrumental conditioning/工具操作条件反射
　　　　　　　　　　　　　　54

intelligence/智力　　　　　　　42,90

intelligence quotient，IQ/智商　　　90

interpersonal relationship/人际关系　161

interpersonal attraction/人际吸引力　161

interview/会谈　　　　　　　　　10

intimacy/亲密感　　　　　　　　130

irrational beliefs,B/非理性信念　58,111

ischemic heart disease/缺血性心脏病　186

isolation/隔离　　　　　　　　　50

isolation/孤独感　　　　　　　　130

James-Lange theory/詹姆士—朗格理论　31

learned helplessness/习得性失助　225

learning theories of behavior/行为学习理论
　　　　　　　　　　　　　　52

lie,L/掩饰　　　　　　　　　　　95

life change units,LCU/生活变化单位　70

life events/生活事件　　　　　　　68

life events scale,LES/生活事件量表　99

life principles/生活原则　　　　　176

live modelling/生活示范　　　　　121

longitudinal study/纵向研究　　　　9

love/爱　　　　　　　　　　　130

magnification and minimization/夸大和缩小
　　　　　　　　　　　　　　112

malignant tumor/恶性肿瘤　　　　209

mania,Ma/躁狂　　　　　　　　94

martyr like/自我牺牲型　　　　　150

masculinity-femininity,Mf/男性化或女性化
　　　　　　　　　　　　　　94

mediating mechanism/中介机制　　79

memorization/识记　　　　　　　22

memory/记忆　　　　　　　　　22

Meniere's syndrome/美尼尔综合征　202

mental defense mechanism/心理防御机制
　　　　　　　　　　　　　　50

mental disorder/心理障碍　　　　132

mental health/心理健康　　　　3,131

Mental Health in International Perspective/
　　国际心理卫生展望　　　　　136

mental hygiene/心理卫生　　　　131

migraine/偏头痛　　　　　　　　195

Minnesota multiphasic personality inventory,
　　MMPI/明尼苏达多相人格调查表　93

mistrust/不信任感　　　　　　　129

model/模型　　　　　　　　　　56

modeling therapy/示范法　　　　121

modelling/示范作用　　　　　　　56

monitoring distress or anxiety level/监察苦闷或焦虑水平 113

motion perception/运动知觉 22

motivation/动机 40

muscle contraction headache/肌收缩性头痛 195

narcissistic/自恋型 150

need/需要 39

need of positive regard/追求积极的关注 60

negative reinforcement/负强化 55

negative coping,NC/消极应对 99

negative events/负性生活事件 69

nervous vomiting/神经性呕吐 200

neurodermatitis/神经性皮炎 204

neuropsychology/神经心理学 2

neurotically determined fears/神经质样的害怕 157

Neuroticism,N/情绪性 95

neutralization/抵消 51

night terror/夜惊 200

nonverbal communication/非言语沟通 166

norm/常模 87

nursing psychology/护理心理学 1

nursing diagnosis/护理诊断 175

nursing process/护理程序 172

nutrition/营养 175

observational research/观察法 9

Oedipus complex/俄狄浦斯情结 50

operant conditioning/操作条件反射 54

operant suggestion/操作暗示 108

operation/手术 207

operative nursing/术中护理 208

overgeneralization/过度引申 112

pain/疼痛 224

paranoia,Pa/偏执 94

pathological psychology/病理心理学 3

patient compliance/病人依从性 162

peptic ulcer/消化性溃疡 190,200

perceived social support scale,PSSS/领悟社会支持量表 99

perception/知觉 21

perception/cognition/感知/认知 175

perceptual selectivity/知觉的选择性 22

personality/个性 36

personalization/个人化 112

phenomenal field/现象场 59

phenomenological approach/现象学方法 59

physical dependence/身体依赖 126

physiological psychology/生理心理学 3

placebo/安慰剂 125

pleasure principle/唯乐原则 49

positive reinforcement/正强化 55,120

positive coping,PC/积极应对 99

positive events/正性生活事件 69

postoperative nursing/术后护理 209

preconscious/前意识 49

premenstrual tension syndrome/经前期紧张综合征 197

preoperative nursing/术前护理 208

primary appraisal/初级评价 70

primary hypertension/原发性高血压 185

primary nursing/责任制护理 172

problem reduction/问题缩减 112

problem-focused coping/问题关注应对 72

progressive relaxation training/渐进性松弛训练 123

projection/投射 50

projective test/投射测验 96

psoriasis/银屑病 204

psychasthenia,Pt/精神衰弱 94

psychic dependence/精神依赖 126

psychobiology/心理生物学 3

psychodiagnostics/心理诊断学 3

psychological biology/心理生物学 60

psychological counseling/心理咨询 102

psychological dynamic model/心理动力学
　家庭干预模式　115

psychological intervention/心理干预　101

psychological nursing/心理护理　171

psychological physiology/心理生理学　3

psychological stress/心理应激　65

psychological testing/心理测验　3

psycho-oncology/心理肿瘤学　209

psychopathic deviation,Pd/病态人格　94

psychosomatic diseases/心身疾病　183

psychosomatic disorders/心身障碍　183

psychosomatic glaucoma/心身性青光眼　201

psychosomatic medicine/心身医学　4

psychosomatic response/心身反应　76

psychotherapeutics/心理治疗学　3

psychotherapy/心理治疗　101

psychoticism,P/精神质　95

punishment/惩罚　55

purpose/目的　130

qualitative research/量化研究　9

quantitative research/质性研究　9

ratio IQ/比率智商　90

rational emotive behavior therapy,REBT/
　理性情绪行为疗法　111

rationalization/合理化　51

reaction formation/反向形成　51

reality principle/现实原则　49

reality testing/真实性检验　113

recognition/再认　23

recurrent oral ulcer/复发性口腔溃疡　203

regression/退行　78

rehabilitation period/康复期　209

rehabilitation psychology/康复心理学　3,216

reinforcement/强化　53

relative sensibility/差别感受性　20

relaxation response/松弛反应　124

relaxation training/松弛训练　123

relaxation with guided imagery/松弛想象训练
　124

reliability/信度　86

reproduction/再现　23

resistance/阻抗　66

retention/保持　22

retirement shock/退休震荡　142

reward/奖励　54

role/角色　144

role confusion/角色混乱　130

role relationships/角色关系　175

Rorschach test/洛夏测验　96

safety/protection/安全/保护　176

sampling study/抽样法　9

schizoid/分裂型　150

schizophrenia,Sc/精神分裂　94

secondary appraisal/次级评价　70

secondary gain/继发性获益　149

selective abstraction/选择性概括　112

self/自我　59

self incongruence/自我失调　60

self theory/自我论　59

self-actualizing/自我实现　59

self-monitoring/个体自我监测　180

self-perception/自我感知　175

self-pity/自怜　78

self-understanding/自我理解　59

sensation/感觉　20

sensibility/感受性　20

sensory adaptation/感觉适应　21

sensory contrast/感觉对比　21

sensory deprivation/感觉剥夺　20

sensory memory/感觉记忆　24

sensory threshold/感觉阈限　20

shame/羞怯感　129

shape constancy/形状恒常性　22

short-term memory,STM/短时记忆　24

sick role/病人角色　144

size constancy/大小恒常性　22

sleeping/睡眠　219

social introversion，Si/社会内向 94

social learning theory/社会学习理论 56

social readjustment rating scale，SRRS/社
会再适应评定量表 70

social support/社会支持 73

socialization/社会化 18

space perception/空间知觉 21

stagnation/停滞感 130

standardization/标准化 88

Stanford-Binet scale，S-B/斯坦福—比奈测验 93

state anxiety/状态焦虑 77

stress reaction/应激反应 76

stressor/应激源 68

structural/process model/结构性及过程性
家庭干预模式 115

subjective unit of disturbance，SUD/主观不
适单位 119

sublimation/升华 51

suggestion/暗示 107

superego/超我 49

surgical trauma/外伤 206

survey research/调查法 9

symptom check list 90，SCL-90/90 项症状
自评量表 97

synaesthesia/联觉 21

systematic desensitization/系统脱敏法 118

temperament/气质 44

temporomandibular joint dysfunction syndrome，
TMJDS/颞下颌关节紊乱综合征 203

tension headache/紧张性头痛 195

testing methods research/测验法 9

thanatos/死亡本能 50

the model of activity-passivity/主动—被动
模式 163

the model of guidance-cooperation/指导—
合作模式 163

the model of mutual participation/共同参
与模式 163

the system-based model of stress/心理压力
系统模型 67

theory of psychosocial development stage/
心理社会发展阶段理论 129

time perception/时间知觉 21

time sense/时间感 21

trait/特质 72

trait anxiety/特质焦虑 77

trait coping style questionnaire，TCSQ/特
质应对方式问卷 99

trait-oriented approach/特质研究 72

transformation/转化 51

transition of role/角色转变 145

trophotropic system/向营养系统 79

trust/信任感 129

uncomplaisance/不遵医嘱 216

unconditional positive regard/无条件积极
关注 60

unconditioned reflex，UCR/无条件反射 52

unconditioned stimulus，UCS/无条件刺激 52

unconscious/潜意识 49

underlying dysfunctional assumptions，DAS/
功能失调性态度 181

unity of perception/知觉的整体性 22

validity/效度 86

verbal suggestion/言语暗示 108

verbal communication/言语性沟通 165

vicarious modelling/替代示范 121

visceral learning/内脏学习 56

visual imagery/视想象 110

ways of coping/应对量表 72

Wechsler adult intelligence scale，WAIS/韦氏
成人智力量表 91

Wechsler intelligence scale for children，
WISC/韦氏儿童智力量表 91

Wechsler preschool and primary scale of intelligence，WPPSI/学前及初学儿童智力量表　91

will/意志　35,129

wisdom/明智　131

working memory，WM/工作记忆　24

Zung self-rating anxiety scale，SAS/Zung自评焦虑量表　98

Zung self-rating depression scale，SDS/Zung抑郁自评量表　98

中文索引

（按汉语拼音顺序）

90 项症状自评量表/symptom check list 90，SCL-90　97

Zung 抑郁自评量表/Zung self-rating depression scale，SDS　98

Zung 自评焦虑量表/Zung self-rating anxiety scale，SAS　98

艾森克人格问卷/Eysenck personality questionnaire，EPQ　95

爱/love　130

安全/保护/safety/protection　176

安慰剂/placebo　125

暗示/suggestion　107

保持/retention　22

本我/id　49

比率智商/ratio IQ　90

闭经/amenorrhea　198

变态心理学/abnormal psychology　3

辩论/disputing，D　111

标准化/standardization　88

病理心理学/pathological psychology　3

病人角色/sick role　144

病人依从性/patient compliance　162

病态人格/psychopathic deviation，Pd　94

补偿/compensate　51

不信任感/mistrust　129

不遵医嘱/uncomplaisance　216

操作暗示/operant suggestion　108

操作条件反射/operant conditioning　54

测验法/testing methods research　9

差别感受性/relative sensibility　20

常模/norm　87

超我/superego　49

惩罚/punishment　55

抽象思维/abstract thinking　27

抽样法/sampling study　9

初级评价/primary appraisal　70

传染性疾病/infectious diseases　194

次级评价/secondary appraisal　70

催眠术/hypnotherapy　109

催眠状态/hypnosis　109

大小恒常性/size constancy　22

敌对/hostility　78

抵消/neutralization　51

调查法/survey research　9

动机/motivation　40

动作思维/action thinking　27

短时记忆/short-term memory，STM　24

俄狄浦斯情结/Oedipus complex　50

厄勒克特拉情结/Electra complex　50

恶性肿瘤/malignant tumor　209

儿童遗尿症/enuresis　199

发展/development　128

发展心理学/developmental psychology　129

繁殖感/generativity　130

反向形成/reaction formation 51
泛化/generalization 53
非理性信念/irrational beliefs,B 58,111
非特应系统/ergotropic system 79
非言语沟通/nonverbal communication 166
分裂型/schizoid 150
愤怒/anger 78
否认/denial 50,187
负强化/negative reinforcement 55
负性生活事件/negative events 69
复发性口腔溃疡/recurrent oral ulcer 203
感觉/sensation 20
感觉剥夺/sensory deprivation 20
感觉对比/sensory contrast 21
感觉后效/after-effect 21
感觉记忆/sensory memory 24
感觉适应/sensory adaptation 21
感觉阈限/sensory threshold 20
感受性/sensibility 20
感知/认知/perception/cognition 175
隔离/isolation 50
个案法、个案研究/case study 9,11
个人化/personalization 112
个体自我监测/self-monitoring 180
个性/personality 36
工具操作条件反射/instrumental conditioning 54
工作记忆/working memory,WM 24
功能失调性态度/underlying dysfunctional assumptions,DAS 181
功能性子宫出血/functional uterine bleeding 198
攻击/attack 78
共同参与模式/the model of mutual participation 163
沟通/communication 164

孤独感/isolation 130
孤僻型/aloof 150
固着现象/fixation 50
关心/care 130
观察法/observational research 9
冠状动脉性心脏病/coronary heart disease 186
冠状动脉粥样硬化性心脏病/coronary atherosclerotic heart disease 186
国际心理卫生展望/Mental Health in International Perspective 136
过度引申/overgeneralization 112
合理化/rationalization 51
横向研究/cross sectional study 9
后像/after image 21
护理程序/nursing process 172
护理目标/expect objective 176
护理心理学/nursing psychology 1
护理诊断/nursing diagnosis 175
怀疑感/doubt 129
环境暗示/environment suggestion 108
回避/avoidance 78
回避操作条件反射/avoidance conditioning 54
会谈/interview 10
活动/休息/activity/rest 175
肌收缩性头痛/muscle contraction headache 195
积极应对/positive coping,PC 98
激发事件/activating events,A 58,111
集体心理干预/group psychotherapy 116
记忆/memory 22
继发性获益/secondary gain 149
家庭干预/family intervention 114
价值条件/conditions of worth 60
监察苦闷或焦虑水平/monitoring distress or anxiety level 113

健康促进/health promotion　175

健康心理学/health psychology　3

渐进性松弛训练/progressive relaxation training　123

奖励/reward　54

焦虑/anxiety　77,177

角色/role　144

角色关系/role relationships　175

角色混乱/role confusion　130

角色转变/transition of role　145

结构性及过程性家庭干预模式/structural/process model　115

经典条件反射/classical conditioning　53

经前期紧张综合征/premenstrual tension syndrome　197

精神分裂/schizophrenia,Sc　94

精神衰弱/psychasthenia,Pt　94

精神依赖/psychic dependence　126

精神质/psychoticism,P　95

警戒/alarm　66

绝对感受性/absolute sensitivity　20

绝望感/despair　130

卡特尔16项人格因素问卷/16 personality factor questionnaire,16PF　95

坎农—巴德理论/Cannon-Bard theory　32

康复期/rehabilitation period　209

康复心理学/rehabilitation psychology　3,216

拷贝世界/copy of the world　19

渴求/craving　126

空间知觉/space perception　21

恐惧/fear　77

夸大和缩小/magnification and minimization　112

离差智商/deviation IQ　90

理性情绪行为疗法/rational emotive behavior therapy,REBT　111

联觉/synaesthesia　21

两歧思维/dichotomous thinking　112

亮度恒常性/brightness constancy　22

量化研究/qualitative research　9

临床心理学/clinical psychology　4

领悟社会支持量表/perceived social support scale,PSSS　99

洛夏测验/Rorschach test　96

美尼尔综合征/Meniere's syndrome　202

明尼苏达多相人格调查表/Minnesota multiphasic personality inventory,MMPI　93

明智/wisdom　131

模型/model　56

目的/purpose　130

男性化或女性化/masculinity-femininity,Mf　94

脑血管病/cerebrovascular diseases　187

内疚感/guilt　130

内脏学习/visceral learning　56

能力/ability　42

能力/competence　130

颞下颌关节紊乱综合征/temporomandibular joint dysfunction syndrome,TMJDS　203

排泄和交换/elimination and exchange　175

皮肤电反应/galvanic skin response,GSR　33

偏头痛/migraine　195

偏执/paranoia,Pa　94

评估/assessment　174

评价/evaluation　70,177

气质/temperament　44

前意识/preconscious　49

潜意识/unconscious　49

强化/reinforcement　53

亲密感/intimacy　130

勤奋感/industry　130

轻躁狂/hypomania　187

情感/feeling　29

情绪/emotion　29

情绪关注应对/emotion-focused coping　72

情绪行为后果/consequences,C　58,111

情绪性/neuroticism,N　95

情绪休克/emotion shock　207

去注意/decentering　113

缺陷心理学/defect psychology　4

缺血性心脏病/ischemic heart disease　186

人本主义心理学/humanistic psychology　59

人际关系/interpersonal relationship　161

人际吸引力/interpersonal attraction　161

认知标签/cognitive labelling　32

认知评价说/cognitive-appraisal theory　32

认知—生理学说/cognitive-physiological theory　32

任意推理/arbitrary inference　112

社会化/socialization　18

社会内向/social introversion,Si　94

社会学习理论/social learning theory　56

社会再适应评定量表/social readjustment rating scale,SRRS　70

社会支持/social support　73

身体依赖/physical dependence　126

神经心理学/neuropsychology　2

神经性呕吐/nervous vomiting　200

神经性皮炎/neurodermatitis　204

神经质样的害怕/neurotically determined fears　157

升华/sublimation　51

生活变化单位/life change units,LCU　70

生活示范/live modelling　121

生活事件/life events　68

生活事件量表/life events scale,LES　99

生活原则/life principles　176

生理心理学/physiological psychology　3

生物反馈/biofeedback　122

生物—心理—社会医学模式/biopsychosocial model　6

生物医学模式/biomedical model　5

时间感/time sense　21

时间知觉/time perception　21

识别认知性错误/identifying cognitive errors　112

识别自动性思维/identifying automatic thoughts　112

识记/memorization　22

实验法/experimental research　9

示范法/modeling therapy　121

示范作用/modelling　56

视想象/visual imagery　110

手术/operation　207

舒适/comfort　176

术后护理/postoperative nursing　9

术前护理/preoperative nursing　208

术中护理/operative nursing　208

衰竭/exhaustion　66

睡眠/sleeping　219

斯坦福—比奈测验/Stanford-Binet scale,S-B　93

死亡本能/thanatos　50

数字评定量表/numeric rating scale,NRS　226

松弛反应/relaxation response　124

松弛想象训练/relaxation with guided imagery　124

松弛训练/relaxation training　123

糖尿病/diabetes mellitus　192

逃避/escape　78

特质/trait　72

特质焦虑/trait anxiety　77

特质研究/trait-oriented approach　72

特质应对方式问卷/trait coping style questionnaire,TCSQ　99

疼痛/pain　224

替代示范/vicarious modelling　121

条件刺激/conditioned stimulus,CS　52

条件反射/conditioned reflex,CR　53

停滞感/stagnation 130

同理心/empathy 162

痛经/dysmenorrhea 197

投射/projection 50

投射测验/projective test 96

退化/degenerate 50

退行/regression 78

退休震荡/retirement shock 142

外倾性/extraversion,E 95

外伤/surgical trauma 206

韦氏成人智力量表/Wechsler adult intelligence scale,WAIS 91

韦氏儿童智力量表/Wechsler intelligence scale for children,WISC 91

唯乐原则/pleasure principle 49

问题关注应对/problem-focused coping 72

问题缩减/problem reduction 112

无条件刺激/unconditioned stimulus,UCS 52

无条件反射/unconditioned reflex,UCR 52

无条件积极关注/unconditional positive regard 60

无助/helplessness 78

希望/hope 129

习得性失助/learned helplessness 225

系统脱敏法/systematic desensitization 118

现实原则/reality principle 49

现象场/phenomenal field 59

现象学方法/phenomenological approach 59

向营养系统/trophotropic system 79

消化系统疾病/diseases of alimentary system 190

消化性溃疡/peptic ulcer 190,200

消极应对/negative coping,NC 99

消退/extinction 54

效度/validity 86

效果/effect,E 111

心理测验/psychological testing 3

心理动力学干预模式/psychological dynamic model 115

心理防御机制/mental defense mechanism 50

心理干预/psychological intervention 101

心理护理/psychological nursing 171

心理健康/mental health 3,131

心理社会发展阶段理论/theory of psychosocial development stage 129

心理生理学/psychological physiology 3

心理生物学/psychobiology 3

心理生物学/psychological biology 60

心理卫生/mental hygiene 131

心理压力系统模型/the system-based model of stress 67

心理应激/psychological stress 65

心理障碍/mental disorder 132

心理诊断学/psychodiagnostics 3

心理治疗/psychotherapy 101

心理治疗学/psychotherapeutics 3

心理肿瘤学/psycho-oncology 209

心理咨询/psychological counseling 102

心身反应/psychosomatic response 76

心身疾病/psychosomatic diseases 183

心身性青光眼/psychosomatic glaucoma 201

心身医学/psychosomatic medicine 4

心身障碍/psychosomatic disorders 183

信度/reliability 86

信任感/trust 129

行为/behavior 52

行为或社会学习干预模式/behavioral or social Learning model 115

行为科学/behavioral science 52

行为危险因素/behavioral risk factor 5

行为学习理论/learning theories of behavior 52

行为医学/behavioral medicine 4

形象思维/imagerythinking 27

形状恒常性/shape constancy 22

性格/character 45

羞怯感/shame 129

需要/need 39

需要层次理论/hierarchy of needs theory 59

选择性概括/selective abstraction 112

学前及初学儿童智力量表/Wechsler preschool and primary scale of intelligence，WPPSI 91

压抑/depressive 50

言语暗示/verbal suggestion 108

言语性沟通/verbal communication 165

颜色恒常性/color constancy 22

掩饰/lie，L 95

厌恶疗法/aversion therapy 120

厌食/anorexia 199

药物暗示/drug suggestion 108

药物依赖/drug dependence 126

夜惊/night terror 200

一般适应综合征/general adaptation syndrome，GAS 65

依赖/dependence 78

遗忘/forgetting 24

疑病/hypochondriasis，Hs 94

抑郁/depression，D 77，94，180

抑郁性木僵状态/depressive stupor 180

意识/conscious 48

意志/will 35，129

癔症/hysteria，Hy 94

银屑病/psoriasis 204

应对/coping 71

应对/压力耐受性/coping/stress tolerance 176

应对策略/coping strategies 71

应对风格/coping styles 72

应对量表/ways of coping 72

应激反应/stress reaction 76

应激源/stressor 68

营养/nutrition 175

幽默/humor 51

原发性高血压/essential hypertension，primary hypertension 185

运动知觉/motion perception 22

再认/recognition 23

再现/reproduction 23

躁狂/mania，Ma 94

责任制护理/primary nursing 172

詹姆士—朗格理论/James-Lange theory 31

折衷心理治疗法/eclectic psychotherapy 102

真实性检验/reality testing 113

整体护理/holistic nursing 172

正强化/positive reinforcement 55，120

正性生活事件/positive events 69

支气管哮喘/bronchial asthma 200

知觉/perception 21

知觉的恒常性/constancy of perception 22

知觉的理解性/comprehending of perception 22

知觉的选择性/perceptual selectivity 22

知觉的整体性/unity of perception 22

指导—合作模式/the model of guidance-cooperation 163

质性研究/quantitative research 9

智力/intelligence 42，90

智商/intelligence quotient，IQ 90

忠诚/devotion 130

中介机制/meditation mechanism 79

主动—被动模式/the model of activity-passivity 163

主动感/initiative 130

主观不适单位/subjective unit of disturbance，SUD 119

转化/transformation 51

转换作用/conversion　　　　　　　51
状态焦虑/state anxiety　　　　　　77
追求积极的关注/need of positive regard　60
咨询心理学/consulting psychology　　4
自卑感/inferiority　　　　　　　130
自怜/self-pity　　　　　　　　　78
自恋型/narcissistic　　　　　　150
自我/ego　　　　　　　　　　49
自我/self　　　　　　　　　　59
自我暗示/autosuggestion　　　　108
自我感知/self-perception　　　　175
自我梗塞/ego infarction　　　　187

自我理解/self-understanding　　　59
自我论/self theory　　　　　　　59
自我失调/self incongruence　　　60
自我实现/self-actualizing　　　　59
自我同一感/identity　　　　　　130
自我完满感/ego integrity　　　　130
自我牺牲型/martyr like　　　　　150
自由联想/free association　　　　51
自主感/autonomy　　　　　　　129
纵向研究/longitudinal study　　　9
阻抗/resistance　　　　　　　　66
组块/chunk　　　　　　　　　24